U0339493

Peter Hogg/Judith Kelly/Claire Mercer

Digital Mammography: A Holistic Approach

数字乳腺X线摄影
全面解析

皮特·霍格

主　编　〔英〕朱迪思·凯利

克莱尔·默瑟

主　译　王　骏　周　桔　李开信

天津出版传媒集团

天津科技翻译出版有限公司

著作权合同登记号:图字:02－2016－04

图书在版编目(CIP)数据

数字乳腺 X 线摄影:全面解析／(英)皮特·霍格(Peter Hogg),(英)朱迪思·凯利(Judith Kelly),(英)克莱尔·默瑟(Claire Mercer)主编;王骏,周桔,李开信主译. —天津:天津科技翻译出版有限公司,2018.9

书名原文:Digital Mammography:A Holistic Approach

ISBN 978－7－5433－3852－4

I.①数… II.①皮… ②朱… ③克… ④王… ⑤周… ⑥李… III.①乳房疾病－X 射线诊断 IV.①R816.4

中国版本图书馆 CIP 数据核字(2018)第 130793 号

授权单位:Springer-Verlag GmbH

出　　版:天津科技翻译出版有限公司

出 版 人:刘 庆

地　　址:天津市南开区白堤路 244 号

邮政编码:300192

电　　话:(022)87894896

传　　真:(022)87895650

网　　址:www.tsttpc.com

印　　刷:山东鸿君杰文化发展有限公司

发　　行:全国新华书店

版本记录:787×1092　16 开本　18 印张　320 千字
　　　　　2018 年 9 月第 1 版　2018 年 9 月第 1 次印刷
　　　　　定价:128.00 元

(如发现印装问题,可与出版社调换)

译者名单

主　译

王　骏　南京医科大学康达学院医学技术学部
周　桔　江苏广播电视大学
李开信　中国人民解放军第八六医院

副主译

高之振　蚌埠医学院第一附属医院
陈　峰　海南省人民医院
胡　斌　中国人民解放军第八六医院
徐树明　山西省肿瘤医院
刘小艳　南通大学附属医院
崔文静　南京中医药大学附属医院

译　者（按照姓氏汉语拼音排序）

曹　丽　南方医科大学
陈　峰　海南省人民医院
陈井亚　南京中医药大学附属医院
陈柳丹　南方医科大学
崔文静　南京中医药大学附属医院
段亚妮　南方医科大学
高之振　蚌埠医学院第一附属医院
何星华　南方医科大学
胡　斌　中国人民解放军第八六医院
黄楚曦　南方医科大学
黄振环　南方医科大学
李开信　中国人民解放军第八六医院
李斯琦　南方医科大学
李新宇　南方医科大学
刘婷婷　南方医科大学
刘小艳　南通大学附属医院
莫秋润　南方医科大学

莫宗明　南方医科大学
欧长笛　南方医科大学
施　昭　南方医科大学
苏婉露　南方医科大学
王　骏　南京医科大学康达学院医学技术学部
王　莎　徐州医科大学
王克联　南方医科大学
温婉莹　南方医科大学
吴虹桥　南京医科大学常州市妇幼保健院
徐树明　山西省肿瘤医院
许棚棚　南方医科大学
杨锦泉　南方医科大学
杨锦洲　南方医科大学
杨天红　南方医科大学
杨晓君　南方医科大学
张　愉　南京中医药大学附属医院
周　桔　江苏广播电视大学

编者名单

Clare S. Alison, Clinical Instructor, Breast Imaging, Thirlestaine Breast Centre, Cheltenham, UK

Sue Astley, Centre for Imaging Sciences, Institute of Population Health, Manchester Academic Health Science Centre, The University of Manchester, Manchester, UK

Bernadette Bickley, Consultant Practitioner in Breast Imaging, South Staffs Breast Screening, Stafford, UK

Lisa Bisset, Consultant Radiographer, Dorset Breast Screening Unit, Poole General Hospital, Poole, UK

Marcela Bohm-Velez, Weinstein Imaging Associates, Pittsburgh, PA, USA

Rita M. Borgen, Consultant Radiographer, Breast Screening Service, East Lancashire Hospitals NHS Trust, Burnley, UK

Claire D. Borrelli, Head of Education and Clinical Training, Lead Radiographer for the UK - Cancer Screening and Prevention, St George's National Breast Education Centre, The Rose Centre, St George's Healthcare NHS Trust, London, UK

Woutjan Branderhorst, Post-doctoral researcher, Biomedical Engineering and Physics, Academic Medical Center, Amsterdam, The Netherlands

M.J.M. Broeders, LRCB Dutch Reference Center for Screening, Nijmegen, The Netherlands

Ariane Chan, Volpara Solutions, Wellington, New Zealand

Amanda Coates, Consultant Radiographer, Breast Imaging, Mid Yorkshire Hospitals Trust, Pinderfields Hospital, Wakefield, UK

Alison J. Darlington, Consultant Radiographer Breast Imaging, The Victoria Breast Unit, The Royal Oldham Hospital, Pennine Acute NHS Trust, Oldham, UK

Jerry E. de Groot, PhD candidate Biomedical Engineering and Physics, Academic Medical Center, Amsterdam, The Netherlands

Chris J.M. de Wolf, MD, Consultant Quality Assurance Breast Screening, Swiss Cancer Screening, Bern, Switzerland

G.J. den Heeten, Department of Radiology, Academic Medical Center, Amsterdam, The Netherlands

LRCB Dutch Reference Center for Screening, Nijmegen, The Netherlands

John A. Dewar, Honorary Professor of Clinical Oncology, Department of Surgery and Molecular Oncology, University of Dundee, Chipping Norton, UK

Caroline J. Dobson, Superintendent Radiographer, Breast Imaging, Thirlestaine Breast Centre, Cheltenham, UK

Cláudia Sá dos Reis, Department of Radiography, Associate Professor, Escola Superior de Tecnologia da Saúde de Lisboa (ESTeSL), Lisbon School of Health Technology, Lisbon, Portugal

Eva Fallenberg, Clinic of Radiology, Charite-Universitätsmedizin Berlin, Berlin, Germany

Susan E. Garnett, Consultant Radiographer, Breast Unit, Ground Floor West Wing University Hospital, Coventry, UK

Marie Griffiths, Reader, Salford Business School, University of Salford, Salford, UK

C.A. Grimbergen, Biomedical Engineering and Physics, Academic Medical Center, Amsterdam, The Netherlands

Randi Gullien, Senior Radiographer, Department of Radiology and Nuclear Medicine, Breast Imaging Centre, Oslo University Hospital, Oslo, Norway

Lisa Hackney, Consultant Radiographer, Breast Care Unit, University Hospital of North Staffordshire, Stoke-on-Trent, UK

Robin Lee Hammond, Lead Mammographer, Mammography Screening, Department of Radiology and Nuclear Medicine, Breast Imaging Centre, Oslo University Hospital, Oslo, Norway

Ingrid Helen Ryste Hauge, Researcher, Department of Monitoring and Research, Section for Radiation Research, Norwegian Radiation Protection Authority, Oesteraas, Norway

Ralph Highnam, Volpara Solutions, Wellington, New Zealand

Catherine A. Hill, Training and Education Lead, Breast Imaging, The Nightingale Centre & Genesis Prevention Centre, Wythenshawe Hospital, University Hospital South Manchester, Wythenshawe, Manchester, UK

Victoria L. Hipperson, Consultant Radiographer, Breast Imaging, Whipps Cross Hospital, Barts Health NHS Trust, London, UK

Solveig S.H. Hofvind, Head of the Norwegian Breast Cancer Screening Program, Cancer Registry of Norway and Oslo and Akershus University College of Applied Sciences, Oslo, Norway

Peter Hogg, Professor of Radiography, School of Health Sciences, University of Salford, Salford, UK

Allison Kelly, Senior Mammographer, Breast Imaging, The Nightingale Centre and Genesis Prevention Centre, Wythenshawe Hospital, University Hospital South Manchester, Wythenshawe, Manchester, UK

Judith Kelly, Breast Imaging Consultant, Breast Care Unit, The Countess of Chester Hospitals NHS Foundation Trust, Chester, UK

C. John Kotre, Consultant Clinical Scientist, Christie Medical Physics and Engineering, The Christie NHS Foundation Trust, Manchester, UK

Yit Y. Lim, Consultant Radiologist, The Nightingale Centre and Genesis Prevention Centre, University Hospital of South Manchester, Manchester, UK

Dawn M. McDonald, Consultant Mammographer, Breast Unit, Worthing Hospital, Worthing, West Sussex, UK

Stuart J. Mackay, Senior Lecturer and Head of Directorate, Medical Imaging and Radiotherapy Directorate, School of Health Sciences, University of Liverpool, Liverpool, UK

David Manning, Visiting Professor, Department of Radiography, University of Salford, Salford, UK

Lancaster Medical School, Faculty of Health & Medicine, Furness College, Lancaster University, Lancaster, UK

Anthony J. Maxwell, Consultant Academic Breast Radiologist, The Nightingale and Genesis Prevention Centre, University Hospital of South Manchester, Manchester, UK

Claire E. Mercer, Breast Imaging, The Nightingale Centre & Genesis Prevention Centre, Wythenshawe Hospital, University Hospital South Manchester, Wythenshawe, Manchester, UK

Sara Millington, Advanced Practitioner, Breast Care Unit, The Countess of Chester Hospitals NHS Foundation Trust, Chester, UK

Hussien Mraity, PhD student, Department of Physics, College of Science, University of Kufa, Kufa, Iraq

School of Health Sciences, Allerton Building, University of Salford, Salford, UK

Fred J. Murphy, Senior Lecturer, School of Health Sciences, University of Salford, Salford, UK

Julie M. Nightingale, Director of Radiography and Occupational Therapy, School of Health Sciences, University of Salford, Salford, UK

Anne Pearson, Psychology Lecturer, Department of Psychology, University of Salford, Salford, UK

Zebby Rees, Consultant Breast Radiographer, The Breast Centre, University Hospital Llandough, Cardiff, UK

Leslie Robinson, Senior Lecturer, Department of Radiography, University of Salford, Salford, UK

Geraldine Shires, Senior Radiographer, Nightingale Centre, University Hospital of South Manchester (Wythenshawe Hospital), Manchester, UK

Per Skaane, Professor, Department of Radiology and Nuclear Medicine, Breast Imaging Centre, Oslo University Hospital, Oslo, Norway

Helen L. Smith, Consultant Radiographer, Breast Care Unit, Royal Lancaster Infirmary, University Hospitals of Morecambe Bay NHS Foundation Trust, Lancaster, Lancashire, UK

Julie R. Stein-Hodgins, Mammographer, Breast Unit, Bolton Trust, Bolton, UK

Melanie Stephens, Senior Lecturer in Adult Nursing, School of Nursing, Midwifery, Social Work and Social Sciences, University of Salford, Salford, UK

Cathy Ure, Postgraduate Student, Department of Media Psychology, University of Salford, Salford, UK

Gunvor Gipling Waade, Department of Radiography, University of Salford, Student MSc Biomedicine, Oslo and Akershus University College, Oslo, Norway

College of Health & Social Care, University of Salford, Salford, UK

Ashley Weinberg, Senior Lecturer in Psychology, Department of Psychology, University of Salford, Salford, UK

Patsy Whelehan, Senior Research Radiographer, Medical Research Institute, Ninewells Hospital and Medical School, University of Dundee, Dundee, UK

Susan Williams, Consultant Radiographer, Breast Imaging Treatment Centre, Royal Shrewsbury Hospital, Shrewsbury, UK

Julie Wray, Senior Lecturer, School of Nursing, Midwifery, Social Work and Social Science, University of Salford, Salford, UK

中文版前言

目前,由于不良的生活方式、饮食习惯、工作与生活压力所产生的焦虑,以及基因和环境等多种因素致使乳腺癌的发病率逐年升高,且趋于年轻化。如果能够早期发现、早期诊疗,则乳腺癌患者的存活率、预后及生活质量都将得到极大改善。为此,医学影像学便责无旁贷地起到"侦察兵"的作用。

乳腺影像检查技术主要是近红外线、超声、数字乳腺 X 线摄影、磁共振成像、数字乳腺融合体层摄影等。但以上检查方法并不能完全保证乳腺疾病的精准诊断,因为乳腺疾病的诊断还受其他方面的因素影响,如:受检者的生理与病理因素及其配合程度,仪器设备的各项参数指标,特别是影像医师的服务态度与技术水平等。因此,有必要对涉及医学成像链的方方面面进行质量控制与安全保证,尤其要在满足诊断要求的前提下合理使用低剂量,做到 X 线剂量个体化。

可喜的是,皮特·霍格等所著的《数字乳腺 X 线摄影:全面解析》一书全面细致地讲解了乳腺的精准诊疗,为我国业内提供了很好的范例。全书包括 5 部分,共 36章,不仅论述了乳腺的生长发育和解剖、乳腺癌的发病机制、数字时代的乳腺影像学检查技术,还详细讨论了乳腺 X 线摄影的体位设计、压迫力度的大小、显示的标准及不足之处等,充分体现了作者及其团队所具备的专业素养。更值得称道的是,作者处处为受检者着想,充分考虑和体谅受检者的感受,甚至用整个章节描述受检者的切身体会,体现了一名医务人员应该、也必须具有的人文关怀和人文理念。

从字里行间我们可以感受到作者的专业素养与敬业精神,书中讲述的是技术,但更是文化的传播、理念的交流和思维的碰撞。为此,我和我的翻译团队尽心尽职,但终究时间有限,难免有翻译不到位的地方,敬请读者在百忙之中通过微信(1145486363)、微信公众平台(mih365)、E-mail(yingsong@sina.com)、微店(医学影像技术学)、微信群(当代医学影像技术学)或英语学习联盟发来高见,以利再版。

谨以此书献给业界同仁以及广大的女性朋友们!

南京医科大学康达学院
医学技术学部
王骏
2018 年 5 月 6 日

序　言

  本书主要论述了乳腺成像涉及的各方面内容。针对当前的成像技术进行了全面深入的分析，为年轻技师(特别是那些初次接触本专业的人员)提供了学习乳腺成像理论基础的机会;本书在专业领域方面覆盖广泛，对于那些在该领域已有一定经验的人员，也是一部优秀的参考书。

  近年来，乳腺成像技术发展迅速，尤其是数字乳腺 X 线摄影如今已经取代了传统的模拟胶片时代。在图像采集和图像报告的过程中所涉及的各种技术，虽然从根本上是相似的，但也存在着本质的区别，本书及时地论述了这些内容。

  但凡患者的经历，往往是既新鲜又感人的。一切从患者的角度出发，将有助于所有乳腺专家更好地从事本职工作,Sue 和她的丈夫发现了检查过程中许多容易被医师忽视的地方。特别需要注意的是，要详细、耐心地向患者讲述各项检查要求，当患者紧张时更要注意沟通技巧。社会媒体正冲击着当今世界的各个方面，同时，让我们欣慰的是，这种冲击对本书所阐述的乳腺摄影服务事业也产生了巨大的影响。

  最近，关于乳腺癌筛查项目的利弊一直争持不下。本书有专门的章节探讨了这些争议，综述了各种观点，并进一步描述了欧洲这些服务项目的情况。当前对个性化医疗保健日益关注，本书有专门章节论述了乳腺密度及其生长发育，可重点阅读。乳腺癌筛查毫无疑问成为仅次于美国收养问题的社会热点，要求所有女性通过乳腺摄影检查对乳腺密度进行评估。向女性解释这些检查结果，很可能成为未来几年英国和欧洲常规工作的一部分。

  本书将成为乳腺成像专业人士最规范的教科书，只要认真阅读，将会大大提高我们的服务质量。

埃里卡·丹顿

英国诺维奇

前　言

　　近年来,数字乳腺 X 线摄影设备已被大量地安装使用,加上以患者为中心的医疗保健需求在日益增长,为本书的创作提供了强大的动力。本书的每个细节都经过深思熟虑,希望能对专业实践的规范原则做适当补充。纵观历史,大量的证据支持模拟系统适用于乳腺摄影实践,因此,需要一个更为全面、更具创新性的理论依据为数字乳腺 X 线摄影的原理以及该技术的不断优化提供坚实的基础。

　　此外,显而易见,当下乳腺 X 线摄影指导资料还非常匮乏,近期的一些探索研究在尽力去弥补这些不足。比如,操作者在一系列乳腺 X 线摄影中所选用的压迫力是个变量,关键是到底需要多大的压迫力才能符合诊断的要求[1]。以往的观点认为,运用尽可能大的压迫力有利于产生最好的图像质量。然而,最近的一项研究表明,压迫力的持续施加并不能减少乳腺的厚度,两者并不成线性关系。事实上,压迫力过高基本不会优化图像质量,可能对患者(受检者)带来适得其反的后果[2]。值得注意的是,因为压迫产生的不适或疼痛而导致女性患者(受检者)(其中有一些可能曾接受过乳腺摄影检查)拒绝接受乳腺 X 线摄影检查。正因为这个原因,我们期望用最小的压迫力,产生优质图像并且减少辐射剂量,但三者往往无法兼顾[3]。因为任何一项筛查方案的成功都取决于操作者的综合素质,尤其对于乳腺筛查,这个问题极其重要[4]。

　　随着信息技术的迅速发展,公众可以便捷地访问网站获取信息,增加了他们在医疗保健方面的自主选择权。公众对于医疗保健期望很高。这些期望包括倾听他们的叙述和设身处地地感受他们的痛苦。应该关注细节,全面分析,书中出现的图解和真实的病例,应有助于赢得患者(受检者)的信任,从而坚定他们的信心,促使医师和患者(受检者)之间配合得更加默契。为此,本书用 1 个章节讲述了一位乳腺癌患者的经历,其中包括病情的详细描述,诊断过程的回顾以及治疗方法和途径的介绍,由衷感谢这位患者的配合!

　　医疗保健应该是全方位的,应该考虑到患者(受检者)的身体、心理、情感和社会等因素,这一点现在已被充分认可。这就意味着,在乳腺 X 线摄影过程中对“完整的人”(不仅仅是乳腺成像的附属品)实施特定的检查,更为关键的是,整个检查过程对大部分人来说是一个非常严峻的考验。再者,本书有关医疗保健的所有内容中,始终渗透着一个基本原则:高度以患者(受检者)为中心。如今,从业人员面临的挑战是如何给予患者(受检者)关怀——将人文和科学达到完美的平衡。目前不惜一切代价量化和科学管理的保健文化,有时会过于重视科学,而在人文关怀方面显得匮乏[5]。或许,本书的亮点是有关组织活性这一章,当乳腺X线摄影导致乳房皮肤撕裂或损伤,尤其是在乳房下角部位时,这可能是一个问题。

虽然书中大量采用了英国业界的常规操作方法和策略方针,其实本书作者来自于多个国家,其目的旨在广泛吸引全球读者。同时可以看到,在不同的地区和国家,乳腺摄影的操作方法虽然迥然不同,但医疗保健中的许多问题和原则仍然是相通的,并且适用于不同的群体。

对于广大读者来说,临床实践中医学术语的使用是一个重要问题。例如,对于一个从事乳腺X线摄影的人员,可以有各种各样的称呼,比如放射科技师、乳腺X线摄影师、乳腺X线检查医师和放射技术员——他们都扮演着相同的角色。在这本书中我们统一称呼这些从业者为医师。类似的差异还存在于对乳腺X线摄影对象的命名,比如女性、就诊者、患者以及男性,这也可能根据受检者是接受健康筛查还是伴有症状的乳腺病变检查。在此书中,以健康筛查为目的的对象通常用"受检者"一词;同样,对于有症状的检查对象通常用"患者"一词。

我们一直希望出版一本全面、综合的教科书,以最新发表的数据为基础,提供大量的专业信息。希望此书不仅仅为医院的乳腺X线摄影检查服务,对涉及乳腺X线摄影检查服务的一系列其他医疗保健职业团体也能产生重要影响。而且对于那些以其他方式进行乳腺成像的专业人士,如超声波或MRI,本书也提供了有价值的参考资料。无论职责或专业背景如何,我们希望医务工作者都能拥有探究求索的精神,勇于挑战现有的实践以及对乳腺摄影研究方面的处女地做进一步的开发和探索。同时,我们试图将所有最先进的乳腺X线摄影技术介绍给大家,但仅仅在一本书中对每个细节都深入阐述,必定是力不从心的。本书提供的大范围的参考资料,使阅读和文献检索变得更为简便。此外,我们鼓励读者针对特别感兴趣的领域阅读最新的文献或期刊文章。

我们对参与本书编写的所有作者表达诚挚的感谢,没有他们的辛勤付出,将不可能有这本书的诞生。

我们对以下人员表示真挚的感谢,他们在百忙之中对本书的某些章节进行了审阅:

威廉·迈尔斯,英国曼彻斯特克里斯蒂医院顾问物理学家

雷德·阿里,索尔福德大学博士生;伊拉克库法大学助理讲师

皮特·霍格 英国索尔福德

朱迪思·凯利 英国切斯特

克莱尔·默瑟 英国曼彻斯特

参考文献

1. Mercer C.E, Szczepura K, Kelly J, Millington SR, Denton ERE, Borgen R, Hilton B, Hogg P. A 6-year study of mammographic compression force: practitioner variation within and between screening sites. Radiography. 2014. http://dx.doi.org/10.1016/j.radi.2014.07.004.
2. Hogg, P, Taylor, M, Szczepura, K, Mercer, C and Denton, E 2013, Pressure and breast thickness in mammography an exploratory calibration study', British journal of Radiology, 86, 2, 1–7. http://usir.salford.ac.uk/29530/.
3. Whelehan P, Evans A, Wells M, Macgillivray S. The effect of mammography pain on repeat participation in breast cancer screening: a systematic review. Breast. 2013; 22(4):389–94.
4. Marmot M, Altman DG, Cameron DA, Dewer JA, Thompson SG, Wilcox M. The benefits and harms of breast cancer screening: an independent review. Lancet. 2012; 380(9855):1778–86.
5. Zigmond D. Five executive follies. How commodification imperils compassion in person healthcare. J Holist Healthc. 2011;9:7–10.

目　录

第 1 部分　引言与背景 ·· 1

第 1 章　乳腺解剖 ·· 3
第 2 章　乳腺密度和影响因素 ··· 10
第 3 章　乳腺癌的病因和流行病学 ····································· 15
第 4 章　其他乳腺疾病 ··· 23
第 5 章　乳腺癌管理路径中的体征和症状 ······························ 42
第 6 章　疾病进展:局部和远处播散(机制) ······························ 45
第 7 章　乳腺 X 线摄影普查:基本原理、支持与反对的证据 ··············· 50
第 8 章　欧洲乳腺癌普查项目 ··· 57

第 2 部分　患者和受检者关怀 ·· 65

第 9 章　Sue 的故事:人生旅程 ·· 67
第 10 章　参与乳腺 X 线摄影普查的心理因素 ··························· 72
第 11 章　情绪智力 ·· 78
第 12 章　乳腺保健工作中医师与受检者的互动 ························· 84
第 13 章　数字化医疗技术和社交媒体的应用对乳腺筛查的支持 ············ 91
第 14 章　乳腺 X 线摄影中的疼痛 ····································· 97
第 15 章　乳腺 X 线摄影中组织活性和皮肤撕裂 ························ 101

第 3 部分　检查设备 ·· 105

第 16 章　乳腺 X 线摄影设备 ·· 107
第 17 章　设备的质量控制 ··· 121
第 18 章　乳腺 X 线摄影的放射剂量 ·································· 129
第 19 章　乳腺密度 ··· 137

第 4 部分　成像技术 ·· 141

第 20 章　成像前输入临床与受检者信息 ······························ 143
第 21 章　实用乳腺 X 线摄影 ·· 146
第 22 章　乳腺 X 线摄影压迫:标准化的需要 ··························· 159
第 23 章　重复性劳损 ··· 164
第 24 章　辅助摄影 ··· 171
第 25 章　放大位和压迫位摄影 ······································· 177
第 26 章　样本成像 ··· 184
第 27 章　人工乳腺成像 ··· 188

第 28 章　肥胖、术后及活动受限患者乳腺成像 ······················· 195

第 29 章　男性乳腺 X 线摄影 ······································· 202

第 30 章　数字乳腺融合体层摄影 ····································· 204

第 31 章　Oslo 融合体层摄影普查试验的反思 ·························· 209

第 32 章　介入操作的目的 ·· 212

第 33 章　立体定向图像引导介入技术 ································· 215

第 34 章　乳腺对比增强研究 ·· 222

第 5 部分　服务质量保证 ·· 229

第 35 章　放射服务质量 ·· 231

第 36 章　乳腺 X 线摄影中观察者研究 ································· 247

索引 ·· 257

第 **1** 部分
引言与背景

第 1 章

乳腺解剖

Alison J. Darlington

引言

本章旨在描述乳腺解剖,适当加以相关的乳腺X线摄影征象。乳腺由脂肪和腺体组织构成,伴有神经、动脉和静脉以及起支持作用的结缔组织。乳腺解剖显示其内部和外部的支持结构使得乳腺能够向下、向外运动,而向上、向内运动相对比较固定。这使得乳腺能够在X线摄影中定位。

乳腺是改良的顶泌汗腺。在青春期发育,固定于前胸壁的胸大肌上,垂直方向上位于第2~6肋骨之间、胸骨内侧到外侧的腋中线范围内。由于激素的刺激,在妊娠期和哺乳期,乳腺会发生各种不同的生理变化,并最终退化。这些变化在乳腺X线摄影图像中显而易见,应该加以了解,以便更好地识别乳腺X线摄影的相关表现。

乳腺胚胎学及其发育

乳腺由起源于胎儿发育期的上皮腺体组成,位于前胸真皮的深浅筋膜之间。乳头由表皮棘层细胞增殖而成。

乳腺的发育开始于妊娠的第2个月,在胎儿的腹壁形成两条增厚的外胚层基线,并从腋窝一直延伸到腹股沟,如图1.1所示,这两条线称为乳线。乳腺可以在此线的任一点发育。到

胎儿发育的第9周,此线开始退化,通常在胸部留下单一功能的幼芽,在青春期发育为成人的乳腺,但2%~6%的人乳线上可能出现一些异常或者附属的乳腺组织。这些乳腺组织可能有或者没有可见的乳头,但在乳腺成像时应当记住这点,因为乳腺疾病可能出现在任何乳腺组织存在的部位。

乳腺腺体的组成成分由外胚层开始发育。起源于增厚的表皮,在妊娠的第12周内,15~20组外胚层细胞发育成潜在的中胚层(真皮)。这些细胞不断扩大空间以形成输送乳汁的导管。乳头最初是浅层表皮的一个凹口并在短期内外翻。

乳腺结缔组织基质形成于中胚层,同时形成皮肤真皮和浅筋膜。形成Coppers悬韧带的纤维形成于两层膜之间。出生时,男性和女性有相同的乳腺解剖。青春期女性,激素刺激致使乳腺发育,最初雌激素使得乳腺的脂肪堆积和输乳管扩大。

月经初期后,卵巢开始产生黄体酮,这使得小叶和腺体或者乳腺在输乳管的末端发育。乳腺从双侧前胸壁胸大肌上的芽叶开始发育,一旦成形便会垂直地处于第2~6肋间,从内侧的胸骨至外侧的腋中线。发育的过程需要3~5年。

男性的乳腺发育称为男性乳房发育症。这种现象是激素水平紊乱的结果,发生于青春期或者之后,由疾病、药物治疗、吸毒或过多的乙

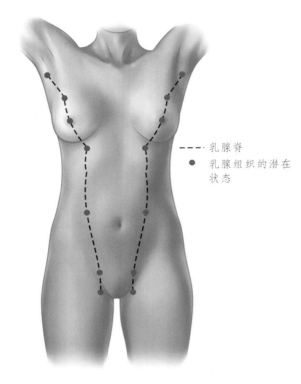

图 1.1 乳线(乳腺脊)图解。(见彩图)

- - - - 乳腺脊
● 乳腺组织的潜在状态

醇摄入所致。在这种情况下,需要与女性乳腺疾病一样,采用乳腺 X 线摄影和超声进行检查。男性假性乳房发育会在前胸壁上乳头乳晕复合体下形成脂肪堆积,表面上看去,很像真的男性乳房发育症。但是,男性乳房发育症中正常的乳腺组织发育明显,而男性假性乳房发育纯粹是因为脂肪堆积。

宏观和微观解剖

一旦发育完全,乳腺形同"水滴"一般。乳腺可从外部结构和内部结构、宏观解剖和微观解剖加以描述。

乳腺外部结构:
- 乳头;
- 乳晕;
- 皮肤;
- 乳房下皱襞;
- 蒙哥马利(Montgomery)腺(结节)。

乳腺内部结构:
- 腺体组织——15~20 个小叶;
- 输乳管;
- 输乳管窦(壶腹);
- 终末导管小叶单位(TDLU);
- 脂肪组织;
- 浅筋膜;
- 深筋膜;
- 乳房后间隙;
- Cooper 韧带;
- 血管。

图 1.2 显示了乳腺大体解剖结构。

乳腺 X 线摄影时对乳腺进行定位需了解乳腺外部结构,评价所拍摄影像解剖时,理解乳腺的内部解剖很重要。乳腺 X 线摄影中,乳腺内所含有的脂肪是射线可穿透的,同时腺体

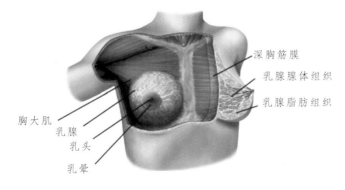

胸大肌
乳腺
乳头
乳晕

深胸筋膜
乳腺腺体组织
乳腺脂肪组织

图 1.2 乳腺内外部解剖结构概观。(Reprinted with permission from: Shiffman MA, Di Giuseppe A. *Cosmetic Surgery*. Springer, 2013)(见彩图)

成分显示为密度增大的区域。

宏观解剖

乳腺在宏观上可以分为两个主要部分。第一部分是腺体,与乳汁分泌有关。第二部分由组成和支撑乳腺的其他组织构成,包括脂肪、筋膜(结缔组织)和肌肉。

乳腺组织延伸至腋窝下,形成三角形结构——这部分乳腺被称为"腋尾"或"斯潘斯尾(Tail of Spence)"。腺体由 15~20 个小叶组成,围绕乳头呈放射状排列。每个小叶又包含 10~100 个腺泡,是哺乳期产生和储存乳汁的部位。

乳汁由一些组成网状结构的小叶内导管排出,小叶内导管汇合形成单一的小叶间导管,引流每个小叶的液体,反过来注入小叶内导管共同形成单一输乳管,引流所在小叶。导管的作用是输送乳汁;输乳管在乳头下膨胀形成输乳窦或壶腹,然后变窄并终止于乳头表面。小叶被纤维间隔和结缔组织基质所分离。

乳腺表面的皮肤厚 0.5~2.0mm。皮肤下是被分隔成浅深两层的表浅筋膜。在两层筋膜间,乳腺适当发育。筋膜的深层直接位于胸大肌之上,使得乳腺能够在胸壁上轻微移动。乳腺由 Cooper 韧带、皮肤、深浅筋膜以及胸大肌支撑。浅筋膜由 2~2.5cm 厚的脂肪覆盖,并由 Cooper 韧带穿过脂肪到达皮肤。乳房后间隙位于乳腺深筋膜与胸大肌筋膜之间,充满了疏松结缔组织。乳腺主要的内部结构和相对应的 X 线摄影特征见图 1.3 所示。

乳腺的外部均由皮肤覆盖;乳头乳晕复合体的皮肤包括汗腺、脂肪腺体和毛囊。乳头隆起并被环形色素沉着区域包围,称为乳晕。蒙哥马利(Montgomery)腺位于周围,但不在乳头上,而是在汗腺与输乳腺之间过渡。在哺乳期它们负责润滑乳头,且是可以看见的乳晕小疙瘩。乳房下皱襞是乳腺组织与胸壁之间比较低一点的分界。

大多数女性乳腺不对称;即大小、形状、位于胸壁的位置左右两侧都会稍有不同。乳头特征也明显不同。

微观解剖

乳腺的微观解剖主要在于终末导管小叶单位。这是乳腺的功能单元,由腺泡、小叶内终末导管和小叶外终末导管组成。90%以上的乳腺癌和大多数良性乳腺疾病都起源于此。

腺泡和导管有三层结构:
* 基膜;
* 肌上皮层;
* 上皮层。

上皮层通常只有一层细胞的厚度,如果达到 2~3 层细胞的厚度就称为增生。进一步的增生分类取决于有多少层细胞和细胞的非典型性;这些病变的类型范围从非典型导管增生到导管原位癌。

基膜具有屏障作用,可以阻止癌症播散。如果基膜被破坏,则癌症称为侵袭性癌。图 1.4 是终末导管小叶单位结构的简化示意图。

血液供应

动脉血供

乳腺皮肤的血供来自于皮下血管丛,与供应深层乳腺实质的血管相通。主供血动脉来自于内乳动脉的穿支动脉(第 2~5 穿支最为显著)。上内侧穿支动脉血供起源于内乳动脉,约占所有乳腺动脉血供的 60%。其余的血供来自肩峰动脉、胸外动脉和肋间动脉。图 1.5 显示乳腺动脉血供。

静脉引流

乳腺静脉引流主要通过腋静脉,部分通过内乳静脉和胸部静脉。总的来说,乳腺静脉引流系统与动脉系统伴行。乳腺表浅静脉系统引流至胸内静脉。深静脉系统引流至胸内静脉、胸外侧静脉、腋静脉和上肋间静脉的穿支静脉。环状静脉丛位于乳晕周围。

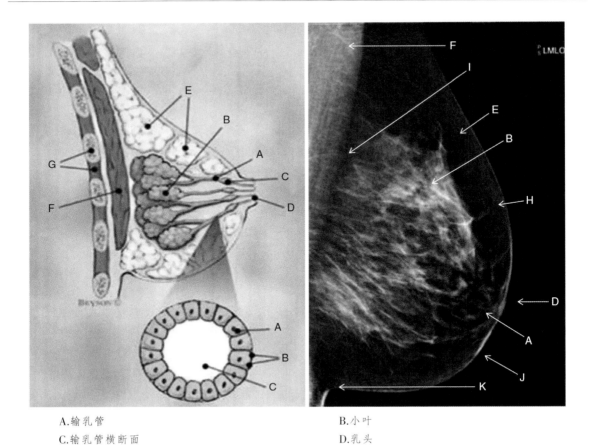

A.输乳管   B.小叶
C.输乳管横断面   D.乳头
E.脂肪组织   F.胸大肌
G.胸壁/肋骨   H. Cooper 韧带
I.乳房后间隙   J.皮肤
K.乳房下皱襞

图 1.3 乳腺内部解剖结构：示意图和乳腺 X 线图像。(Reprinted with permission from A new approach for breast skin-line estimation in mammography, from Sun Y, Suri JS, Leo Desautels JE, Rangayyan RM. *Pattern Analysis and Applications*. Springer Verlag, London, 2009, Vol 9. Issue 1, 34–47)（见彩图）

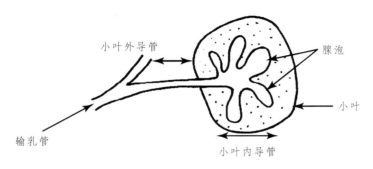

图 1.4 终末导管小叶单位(TDLU)图解。

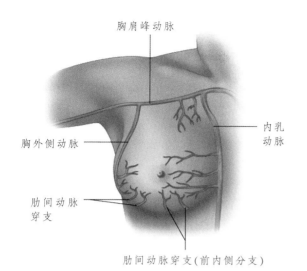

图中标注：
胸肩峰动脉
内乳动脉
胸外侧动脉
肋间动脉穿支
肋间动脉穿支（前内侧分支）

图 1.5　乳腺血供图解。（见彩图）

神经支配

　　乳腺神经支配来源于 T2~6 肋间神经的前侧和外侧分支。乳头的神经支配比较复杂，但主要来源于 T4 外侧皮支的前支。哺乳期间会刺激乳头神经末梢，最初的"射乳"反射通过中枢神经系统完成。

淋巴引流

　　乳腺淋巴引流始于乳腺基质内结缔组织的小叶周围神经丛，淋巴液沿着输乳管汇入乳晕下丛，即 Sappey 淋巴丛。内乳淋巴结可能出现于这些通道。通过这个淋巴丛，乳腺将淋巴液引流至腋、肩胛下、中央、胸部、顶部和锁骨旁淋巴结组，以及中间胸骨旁（内乳）的淋巴结。内乳淋巴结的引流意味着淋巴液可以穿过对侧乳腺。此类组织间常发生引流。淋巴液也可能从内下方乳腺到达腹部淋巴结组。为了便于了解乳腺癌的潜在转移路径，掌握这些路径显得尤为重要。75% 的乳腺淋巴结引流至腋窝淋巴结。前哨淋巴结是癌细胞最有可能从原发部位转移到的第一个部位；在乳腺癌中这极有可能位于腋窝下方，并且为了评估疾病的蔓延情况而在外科手术中切除此淋巴结。这给局部复发的可能性提供预示信息。图 1.6 显示乳腺淋巴引流的相关淋巴结组。

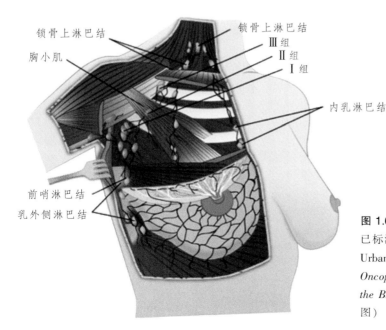

图中标注：
锁骨上淋巴结
胸小肌
前哨淋巴结
乳外侧淋巴结
锁骨上淋巴结
Ⅲ组
Ⅱ组
Ⅰ组
内乳淋巴结

图 1.6　乳腺淋巴引流，前哨淋巴结位置已标注。（Reprinted with permission from Urban C, Rietjens M, Kuroda F, Hurley J. *Oncoplastic and Reconstructive Anatomy of the Breast.* Springer, Italian, 2013）（见彩图）

腋窝淋巴结分为三组：Ⅰ组、Ⅱ组、Ⅲ组，如图 1.7 所示。Ⅰ组淋巴结位于胸小肌的外侧，可延伸至腋尾；Ⅱ组淋巴结位于胸小肌深面；Ⅲ组淋巴结位于胸小肌内侧、锁骨下。Ⅰ组淋巴结在乳腺 X 线摄影图像上可见，正如内乳淋巴结一样。

妊娠和哺乳

妊娠期间，雌激素、孕激素和催乳素的增高致使产生乳汁的腺泡增生以及为生乳做准备的肌上皮细胞增加。小叶扩大直至细长的纤维间隔将其分开。一旦哺乳停止，乳腺即将经历退化阶段，腺体也会减少到妊娠前。这一转归至新的水平需要大约 3 个月的时间完成。

退化

女性乳腺从 40 岁末开始逐渐地衰退，称为退化。卵巢的功能降低致使起支持作用的结缔组织被脂肪组织代替。终末导管小叶单位也发生类似的变化，上皮皱缩至一层，小叶也慢慢地萎缩。腺体成分也随之减少，取而代之的是脂肪组织。衰退的进程一直持续到绝经后。

绝经后的女性乳腺在乳腺 X 线摄影图像上完全由脂肪取代。但是，大多数绝经后的女性会产生内生雌激素来维持一些腺体成分。随着女性衰老，乳腺的支持结构衰退导致乳腺组织相应地"下垂"，此称为下垂。图 1.8b 是衰退的乳腺 X 线图像，注意：在图 1.8a 中的腺体成分几乎完全被脂肪组织取代。

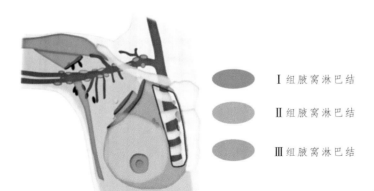

Ⅰ 组腋窝淋巴结

Ⅱ 组腋窝淋巴结

Ⅲ 组腋窝淋巴结

图 1.7 Ⅰ 组、Ⅱ组和Ⅲ组腋窝淋巴结图解。(Reprinted from Harisinghani MG. Chest Lymph Node Anatomy, *Atlas of Lymph Node Anatomy*. Springer Science + Business Media, New York, 2013)(见彩图)

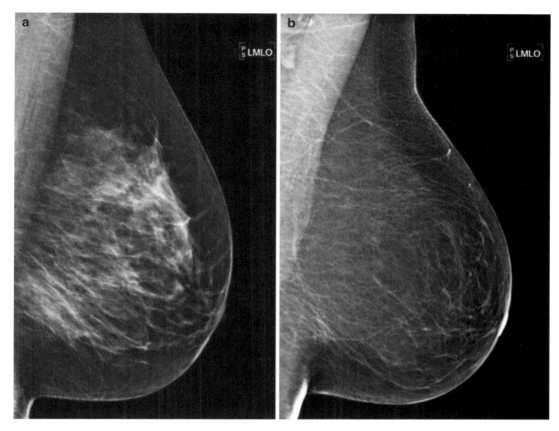

图 1.8　乳腺 X 线摄影图像。(a)成熟的女性乳腺。(b)已退化的乳腺。

（王莎　温婉莹　王克联　王骏　周桔　陈井亚　张愉　李开信　高之振　陈峰　译）

参考书目和推荐阅读

David J, Dabbs MD. Breast pathology. Philadelphia: Elsevier; 2012.

Drake R, et al. Gray's anatomy for students. 3rd ed. London: Churchill Livingstone; 2014.

Jaspers JJP, Posma AN, van Immerseel AAH, Gittenberger-de Groot AC. The cutaneous innervations of the female breast and nipple-areola complex: implications for surgery. Br J Plast Surg. 1997;50:249–59.

Kopans DB. Breast imaging. 3rd ed. Philadelphia: Lippincott, Williams & Wilkins; 2007.

Lee L, Strickland V, Wilson R, Roebuck E. Fundamentals of mammography. London: WB Saunders Comp. Ltd; 1995.

Moore KL, Agur MR. Essential clinical anatomy. Philadelphia: Lippincott, Williams & Wilkins; 1996.

Tabar L, Dean PB. Teaching atlas of mammography. New York: Thieme Verlag; 1985.

Wellings SR, Wolfe JN. Correlative studies of the histological and radiological appearance of the breast parenchyma. Radiology. 1978;129:299–306.

第 **2** 章

乳腺密度和影响因素

Dawn M. McDonald

乳腺结构

乳腺实质由 3 种组织构成:皮肤、皮下脂肪组织和功能性腺体组织。乳腺分为 15~18 个小叶。小叶由分支导管系统构成,这些分支导管引流从集合管到终末导管小叶单位(TDLU)的液体。大多数乳腺疾病,除了乳头状瘤存在于主导管内,多起源于 TDLU。TDLU 通常在绝经期退化[1]。

每个叶内的主导管有 1 个开口,引流 20~40 个小叶的液体。腺泡由许多小叶构成,是哺乳期产乳的部位[1]。每个腺叶所含小叶的数量根据年龄、哺乳、妊娠和激素水平而不同。在生育期将要结束时,脂肪组织有所增加,同时也会丧失相当一部分小叶,尽管主导管系统保留了下来。这一过程中,小叶腺泡的数量和大小都有所减小,并被脂肪组织取代,称之年龄相关性退化或乳腺生理性萎缩[2-4]。

乳腺结构的变化可以从乳腺 X 线摄影图像上腺体密度的变化反映出来。通常,年轻女性的腺体组织更为密集。年龄较大的女性,乳腺 X 线摄影的密度下降,腺体组织被脂肪组织替代[5]。

图 2.1 和图 2.2 可以说明这点。

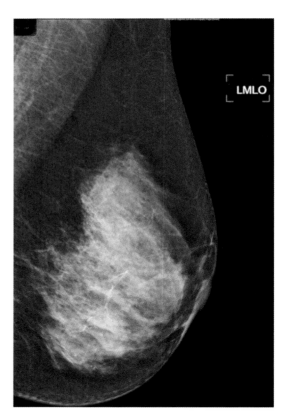

图 2.1 40 岁时致密乳腺组织模式。

乳腺密度分类

(也可见第 16 章)

Wolfe 对于乳腺构成的分类描述如下:"脂

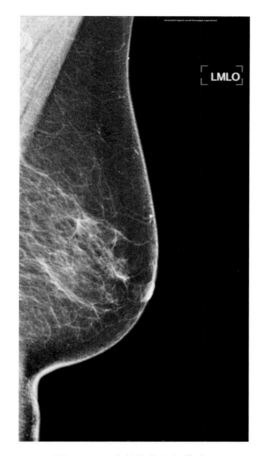

图 2.2　65 岁的脂肪组织模式。

- E: >50%~75%;
- F: >75%。

也可参照 Tabar 分类法[9],其将乳腺 X 线摄影图像密度分为五类:

- Ⅰ:均匀的乳腺组织成分,纤维组织稍多;
- Ⅱ:脂肪组织为主(脂肪乳腺);
- Ⅲ:脂肪组织为主,乳晕处有残留纤维组织;
- Ⅳ:结节状密度影为主;
- Ⅴ:纤维组织为主(致密型乳腺)。

用于乳腺密度分类和乳腺 X 线摄影异常的美国 BI-RADS 系统(乳腺成像报告与数据系统),在 2013 年进行了更新,对乳腺密度提出了新的定义方法,具体如下:

(a)乳腺几乎全部是脂肪;

(b)有散在的纤维腺体密度区;

(c)乳腺密度不均匀;

(d)乳腺极为致密。

该系统以连续视觉化的方法而非用数字来定义乳腺所含有的纤维腺体组织[10]。在美国和部分欧洲国家,其也是被广泛接受的风险评估和质量保证评价工具。

敏感性

肪乳腺"中几乎所有的组织都脂肪化,不足 25% 的组织仍是纤维腺体组织[6]。如果乳腺有散在的纤维腺体组织,则 26%~50% 的乳腺可显示为纤维腺体组织。密度不均匀的组织将占组织的 51%~75%。极为致密的乳腺有 75% 以上的纤维结缔组织[6]。10% 绝经后女性和 20% 绝经前女性有 50% 以上的乳腺密度影。据估计,每 3 名女性中就有 1 名乳腺 X 线摄影呈高密度[7]。

乳腺构成的进一步分类还可参照 Boyd 分类法[8],其将乳腺 X 线摄影图像密度分为六类:

- A: 0%;
- B: >0~10%;
- C: >10%~25%;
- D: >25%~50%;

在乳腺癌的检查中,乳腺 X 线摄影的敏感性(乳腺癌患者中真阳性的百分比)[11]与乳腺组织的密度直接相关。一般来讲,年龄较大和绝经后的女性乳腺 X 线摄影的敏感性较高,因为乳腺脂肪组织成分增加。有证据表明,致密乳腺组织的女性患乳腺癌的风险更高。这是因为乳腺癌可能会被致密的组织所掩盖[4,5]。

据报道,乳腺 X 线摄影高密度者患乳腺癌风险增加,据估计占所有乳腺癌患者的 16%[12]。在此筛查人群中,如果乳腺密度较高,同样被认为患乳腺癌风险较高[13]。但是,乳腺癌的风险与乳腺密度随时间改变的关系至今仍不清楚;年龄和乳腺密度增大使得风险增加,但是密度随着年龄的增长而降低。

一项研究表明[14]，乳腺密度的演变（时间的函数）对进展为乳腺癌的风险是至关重要的，即变化越快，风险越高。但这项研究是小样本量研究且病例选择也不是随机的，建议做进一步研究。另一项研究——PROCAS 研究[15]也是最近开始的，其招募 60 000 名女性来研究患乳腺癌的风险随时间变化的关系。这是通过在常规乳腺普查中采用密度测量实施的，并且用于分析人口筛查中的任何风险因素。

　　尽管如此，不管乳腺密度改变率如何，致密乳腺的敏感性均降低[4,5]。图 2.3 至图 2.5 显示，在致密乳腺中的病灶难以显示，在混合型乳腺中易于观察，而在乳腺的脂肪区则清晰可见。

　　图像显示，通过乳腺 X 线摄影检测乳腺癌很大程度上取决于乳腺组织的特征。致密的乳腺结构将显著降低检查的敏感性[16]。

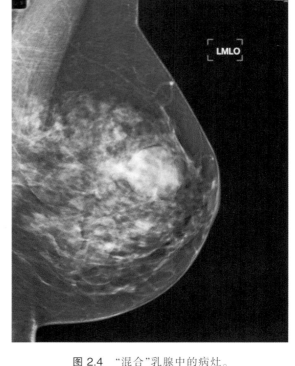

图 2.4　"混合"乳腺中的病灶。

影响乳腺密度的因素

年龄

　　年龄是影响乳腺密度的一个因素（见图 2.1）。30 岁以下的女性，大部分乳腺较致密（约 90% 为致密型，10% 为脂肪型）。乳腺密度比例每年以 1%~2% 的速度下降。40 岁时，致密型与脂肪型比例约为 80/10；50 岁时约为 70/30；65 岁时约为 50/50[17]。年龄较大的女性，其乳腺组织类型则多为脂肪型。

妊娠和哺乳

　　少于两次妊娠的女性通常有更致密的乳腺。在妊娠期和哺乳期，腺泡的数量增加，且以腺体组织为主。当停止哺乳时，腺体组织退化。其重要性在于，与同年龄未生育的女性相比，已生育的女性乳腺腺体含量减少[18]。

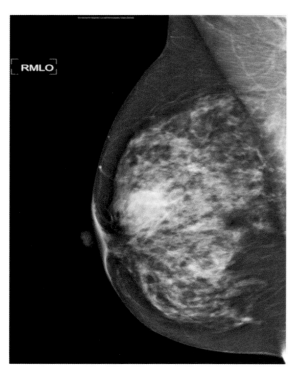

图 2.3　"致密"乳腺中的病灶。

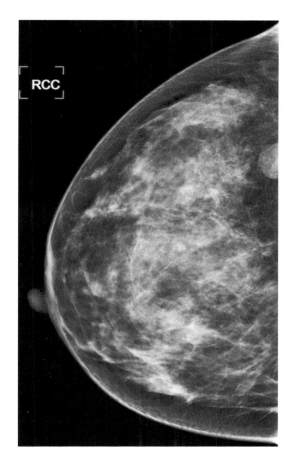

图 2.5 乳腺"脂肪"区的病灶。

激素水平

　　绝经前后的激素水平和生殖因素对乳腺密度都有影响。随着年龄增长和绝经期而降低的雌激素水平，可导致乳腺 X 线摄影密度的降低。绝经后的雌激素水平与体重指数（BMI）呈正相关。他莫昔芬（广泛用于治疗乳腺癌的抗雌激素药物[19]）据说也可降低绝经前女性的乳腺密度[7]。

体重指数

　　BMI 较大的女性，一般乳腺较大，含有较多的脂肪组织，并且乳腺密度较低。乳腺是脂肪的储存部位，当女性体重增加或减少时，对致密的乳腺组织的比例也有影响[17]。所以，体重增加或减少会伴有乳腺密度的显著改变。

生活方式

　　据 2006 年文献报道，体育锻炼与乳腺癌的发生率降低有关，与不好动的女性相比，好动女性的乳腺癌发生率减少 20%~30%[20]。这与更多的近期数据稍有矛盾。近期数据表明，增加乙醇的摄入与乳腺密度的增加有关，而并未发现吸烟和体育锻炼有这种相关性[21]。尽管如此，体重降低能够反映乳腺密度的降低这一说法还是被广泛认可的。体育锻炼对健康有益也被普遍认可。

恶性和良性乳腺疾病

　　乳腺皮肤有时会增厚，在乳腺 X 线摄影图像上显示为密度增高[1]。炎症或水肿可能因原发乳腺癌、腋窝淋巴结转移、脓肿、充血性心力衰竭或放射治疗所致[22]。乳腺组织密度的弥漫性增高由水肿或腺体/纤维组织的增加所致。这在良性乳腺病变中也很常见。

　　良性乳腺病变可能伴发于囊肿，也可见于女性用激素替代疗法（HRT）治疗绝经症状。良性乳腺病变和乳腺高密度被认为是未来患乳腺癌的高风险因素。低乳腺密度似乎能降低此风险[23]。

小结

　　乳腺密度及其相关因素的重要意义在于乳腺 X 线摄影的精确性因乳腺组织特性而异。致密的乳腺可能会掩盖病变，如图 2.1 所示[24]。脂肪型乳腺组织却很少这样。因此，有着致密乳腺组织的女性患乳腺癌的风险较高，任何能够降低风险的方式都是有益的。HRT、妊娠、哺乳和炎症都是增加乳腺组织密度的重要因素。年龄的增长、某些药物的使用（如他莫昔芬）、雌激素水平的降低被认为是乳腺密度降低的重要因素。现已证明，脂肪型乳腺组织与癌症发病率有关。这表明，年龄较

大的女性多为脂肪型乳腺,同时患乳腺癌的风
险增加。

（王莎　王克联　温婉莹　王骏　周桔　张愉
　陈井亚　胡斌　刘小艳　崔文静　译）

参考文献

1. Tabar L. Teaching course in diagnostic breast imaging, multimodality approach to the detection and diagnosis of occult breast cancer. Mammography Education, Inc; Cave Creek, Az, 2008.

2. Hughes LE, Mansel RE. Breast anatomy and physiology. In: Hughes LE, Mansel RE, Webster DJT, editors. Benign disorders and diseases of the breast: concepts and clinical management. London: W.B. Saunders; 2000. p. 7–20.

3. Vorrherr H. The breast: morphology, physiology, and lactation. New York: Academic; 1974.

4. Ghosh K, Hartmann LC, Reynolds C, Visscher DW, Brandt KR, Vierkant RA, Scott CG, Radisky DC, Sellers TA, Pankratz VS, Vachon CM. Association between mammographic density and age-related lobular involution of the breast. J Clin Oncol. 2009; 28(13):2207–12.

5. Grainger RG, Allison DJ, Adam A, Dixon AK. Grainger and Allison's diagnostic radiology, a textbook of medical imaging, vol. 2. 5th ed. Philadelphia: Churchill Livingstone; 2008.

6. Wolfe JN. A study of breast parenchyma by mammography in the normal woman and those with benign and malignant disease of the breast. Radiology. 1967;89(2):201.

7. Ursin G, Qureshi S. Mammographic density- a useful biomark for breast cancer risk in epidemiologic studies. Norsk Epidemiologi. 2009;19(1):59–68.

8. Boyd NF, O'Sullivan B, Campbell JE, Fishell E, Simor I, Cooke G, Germanson T. Mammographic signs as risk factors for breast cancer. Br J Cancer. 1982;45(2):185–93.

9. Gram IT, Funkhouse E, Tabar L. The Tabar classification of mammographic parenchymal patterns. Eur J Radiol. 1997;24(2):131–6.

10. Sickles EA, D'Orsi CJ, Bassett LW, et al. ACR BI-RADS® mammography. In: ACR BI-RADS® atlas, breast imaging reporting and data system. Reston: American College of Radiology; 2013.

11. Sir FP, Dept of Health and Social Security. Breast cancer screening, report to the Health Ministers of England, Wales, Scotland and Northern Ireland. London: Her Majesty's Stationery Office; 1986.

12. Assi V, Warwick J, Cuzick J, Duffy S. Clinical and epidemiological issues in mammographic density. Clin Oncol. 2012;9(1):33–40.

13. Boyd NF, Guo H, Martin LJ, Sun L, Stone J, Fishell E, Jong RA, Hislop G, Chiarelli A, Minkin S, Yaffe MJ. Mammographic density and the risk and detection of breast cancer. N Engl J Med. 2007;356(3): 227–36.

14. Ting C, Astley SM, Morris J, Stavrinos P, Wilson M, Barr N, Boggis C, Sergeant JC. Longitudinal change in mammographic density and association with breast cancer risk: a case-controlled study; Int Workshop on Digital Mammography vol 7361, In: Maidment ADA, Bakic PR, Gavenonis S, editors. IWDM. 2012: LNCS: 7361. Berlin/Heidelberg: Springer; 2012. p. 205–12.

15. Sergeant JC, Warwick J, Evans G, Howell A, Berks M, et al. Volumetric and area based breast density measurement in the predicting risk of cancer at screening (PROCAS) study. IWDM LNCS. 2012;7361:228–35.

16. Oliver A. A novel breast tissue density classification methodology. Inf Technol Biomed. 2008;12(1):55–65.

17. Kopans DB. Breast imaging. 2nd ed. Philadelphia: Lippincott Williams and Wilkins; 1998.

18. Ryan S, McNicholas M, Eustace S. Anatomy for diagnostic imaging. 2nd ed. WB Saunders, London; 2007.

19. Macmillan. Tamoxifen. [Online]. 2013. http://www.macmillan.org.uk/Cancerinformation/Cancertreatment/Treatmenttypes/Hormonaltherapies/Individualhormonaltherapies/Tamoxifen.aspx. Accessed 21 Mar 2014.

20. Warburton ER, Nicol CW, Bredin SSD. Health benefits of physical activity: the evidence. CMAJ. 2006;174(6): 801–9.

21. Brand JS, Czene K, Eriksson L, Trinh T, Bhoo-Pathy N, et al. Influence of lifestyle factors on mammographic density in postmenopausal women. Plos One. 2013;8(12):81876.

22. Sutton D. Textbook of radiology and imaging, vol. 2, 7th ed. New York: Churchill Livingstone; 2003. Kopans DB. Basic Physics and Doubts about Relationship between Mammographic Determined Tissue Density and Breast Cancer Risk. Radiology 2008;246(2).

23. Tice JA, O'Meara ES, Weaver DL, Vachon C, Ballard-Barbash R, Kerlikowsk EK. Benign breast disease, mammographic breast density, and the risk of breast cancer. J Cancer Inst. 2013;105(14):1043–9, Oxford University Press.

24. Liste DA. Imaging for students. 3rd ed. London: Hodder Arnold; 2007.

第 **3** 章

乳腺癌的病因和流行病学

Lisa Hackney

许多风险因素被认为能够增加个体患乳腺癌的概率,但到目前为止尚不明确这些风险因素是如何使正常的细胞转变为癌细胞的。

致癌基因是具有引发癌变潜能的基因[1],在肿瘤细胞中,致癌基因常过度表达或发生变异[2]。正常的细胞经历凋亡,常称之为"程序性死亡"。在某些情况下,如环境影响、激活致癌基因使本应凋亡的正常细胞得以存活和增殖,进而癌变[3]。

乳腺癌有多普遍?

乳腺癌是世界各地女性最常见的侵袭性恶性肿瘤[4],西欧的发病率较高,非洲的中部和东部发病率最低。毫无疑问,英国女性中乳腺癌是最常见的恶性肿瘤(图 3.1),2010 年有49 961 例新确诊患者,占当年所有新确诊的女性癌症患者的 30%[5-8]。

2011 年,英国死亡女性中乳腺癌患者占 15%(11 684 例),但乳腺癌却不再是导致女性癌症死亡最普遍的原因,现在已被肺癌所取代[9-11]。有多种因素导致过去十年乳腺癌死亡率下降,包括:乳腺普查的早期发现、公众意识的提高、治疗方案的改进(外科手术、放射治疗或化学治疗、激素疗法),以及多学科综合团队提供的改善分娩的专家护理[12]。

终生风险(女性)

终生风险指的是个体在其一生中(从出生到死亡)可能发生或者死于癌症的概率。风险评估依据的是近期的发病率和死亡率,但个体风险可能高于或低于大众风险,因为有基因和生活方式的影响。2010 年,英国癌症调查报告显示,一生中患乳腺癌的风险:女性为 1/8,男性为 1/868[13]。

乳腺癌的风险因素

风险因素只是一个指标,并不确定某个体一定会发生该疾病。一些女性可能有多个风险因素,但从未患乳腺癌;同时,许多被诊断为乳腺癌的女性却没有致病风险因素。一些风险因素是不可变的(如性别或年龄),而有些风险因素则是可控的,而且与环境和个人生活方式有关。有的风险因素较其他因素影响更大,而且个人患乳腺癌的风险会随着时间而发生变化。

不可变的危险因素

性别

女性性别是发生乳腺癌的主要危险因素。

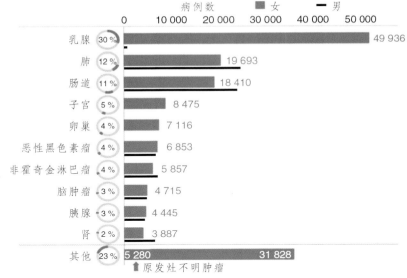

图3.1　2011年英国女性的10大常见肿瘤。（Cancer Research UK, www.cancerresearchuk.org/cancer-info/cancerstats/incidence/commoncancers/October 2014）（见彩图）

尽管男性也会患乳腺癌,但相比之下发病率非常低,且在过去的40年中都很稳定[4-6]。英国癌症研究调查报告显示,2010年英国有397例男性被确诊为乳腺癌。女性的乳腺癌发病率与年龄的增长有明显关系[4-6]。

年龄

对于女性,年龄是患乳腺癌最主要的危险因素:年龄越大,风险越高。数据显示,大约一半（48%）的女性乳腺癌患者处于50~69岁这一年龄组[4-8]。这为英国国民医疗保健系统（NHS）进行乳腺筛查提供了原始理论依据[14],这个系统邀请50~70岁的女性每3年进行一次筛查。在编写这一章节的同时,英国有一个"同步"年龄扩大的试验,即包括47~50岁和70~73岁的女性。此试验的目的在于从扩大年龄范围的筛查中,得出关于发病率和死亡率的数据。

乳腺癌的发病率在年轻女性中（从青少年到30岁）不普遍,但仍有39岁以下女性被诊断为癌症。总的来说,在过去40年中,所有年龄段女性乳腺癌的患病率均有所增长[4,6-8]。

遗传风险因素

家族史

要知道,大多数乳腺癌并非遗传,只有不足15%的女性乳腺癌患者有家族史[15]。数据分析[15,16]表明,与没有家族史的女性相比,有1位直系亲属（姐妹、母亲或女儿）患乳腺癌的患者,其患病风险几乎加倍;如果有2位直系亲属患病,此风险会进一步增加（增至3倍）。另外,直系亲属确诊时的年龄也很重要,如果确诊时的年龄在50岁以下,风险会大大增加。

风险因素增大并不意味着将会患病,因为85%以上有1位患乳腺癌直系亲属的女性却从未患有此病[15]。很少女性有极高的家族乳腺癌或卵巢癌的风险,并且在乳腺癌易感基因1（BRCA1）和2（BRCA2）中被认为变异[17]。估算出来的变异可能性意味着将影响约1/450的女性,在70岁之前,患该病的可能性较大（45%~65%）[18]。

BRCA 基因突变有很高的外显率，而且最高可使患病风险增高 10 倍，而其中罕见的基因，如肿瘤蛋白 53（TP53）（Li-Fraumeni 综合征）也在这一组内[19]。还有一些中间外显率的基因变异，可使患病风险增加 2~3 倍，如细胞周期检测点激酶 2（CHEK2）、毛细血管扩张性共济失调症突变蛋白抗原（ATM）、BRCA1 交互作用蛋白 1（BRIP1）以及 BRCA2 伴侣和定位子（PALB2）。还有一些较低外显率的基因变异也已被识别[19]。

乳腺癌患者的个人病史

既往有乳腺癌病史的女性，其对侧乳腺患癌症的风险也会增加。研究表明[20-22]，其风险可增加 3~5 倍。这一风险并不等同于原位癌复发的风险。

对于原发肿瘤的激素受体呈阴性的个体，与激素受体呈阳性[23]并且初诊年龄<40 岁[24]的个体相比，其对侧患乳腺癌的风险会更高。

乳腺密度

强有力的证据显示，乳腺密度与患乳腺癌风险相关联[25,26]。乳腺组织的密度越高，患乳腺癌的概率就越大。研究表明，BI-RADS 分级为 4（d）级的女性患乳腺癌的风险约为 1（a）级女性的 4 倍[27-29]。有很多因素会影响乳腺密度，如年龄、内分泌激素[26,30]、绝经期水平、体重、妊娠等。关于乳腺密度的详细信息可参阅第 16 章。

社会经济水平

数据表明，发达国家女性乳腺癌患病率较发展中国家高[31,32]，并且过去发病率很低的洲现在发病率呈上升趋势[33-35]。有很多因素导致这一现象。经济发达国家的预期寿命较高（乳腺癌的风险随年龄增加），以及生活方式的不同，如 HRT 的应用、BMI 增加、乙醇的消费[36,37]。

历史上曾认为，亚洲南部及社会经济欠发达地区的女性，患乳腺癌的风险较低，但是近期的数据显示情况不再如此[38]。

近期的证据显示，贫困是最重要的原因之一，再加上乳腺筛查的普遍率较低，预计都会导致不良结果[39]。

影响乳腺癌风险的生殖因素

月经期

月经初潮较早（<12 岁）[40]和（或）绝经期较晚（>55 岁）的女性患乳腺癌的风险略增高[41]。风险增高可能是因为长期受雌激素和孕激素的影响。

分娩

分娩可降低患乳腺癌的风险，但也与分娩第 1 胎时的年龄和足月妊娠的胎数有关[42]。与从未生育过的女性相比，妊娠可以降低个体患病风险[42-44]。

一些研究表明，哺乳可以轻微降低患乳腺癌的风险，但这也与哺乳时间的长短成比例[42]。

外源性激素

口服避孕药或激素替代疗法

研究发现，与未使用过避孕药的女性相比，近期使用避孕药的女性患乳腺癌风险轻度增高，但停用后随着时间的推移风险降低。使用避孕药 10 年之后并不残留任何风险[45]。为了控制生育而注射甲羟孕酮（DMPA；Depo-Provera®）的研究也有相似的发现。

绝经后服用复合激素（雌激素和孕激素）的女性较未服用者患乳腺癌的风险增加 66%[46]。服用 2 年激素，其风险增加较小。此外，风险增加只适用于现在和近期使用者，停用 5 年内，风险又回归至平均水平[46]。

既往曾患良性乳腺疾病

某些良性乳腺疾病会增加患乳腺癌的风险。非增生性病变不增加额外风险，包括：

- 纤维化和(或)单纯囊肿；
- 轻度增生；
- 非硬化性腺病；
- 导管扩张；
- 良性乳腺叶状肿瘤；
- 单个乳头状瘤；
- 脂肪坏死；
- 其他的良性肿瘤(脂肪瘤、错构瘤、血管瘤、纤维神经瘤)。

非典型增生性病变增加 1.5~2 倍风险，包括导管性增生、纤维腺瘤、硬化性腺病、乳头状腺瘤和放射状瘢痕。典型增生性病变暗示着 3.5~5 倍的更高风险，包括非典型性导管增生(ADH)和典型性小叶增生(ALH)。

导管原位癌(DCIS)和小叶原位癌(LCIS)有发展成侵袭性癌的可能，高级别的比低级别的可能性大[47]。既往原发疾病会使患侵袭性乳腺癌的风险增加 1 倍[48]。

医疗辐射暴露

暴露于电离辐射是一个已知的与任何肿瘤都相关的风险因素[49]。年轻的成年女性或儿童接受胸部斗篷式放射治疗时，例如霍奇金淋巴瘤的放射治疗，患乳腺癌的风险也会增大。研究显示[49,50]，根据暴露于辐射野的年龄，会增加 12~15 倍的患病风险，青少年风险更大。

近期数据得出结论，乳腺癌患者在先前放疗野附近有发生继发肿瘤[51]的风险("此风险小但明显")。研究也显示，30 岁以下接受诊断性放射剂量同时因肺结核或肺炎行胸部 X 线摄影的女性，患乳腺癌的风险会增加 3 倍[49]。

据报道，每 3 年进行一次的乳腺筛查其辐射风险最小[52]。

生活方式相关的风险因素

超重或者肥胖是少数可控因素之一。但是，体重与乳腺癌风险之间的关系是多方面的。

绝经前的女性雌激素主要由卵巢产生，少部分通过脂肪组织产生。绝经后的女性雌激素主要由脂肪组织中的激素转变而来。超重的绝经后女性患乳腺癌的风险提高 10%~20%，而肥胖型女性此风险可上升至 30%[53,54]。

比较复杂的是，体重增加是在儿童期还是在成年时期，其风险是不同的。成年后超重女性患病的风险较大，而儿童期开始超重的女性并非如此。

体育锻炼

证据表明，运动能降低个体患乳腺癌的风险。但是，这与运动强度和持续时间有关。研究者最重要的发现是，绝经后女性在剧烈运动后，能降低 15%~20% 的患癌风险[55,56]，认为这与雌激素和孕激素水平的降低有关[57]。

乙醇消耗

乙醇消耗与患乳腺癌风险增大有关。2007 年，《柳叶刀》杂志报道，其为因果关系[58]，随着乙醇消耗量的增加，患癌风险会相应增大。

不确定的风险因素

饮食

为确定饮食因素是否与乳腺癌风险有关进行了大量研究，但目前研究结果是矛盾的[59,60]。

对纤维、水果、蔬菜和肉类的摄入量进行了研究，但是最重要的因素似乎与脂肪摄入量有关。饱和脂肪高摄入量似乎与风险增大有关[61-63]。

吸烟与被动吸烟

既往没有证据支持吸烟与患乳腺癌有关。

2011 年进行的大规模研究显示[64,65],长期重度吸烟会增加患乳腺癌的风险,尤其是某些群体,即那些较早(<20 岁)开始吸烟以及首次妊娠之前开始吸烟的女性。

尚无一致的证据证明吸烟与绝经后患乳腺癌之间存在相关性[65]。

被动吸烟是否与患乳腺癌风险之间有关一直存在争议[66,67],而且没有结论性的证据。

夜班/倒班

一些研究显示,患乳腺癌的风险与上夜班的女性[68]及睡眠中断或睡眠时间较短的女性有关[69,70]。基于此,考虑这种情况与具有抗癌作用的褪黑素水平改变有关。

药物治疗和现有疾病

一些药物治疗能够降低患乳腺癌的风险,主要是阿司匹林和非甾体类抗炎药[71-76]。其他的一些药物,如己烯雌酚(人造雌激素)和长期使用抗高血压的药物则会增加风险[77,78]。

许多现有疾病状态也与患乳腺癌的高风险有关,如 Graves 病(甲状腺功能亢进)[79]和糖尿病,但同时也与糖尿病的分型、绝经期状态和接受的治疗有关[80-86]。

附录 1

美国放射学会 BI-RADS[87]

1(a) 乳腺几乎全部为脂肪组织;
2(b) 有一些散在的纤维腺体组织密度区;
3(c) 乳腺密度不均匀,可能遮盖较小的肿块;
4(d) 乳腺极为致密,从而降低了对乳腺 X 线摄影的敏感性。

(温婉莹 王克联 王莎 王骏 周桔 徐树明 李开信 刘小艳 高之振 陈峰 译)

参考文献

1. Wilbur B, editor. The World of the cell, Becker WM, et al., 7th ed. San Francisco; 2009. Benjamin Cummings
2. Kimball's Biology Pages. "Oncogenes". "Cancer: Disease of Altered Gene Expression." Boundless Biology. Boundless, 03 Jul 2014. Retrieved 26 Nov 2014 from https://www.boundless.com/biology/text-books/boundless-biology-textbook/gene-expression-16/cancer-and-gene-regulation-118/cancer-disease-of-altered-gene-expression-470-11690/
3. The Nobel Prize in Physiology or Medicine 2002. Illustrated presentation. Nobelprize.org. Nobel Media AB 2014. Web. 27 Nov 2014. http://www.nobelprize.org/nobel_prizes/medicine/laureates/2002/
4. Data were provided by the Office for National Statistics on request, June 2012. Similar data can be found here. http://www.ons.gov.uk/ons/search/index.html?newquery=cancer+registrations.
5. Ferlay J, Shin HR, Bray F, Forman D, Mathers C, Parkin DM. GLOBOCAN 2008 v1.2, Cancer Incidence and Mortality Worldwide: IARC CancerBase No. 10 [Internet]. Lyon: International Agency for Research on Cancer. 2010. http://globocan.iarc.fr. Accessed May 2011.
6. Data were provided by the Northern Ireland Cancer Registry on request, June 2012. Similar data can be found here. http://www.qub.ac.uk/research-centres/nicr/CancerData/OnlineStatistics/.
7. Data were provided by the Welsh Cancer Intelligence and Surveillance Unit on request, April 2012. Similar data can be found here. http://www.wales.nhs.uk/sites3/page.cfm?orgid=242&pid=51358.
8. Data were provided by ISD Scotland on request, April 2012. Similar data can be found here. http://www.isd-scotland.org/Health-Topics/Cancer/Publications/index.asp#605.
9. Data were provided by the Office for National Statistics on request, March 2013. Similar data can be found here. http://www.ons.gov.uk/ons/publications/all-releases.html?definition=tcm%3A77-27475.
10. Data were provided by ISD Scotland on request, March 2013. Similar data can be found here. http://gro-scotland.gov.uk/statistics/theme/vital-events/general/ref-tables/index.html.
11. Data were provided by the Northern Ireland Cancer Registry on request, May 2013. Similar data can be found here. http://www.nisra.gov.uk/demography/default.asp22.htm.
12. Kingsmore D, Ssemwogerere A, Hole D, et al. Specialisation and breast cancer survival in the screening era. Br J Cancer. 2003;88(11):1708–12.
13. Lifetime risk was calculated using 2010 data for females and 2008-2010 data for males by the Statistical Information Team at Cancer Research UK, 2012. www.cancerresearchuk.org/cancer.../cancerstats/.../uk-breast-cancer-incidence-statistics.
14. UK National Screening Committee. UK Screening

Portal: Breast screening across the UK. Accessed Oct 2012.

15. Collaborative group on hormonal factors in breast cancer. Familial breast cancer: collaborative reanalysis of individual data from 52 epidemiological studies including 58,209 women with breast cancer and 101,986 without the disease. Lancet. 2001;358: 1389–99.

16. Pharoah PD, Day NE, Duffy S, et al. Family history and the risk of breast cancer: a systematic review and meta-analysis. Int J Cancer. 1997;71:800–9.

17. Ford D, Easton DF, Stratton M, et al. Genetic heterogeneity and penetrance analysis of the BRCA1 and BRCA2 genes in breast cancer families. The Breast Cancer Linkage Consortium. Am J Hum Genet. 1998;62(3):676–89.

18. Antoniou A, Pharoah PD, Narod S, et al. Average risks of breast and ovarian cancer associated with BRCA1 or BRCA2 mutations detected in case Series unselected for family history: a combined analysis of 22 studies. Am J Hum Genet. 2003;72(5): 1117–30.

19. Turnbull C, Rahman N. Genetic predisposition to breast cancer: past, present, and future. Annu Rev Genomics Hum Genet. 2008;9:321–45.

20. Volk N, Pompe-Kim V. Second primary cancers in breast cancer patients in Slovenia. Cancer Causes Control. 1997;8:764–70.

21. Levi F, Randimbison L, Te VC, et al. Cancer risk after radiotherapy for breast cancer. Br J Cancer. 2006;95:390.

22. Soerjomataram I, Louwman WJ, Lemmens VA, et al. Risks of second primary breast cancer and urogenital cancer following female breast cancer in the south of The Netherlands, 1972-2001. Eur J cancer. 2005;41: 2331–7.

23. Kurian AW, McClure LA, John EM, et al. Second primary breast cancer occurrence according to hormone receptor status. J Natl Cancer Inst. 2009;101(15): 1058–65.

24. Rubino C, Arriagada R, Delaloge S, et al. Relation of risk of contralateral breast cancer to the interval since the first primary tumour. Br J Cancer. 2010;102(1): 213–9.

25. Oza AM, Boyd NF. Mammographic parenchymal patterns: a marker of breast cancer risk. Epidemiol Rev. 1993;15:196–208.

26. Tamimi RM, Byrne C, Colditz GA, et al. Endogenous hormone levels, mammographic density, and subsequent risk of breast cancer in postmenopausal women. J Natl Cancer Inst. 2007;99:1178–87.

27. McCormack VA, dos Santos Silva I. Breast density and parenchymal patterns as markers of breast cancer risk: a meta-analysis. Cancer Epidemiol Biomarkers Prev. 2006;15:1159–69.

28. Boyd NF, Guo H, Martin LJ, et al. Mammographic density and the risk and detection of breast cancer. N Engl J Med. 2007;356(3):227–36.

29. Bertrand KA, Tamimi RM, Scott CG, et al. Mammographic density and risk of breast cancer by age and tumor characteristics. Breast Cancer Res. 2013;15(6):R104.

30. Varghese JS, Smith PL, Folkerd E, et al. The heritability of mammographic breast density and circulating sex-hormone levels: two independent breast cancer risk factors. Cancer Epidemiol Biomarkers Prev. 2012;21(12):2167–75.

31. Beral V, Million Women Study Collaborators. Breast cancer and hormone-replacement therapy in the Million Women Study. Lancet. 2003;362(9382): 419–27.

32. Hery C, Ferlay J, Boniol M, Autier P. Changes in breast cancer incidence and mortality in middle-aged and elderly women in 28 countries with Caucasian majority populations. Ann Oncol. 2008;19(5): 1009–18.

33. Hery C, Ferlay J, Boniol M, Autier P. Quantification of changes in breast cancer incidence and mortality since 1990 in 35 countries with Caucasian-majority populations. Ann Oncol. 2008;19:1187–94.

34. Leung GM, Thach TQ, Lam TH, et al. Trends in breast cancer incidence in Hong Kong between 1973 and 1999: an age-period-cohort analysis. Br J Cancer. 2002;87:982–8.

35. Nagata C, Kawakami N, Shimzu H. Trends in the incidence rate and risk factors for breast cancer in Japan. Breast Cancer Res Treat. 1997;44:75–82.

36. Ziegler RG, Hoover RN, Pike MC, et al. Migration patterns and breast cancer risk in Asian-American women. J Natl Cancer Inst. 1993;85(22):1819–27.

37. Deapen D, Liu L, Perkins C, Bernstein L, Ross RK. Rapidly rising breast cancer incidence rates among Asian-American women. Intl J Cancer. 2002;99: 747–50.

38. Levels of socio-economic deprivation affect screening uptake for breast cancer. Press release. Public Health England, 14 June 2013. https://www.gov.uk/government/organisations/public-health-england.

39. Khan H, Meraj S, Wilbraham A, Cox D, Bhatt R, Yates J, Waldron J, Powell A. Review of the determinants of poor screening uptake at City, Sandwell and Walsall Breast Screening Units and the steps taken to improve attendance. Breast Cancer Res. 2013;15 Suppl 1:P43.

40. Garcia-Closas M, Brinton LA, Lissowska J, et al. Established breast cancer risk factors by clinically important tumour characteristics. Br J Cancer. 2006;360:187–95.

41. Collaborative Group on Hormonal Factors in Breast Cancer. Breast cancer and hormone replacement therapy: collaborative reanalysis of data from 51 epidemiological studies of 52,705 women with breast cancer and 108,411 women without breast cancer. Lancet. 1997;350(9084):1047–59.

42. Collaborative Group on Hormonal Factors in Breast Cancer. Breast cancer and breastfeeding: collaborative reanalysis of individual data from 47 epidemiological studies in 30 countries, including 50302 women with breast cancer and 96973 women without the disease. Lancet. 2002;360(9328):187–95.

43. Ma H, Bernstein L, Pike MC, et al. Reproductive factors and breast cancer risk according to joint estrogen and progesterone receptor status: a meta-analysis of epidemiological studies. Breast Cancer Res. 2006;8:

R43.

44. Ma H, Bernstein L, Pike MC, et al. Age at first birth, parity and risk of breast cancer: a meta-analysis of 8 studies from the Nordic countries. Int J Cancer. 1990;46(4):597–603.

45. Collaborative Group on Hormonal Factors in Breast Cancer. Breast cancer and hormonal contraceptives: collaborative reanalysis of individual data on 53 297 women with breast cancer and 100 239 women without breast cancer from 54 epidemiological studies. Lancet. 1996;347:1713–27.

46. Beral V. Breast cancer and hormone-replacement therapy in the Million Women Study. The Lancet. 2003;362(9382):419–27.

47. Kerlikowske K, Molinaro A, Cha I, et al. Characteristics associated with recurrence among women with ductal carcinoma in situ treated by lumpectomy. J Natl Cancer Inst. 2003;95:1692–702.

48. Robinson D, Holmberg L, Møller H. The occurrence of invasive cancers following a diagnosis of breast carcinoma in situ. Br J Cancer. 2008;99(4):611–5.

49. John EM, Phipps AI, Knight JA, et al. Medical radiation exposure and breast cancer risk: findings from the Breast Cancer Family Registry. Int J Cancer. 2007;121: 386–94.

50. Alm El-Din MA, Hughes KS, Finkelstein DM, et al. Breast cancer after treatments of Hodgkin's lymphoma: risk factors that really matter. Int J Radiat Oncol Biol Phys. 2008;72(5):1291–7.

51. Grantzau T, Mellemkjær L, Overgaard J. Second primary cancers after adjuvant radiotherapy in early breast cancer patients: A national population based study under the Danish Breast Cancer Cooperative Group (DBCG). Radiother Oncol. 2013;106(1): 42–9.

52. Ryste Hauge IH, Pedersen K, Hole EO, Hofvind S. The risk of radiation-induced breast cancers due to biennial mammographic screening in women aged 50–69 years is minimal. Acta Radiol. 2013.

53. Key TJ, Appleby PN, Reeves GK, et al. Body mass index, serum sex hormones, and breast cancer risk in postmenopausal women. J Natl Cancer Inst. 2003 Aug 20;95(16):1218–26.

54. Parkin DM, Boyd L. Cancers attributable to overweight and obesity in the UK in 2010. Br J Cancer. 2011;105(S2):S34–7.

55. Monninkhof EM, Elias SG, Vlems FA. Physical activity and breast cancer: a systematic review. Epidemiology. 2007;18(1):137–57.

56. Kobayashi LC, Janssen I, Richardson H, et al. A case-control study of lifetime light intensity physical activity and breast cancer risk. Cancer Causes Control. 2013.

57. Chan MF, Dowsett M, Folkerd E, et al. Usual physical activity and endogenous sex hormones in postmenopausal women: the European prospective investigation into cancer-norfolk population study. Cancer Epidemiol Biomarkers Prev. 2007;16:900–5.

58. Baan R, Straif K, Grosse Y, et al. Carcinogenicity of alcoholic beverages. Lancet Oncol. 2007;8: 292–3.

59. Aune D, Chan DS, Greenwood DC, et al. Dietary fiber and breast cancer risk: a systematic review and meta-analysis of prospective studies. Ann Oncol. 2012;23(6): 1394–402.

60. Aune D, Chan DS, Vieira AR, et al. Fruits, vegetables and breast cancer risk: a systematic review and meta-analysis of prospective studies. Breast Cancer Res Treat. 2012;134(2):479–93.

61. Boyd NF, Stone J, Vogt KN, et al. Dietary fat and breast cancer risk revisited: a meta-analysis of the published literature. Br J Cancer. 2003;89(9): 1672–85.

62. Thiebaut AC, Kipnis V, Chang SC. Dietary fat and post menopausal breast cancer in the National Institutes of Health -AARP Diet and Health Study Cohort. J Natl Cancer Inst. 2007;99:451–62.

63. Bingham SA, Luben R, Welch A, et al. Are imprecise methods obscuring a relation between fat and breast cancer? Lancet. 2003;362:212–4.

64. Luo J, Margolis KL, Wactawski-Wende J, et al. Association of active and passive smoking with risk of breast cancer among postmenopausal women: a prospective cohort study. BMJ. 2011;342:d1016.

65. Xue F, Willett WC, Rosner BA, et al. Cigarette smoking and the incidence of breast cancer. Arch Intern Med. 2011;171(2):125–33.

66. Cogliano VJ, Baan R, Straif K, et al. Preventable exposures associated with human cancers. JNCI. 2012;103(24):1827–39.

67. Pirie K, Beral V, Peto R, et al. Passive smoking and breast cancer in never smokers: prospective study and meta-analysis. Int J Epidemiol. 2008;37:1069–79.

68. Megdal SP, Kroenke CH, Laden F, et al. Nightwork and breast cancer risk: a systematic review and meta-analysis. Eur J Cancer. 2005;41:2023–32.

69. Kakizaki M, Kuriyami S, Sone T, et al. Sleep duration and breast cancer: the Ohsaki Cohort study. Br J Cancer. 2008;99:1502–5.

70. Verkasalo PK, Liliberg K, Stevens RG, et al. Sleep duration and breast cancer: a prospective cohort study. Cancer Res. 2005;65:9595–600.

71. Takkouche B, Regueira-Mendez C, Etminan M. Breast cancer and use of nonsteroidal anti-inflammatory drugs: a meta-analysis. J Natl Cancer Inst. 2008;100:1439–47.

72. Mangiapane S, Biettner M, Schlattman P. Aspirin use and breast cancer risk: a meta-analysis and meta-regression of observational studies from 2001 to 2005. Pharmacoepidemiol Drug Saf. 2008;17: 115–24.

73. Gonzalez-Perez A, Gaarcia Rodriguez LA, Lopez-Ridaura R. Effects of non-steroidal anti-inflammatory drugs on cancer sites other than the colon and rectum: a meta-analysis. BMC Cancer. 2003;3:28.

74. Khuder SA, Mutgi AB. Breast cancer and NSAID use: a meta-analysis. Br J Cancer. 2001;84:1188–92.

75. Hudson AG, Gierach GL, Modugno F, et al. Nonsteroidal anti-inflammatory drug use and serum total estradiol in postmenopausal women. Cancer Epidemiol Biomarkers Prev. 2008;17:680–7.

76. Gates MA, Tworoger SS, Eliassen AH, et al. Analgesic

use and sex steroid hormone concentrations in post-menopausal women. Cancer Epidemiol Biomarkers Prev. 2010;19(4):1033–41.

77. Largent JA, Bernstein L, Horn-Ross PL, et al. Hypertension, antihypertensive medication use, and breast cancer risk in the California Teachers Study cohort. Cancer Causes Control. 2010;21(10): 1615–24.

78. Titus-Ernstoff L, Hatch EE, Hoover RN, et al. Long-term cancer risk in women given diethylstilbestrol (DES) during pregnancy. Br J Cancer. 2001;84(1): 126–33.

79. Shu X, Ji J, Li X, et al. Cancer risk in patients hospitalised for Graves' disease: a population-based cohort study in Sweden. Br J Cancer. 2010;102(9):1397–9.

80. De Bruijn KM, Arends LR, Hansen BE, et al. Systematic review and meta-analysis of the association between diabetes mellitus and incidence and mortality in breast and colorectal cancer. Br J Surg. 2013;100(11):1421–9.

81. Boyle P, Boniol M, Koechlin A, et al. Diabetes and breast cancer risk: a meta-analysis. Br J Cancer. 2012;107(9):1608–17.

82. Monami M, Dicembrini I, Mannucci E. Thiazolidinediones and cancer: results of a meta-analysis of randomized clinical trials. Acta Diabetol. 2013.

83. Colmers IN, Bowker SL, Johnson JA. Thiazolidinedione use and cancer incidence in type 2 diabetes: a systematic review and meta-analysis. Diabetes Metab. 2012;38(6):475–84.

84. Col NF, Ochs L, Springmann V, et al. Metformin and breast cancer risk: a meta-analysis and critical literature review. Breast Cancer Res Treat. 2012;135(3):639–46.

85. Zhang P, Li H, Tan X, et al. Association of metformin use with cancer incidence and mortality: a meta-analysis. Cancer Epidemiol. 2013;37(3):207–18.

86. Starup-Linde J, Karlstad O, Eriksen SA, et al. CARING (CAncer Risk and INsulin analoGues): the Association of Diabetes Mellitus and Cancer Risk with Focus on Possible Determinants- a Systematic Review and a Meta-Analysis. Curr Drug Saf. 2013; 8(5):296–332.

87. D'Orsi CJ, Sickles EA, Mendelson EB, Morris EA. Breast Imaging Reporting and Data System (BI-RADS). 5th ed. Reston, VA: American College of Radiology, 2013.

第 **4** 章

其他乳腺疾病

Lisa Hackney, Susan Williams

乳腺癌不是乳腺 X 线摄影检查中的唯一发现。还有多种其他病理表现,从良性病变到继发乳腺癌的重要风险因素。本章论述其中一些比较常见的疾病。

囊肿

当终末导管小叶单位内有液体聚集时,便会形成乳腺囊肿。囊肿扩张会形成卵圆形或圆形结构,在乳腺 X 线摄影图像上可清晰显示,显示的清晰程度取决于病变大小。囊肿常见于 30~40 岁绝经前女性,很少出现在绝经后,但是应用 HRT 的女性可能持续或反复出现[1]。囊肿可以是单侧的,但通常是双侧的,也可多发。根据大小对其进行分类:微囊肿直径<3mm、巨囊肿直径>3mm。

单纯性囊肿是良性的,不需要任何的治疗或进一步诊断检查,除非出现疼痛需要引流缓解。复合囊肿则需要针吸活检或者针芯穿刺活检,以排除囊内病变[2](图 4.1)。

纤维腺瘤

纤维腺瘤是良性纤维上皮性肿瘤,常见于青春期女孩和年轻女性[3]。纤维腺瘤通常为表面光滑、活动度较好的坚实肿块,但也可能难以触及,通过乳腺 X 线摄影检查才能发现。有多发性纤维腺瘤的个体也很常见。

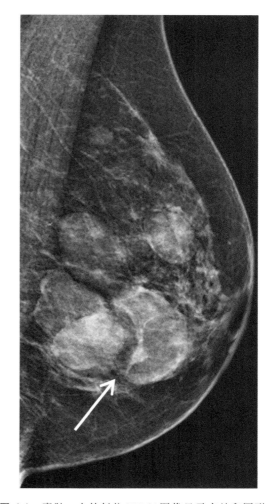

图 4.1 囊肿。内外斜位(MLO)图像显示多处卵圆形或分叶状病灶(箭)。在病灶中可见实质性结构,呈卵圆形和半环形低密度,提示为良性病变,但需行超声检查以鉴别囊肿与实质性病变。

在乳腺 X 线摄影检查中,纤维腺瘤呈轮廓清晰的卵圆形或分叶状肿块(图 4.2)。随着时间推移,这些肿块可能发生钙化,并发展成为典型的爆米花样结构(图 4.3 和图 4.4)。典型的良性钙化纤维腺瘤不需要行进一步检查。如纤维腺瘤无钙化,则需行超声检查以观察病变的特征,也可行组织取样(针吸活检),但需要考虑患者的年龄。

还有一些特殊的纤维腺瘤,包括泌乳腺瘤、管状腺瘤和青少年纤维腺瘤。青春期女孩和年轻女性的腺瘤肿块有时会长得巨大,称为青少年巨型纤维腺瘤。

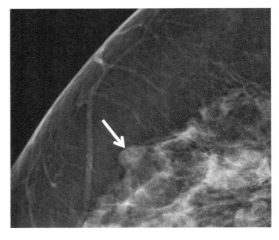

图 4.2　纤维腺瘤。头尾位(CC)图像显示在右侧乳腺外侧有 1 个轮廓清晰的病灶(箭)。

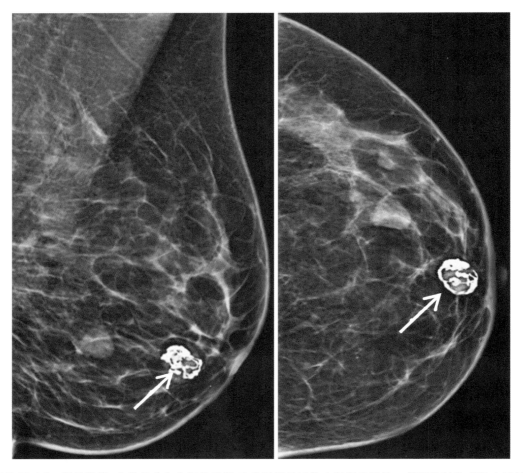

图 4.3 和图 4.4　纤维腺瘤:内外斜位和头尾位乳腺 X 线图像显示数个局限性肿块。前面的肿块(箭)中可见不均匀的"爆米花"样钙化,为典型的纤维腺瘤。

乳腺叶状肿瘤

叶状肿瘤也是乳腺的纤维上皮性肿瘤,与纤维腺瘤有些相似,但相对少见,占所有乳腺肿瘤不到 1%[4]。叶状肿瘤通常发生于 40~60 岁的女性。临床上常表现为快速生长的肿块。

在乳腺 X 线摄影图像上,大部分分叶状肿瘤呈圆形、卵圆形或分叶状巨大肿块[5](图 4.5)。

叶状肿瘤分为良性(未钙化)、恶性(钙化)和交界性。良性叶状肿瘤切除时要确保组织学边界清晰,因为切除后肿瘤可能出现局部复发。

交界性或恶性肿瘤,以及巨大的叶状肿瘤被认为是局部复发的显著风险因素。对于这些病变,辅助治疗未被证实有效[6],可以考虑行乳腺切除术和即刻乳房重建术。

血管瘤

乳腺血管瘤是良性的血管肿瘤,根据血管大小分为两类（毛细血管型和空腔血管型)[7]。

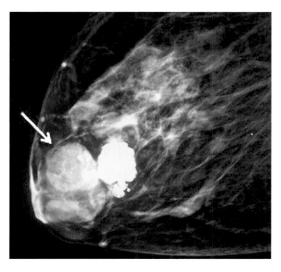

图 4.5　叶状肿瘤。内外侧斜位图像显示不均匀的致密乳腺,在右侧乳晕后有 1 个圆形肿块,直径 5cm,边界清晰(箭)。

临床表现为可触及的肿块,但通常是在乳腺 X 线摄影筛查中偶然发现的。

血管瘤表现为位于乳腺浅表组织中轮廓清晰的卵圆形或叶状肿块(图 4.6 和图 4.7),仅依据乳腺 X 线摄影很难与纤维腺瘤鉴别。

男性乳房发育症

男性乳房发育症是最常见的良性男性乳腺病变,青春期和 50 岁以上是其发病高峰。导管和间质的增殖导致乳腺扩大。其产生有一系列影响因素,包括内生激素的失衡、系统性疾病、诱发肿瘤的激素、肥胖和某些药物作用。男性乳房发育症通常表现为质地坚硬、可触及的乳晕下肿块,可有触疼,可为单侧或双侧。

在乳腺 X 线摄影图像上,男性乳房发育症有 3 个典型特征[8]:结节形、树状、弥漫分布。

早期红润阶段(结节状),会出现短期持续症状,乳腺 X 线摄影发现乳晕下有巨大、轮廓模糊的高密度灶时可以确诊(图 4.8)。

当症状持续更长时间后,可以观察到树状生长的类型,在乳腺 X 线摄影图像中表现为乳晕下更小的树状高密度灶(图 4.9)。

第 3 种类型为弥漫分布的男性乳房发育症,常与雌激素量有关。在乳腺 X 线摄影图像上,其与不均匀密度的女性乳腺相似(图 4.10)。

与男性乳房发育症相似,男性假性乳腺发育与单纯的脂肪增多有关,但无腺体组织(图 4.11)。

神经鞘瘤

大部分乳腺早期肿瘤起源于上皮。乳腺非上皮性肿瘤罕见[9]。神经鞘瘤(图 4.12)来自周围神经鞘的"施万"细胞,也被称为神经鞘瘤或者周围神经鞘瘤。

由于一些未知因素,施万细胞偶尔也可长成瘤样,成为良性肿瘤。当然,个别病例也有可能发展成恶性细胞特征[10]。

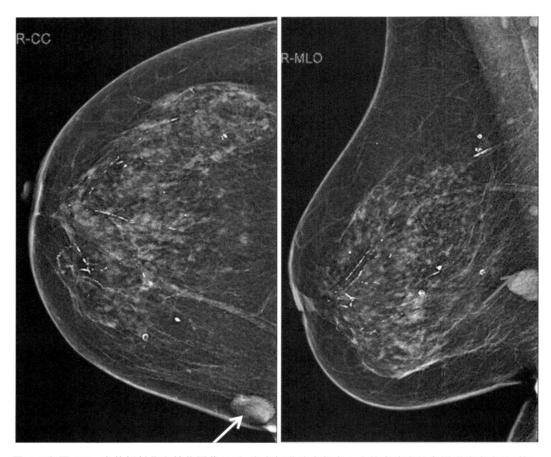

图 4.6 和图 4.7　内外侧斜位和轴位图像显示,在右侧乳腺内部有 1 个轮廓清晰的卵圆形浅表病灶(箭)。

错构瘤

乳腺错构瘤是乳腺良性疾病,是由结缔组织周围微小空间内纤维、腺体、脂肪组织增殖所致[12]。

病灶大小不一,表现为无痛性肿块,单侧乳腺扩大,但无可触及的肿块,也可能无临床症状,只是在乳腺 X 线摄影中偶尔发现。

多发性错构瘤与 Cowden 综合征(一种罕见的常染色体显性遗传性疾病)相关,其会增加乳腺癌发病风险[13]。

在乳腺 X 线摄影中,典型的错构瘤表现为边界清晰的圆形或卵圆形肿块,由脂肪和软组织构成(两者都是射线可穿透且密集分布)。有时呈"乳腺中乳腺"的形态[14](图 4.13 和图 4.14)。

脂肪瘤

脂肪瘤是由脂肪构成的良性病变。乳腺脂肪瘤通常表现为大小不等、无痛、柔软、活动度好的肿块(直径<1cm 至>6cm)[15]。

在乳腺 X 线摄影中,脂肪瘤是射线可穿透的肿块(图 4.15 和图 4.16),而且在较密实的乳腺中更易于发现。

假血管瘤样间质增生

假血管瘤样间质增生(PASH)是一种不常见的良性病变,为乳腺组织内间质(间充质)过度生长[16]。

PASH 常见于绝经前女性,但可能是在乳

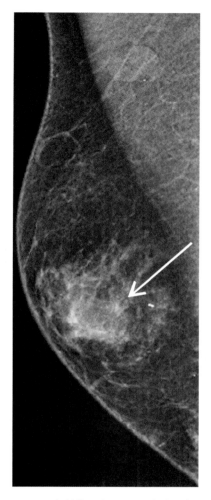

图 4.8　急性期旺炽型男性乳腺发育。

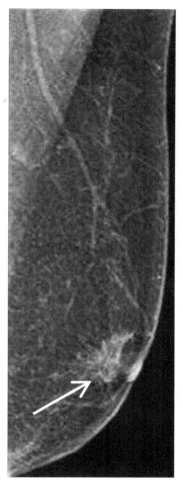

图 4.9　慢性期树突状男性乳腺发育。

腺活检中偶然发现。若形成肿块样病变,通常表现为单发致密肿块，边界清晰且易于触及。病灶大小差异较大， 其直径范围为 1~12cm。PASH 不是恶性肿瘤也不是癌前病变[16]。

PASH 在乳腺 X 线摄影中大多表现为边界清晰的肿块,但是也有研究报道其形态各异[17]。

积乳囊肿

积乳囊肿是乳腺良性病变,通常发生于哺乳期女性,更常见于哺乳终止时[18],是由于乳汁在输乳管中阻塞和浓缩所致。

积乳囊肿含有不同比例的水、蛋白质、脂肪和乳糖,在乳腺 X 线摄影中表现不同[19]。因此,积乳囊肿可透过 X 线,表现为脂肪/液平或混杂密度。

积乳囊肿的典型表现为无痛性乳腺肿块,可为单侧单发,但多发和双侧结节也有报道。

大多数病例会自愈,但如果不能确诊,可以进行穿刺活检,会抽吸出不同黏性的牛奶般的液体,反映了液体积聚的时间长短。

血肿

血肿通常是由直接外伤、手术或活检导致的血液聚集,但在应用抗凝血剂的患者中也可

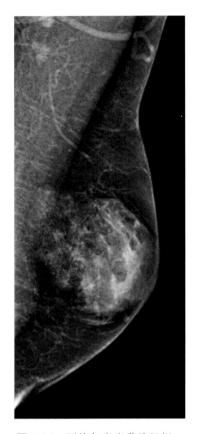

图 4.10 不均匀密度乳腺组织。

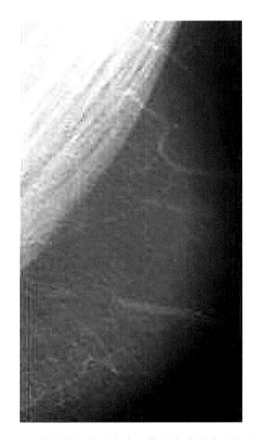

图 4.11 男性假性乳腺发育，特征为乳腺皮下脂肪堆积，而无肿块或腺体生成。

自发形成。为避免误诊为乳腺恶性肿瘤，必须进行临床相关检查。

血肿形成的时期不同，其在乳腺 X 线摄影图像上的征象也不同；最常见的是腺体密度弥漫性增高区[20]。若范围更局限，也可见到轮廓相对清晰的肿块(图 4.17)。

大多数血肿在 2~4 周内会消失，不需要进一步的处理。还有些血肿可能会液化，转变为血清肿或随着时间的推移演变为脂肪坏死。

乳头状瘤

导管内乳头状瘤是一种在乳腺导管内生长的良性肿瘤，是腺体组织、纤维组织和血管的疣状生长。

导管内乳头状瘤分为两类。中央型乳头状瘤通常是位于乳晕区大导管内的单发病灶。其为可触及的小肿块，而且常伴有透明或血性乳头溢液。外周型乳头状瘤常为多发性，位于较小的导管内。

乳头状瘤在乳腺 X 线摄影图像上常无异常表现，尤其是较小的乳头状瘤。当影像表现异常时，则可能是局限性乳晕后肿块，或单发扩张的乳腺导管[21](图 4.18)。

乳头状瘤是不均匀性病变，有不同的病理特征，因此需要大量核心样本（真空辅助活检），或需要外科手术切除来排除异物。

多发性乳头状瘤是导管细胞异常快速生长，常与增生、异型性、乳腺导管内原位癌、硬化性腺病和放射瘢痕有关[22]。在乳腺 X 线图像上，多发性乳头状瘤形态多变、轮廓清晰，可伴或不伴钙化、微钙化灶、簇状结节和不均匀密度的肿块。

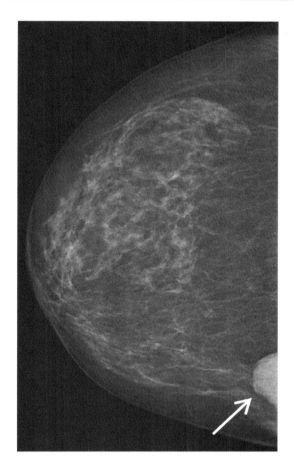

图 4.12　在乳腺 X 线摄影图像中，神经鞘瘤大多表现为边界不清的圆形或卵圆形高密度灶[11]。轴位图像显示，在右侧乳腺内部有一个前缘轮廓清晰的致密肿块（箭）。由于其位于乳腺的内后侧，只显示了病变的一部分。

淀粉样瘤

　　淀粉样瘤是人体不同部位的蛋白质的异常沉积（称为淀粉样变）。乳腺淀粉样变罕见，可能是全身性病变的一部分，也可能局限于乳腺[23]（图 4.19）。典型的临床表现是单侧、无痛、单发乳腺肿块，可能伴有微钙化。

乳腺炎/脓肿

　　乳腺炎是指乳腺组织炎症。乳腺炎早期的典型症状是局部疼痛、红肿且表面温度快速升高。

产褥期乳腺炎

　　产褥期乳腺炎是指妊娠期间、哺乳或停止哺乳时发生的乳腺炎症，是乳汁阻塞乳腺导管或乳汁过量所致[19]。

非产褥期乳腺炎

　　非产褥期乳腺炎是与妊娠和哺乳无关的乳腺炎症。患糖尿病、慢性病或免疫系统受损的女性更易患乳腺炎[24]。

　　乳腺炎晚期可出现全身症状并形成脓肿（脓灶）。

　　脓肿可经抗生素治疗、抽吸和冲洗脓灶引流控制。有些患者则需要切开和外科引流。

　　对于非产褥期乳腺脓肿，乳腺 X 线摄影作用不大，但有时可以用来排除恶性的可能，而妊娠期脓肿对治疗不敏感。炎性乳腺癌的症状与乳腺炎相似，且疾病进展较快。

　　脓肿在乳腺 X 线摄影图像上无特异性表现，但可见：

- 皮肤增厚；
- 密度不均匀（图 4.20），或局灶性肿块。

乳腺转移

　　乳腺转移罕见。转移性乳腺病变最常见的源发部位是对侧乳腺，但也可由以下疾病引起：淋巴瘤/白血病、黑色素瘤、肉瘤、前列腺癌、肺癌、胃癌、卵巢癌和肾细胞癌[25]。

　　乳腺转移病灶常呈圆形，边界清晰，位于皮下脂肪，常为多个和（或）双侧。

乳腺淋巴瘤

　　乳腺淋巴瘤由淋巴组织和乳腺组织组成。它们可能是原发性或继发性病灶，但两者均不常见[26]。

　　乳腺淋巴瘤表现为可触及的肿块，或乳腺弥漫性增厚伴腋窝淋巴结增大。

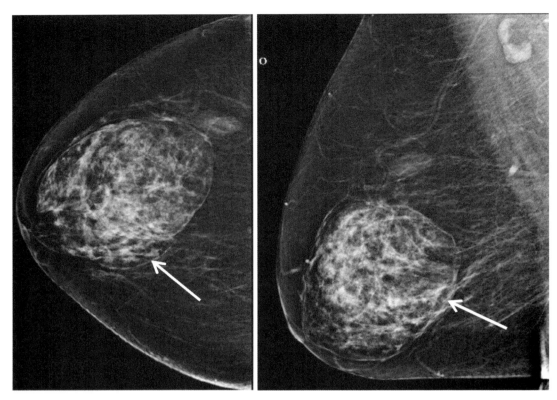

图 4.13 和图 4.14 错构瘤。在乳腺 X 线摄影图像上，错构瘤有典型的表现。含有透光区域的病灶（箭）包含大量不同的脂肪、纤维和腺瘤样成分。

乳腺淋巴瘤的乳腺 X 线摄影表现多样，但典型表现为实质密度的弥漫性增加（图 4.21）。

乳腺肉瘤

乳腺肉瘤是一种罕见的来源于结缔组织的非上皮源性肿瘤。可以是原发性病灶，偶尔继发于放射治疗（与治疗相关）；或继发于其他恶性肿瘤治疗后，出现乳腺或手臂淋巴源性水肿并发症时[27]。

导管扩张症

导管扩张是一种退化性病变，其特征为导管扩张和慢性炎症引起的导管内细胞碎片。导管内细胞碎片和分泌物的浓缩可引起导管内容物钙化。分泌物常引起周围组织的刺激性反应，导致腺管周围乳腺炎，甚至引发脓肿和瘘管形成，因此，导管扩张常与导管周围乳腺炎同时存在。导管扩张症常见于 50~60 岁的女性。浆细胞乳腺炎通常认为与导管扩张症同义，但其指的是此病程中更极端的形式[28]。导管扩张症常见的乳腺 X 线摄影图像特征是多种形态的钙化，包括钙化环、卵圆形或长形钙化、中心透亮的致密钙化。这些钙化较之恶性类型通常密度更高、直径更大，导管扩张症形成的钙化指向乳头[29]，如图 4.22 所示。导管扩张症的症状包括乳头溢液、乳头凹陷、非周期性乳腺疼痛和乳晕肿块，这些特征均与乳腺癌相似，是乳腺 X 线摄影普查的常见特征。

放射状瘢痕/复合硬化损伤

放射状瘢痕和复合硬化损伤具有相同的

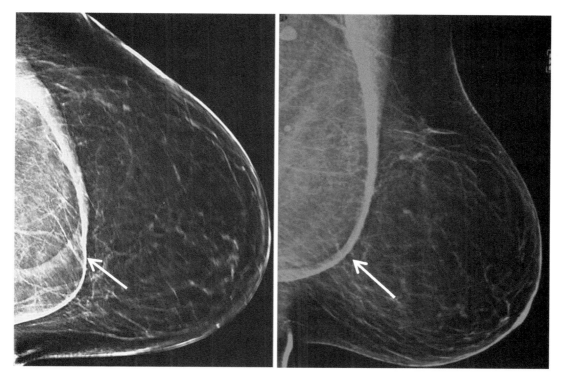

图 4.15 和图 4.16　肌肉内脂肪瘤显示为光滑可透射线的病灶,其周围由纤维组织包绕(箭)。

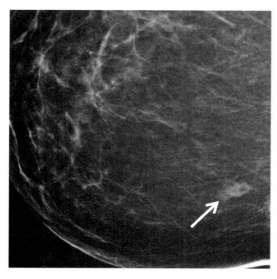

图 4.17　血肿。右侧头尾位图像显示轮廓相对清晰且密度不均匀的病灶(箭)。

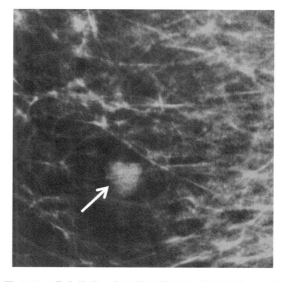

图 4.18　乳头状瘤。头尾位图像显示,乳晕下有 1 个边界清晰的单发肿块(箭)。

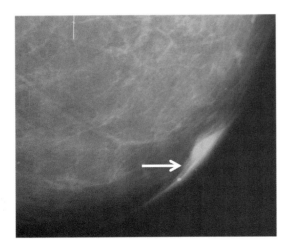

图 4.19 淀粉样瘤。1 个单侧单发、伴有微钙化的浅表乳腺肿块(箭)。

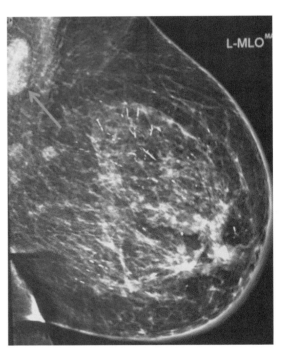

图 4.21 乳腺淋巴瘤。弥漫性增多的网状结构,伴皮肤增厚和继发于淋巴阻塞的水肿。腋窝淋巴结增大明显(箭)。

临床特征,不同之处在于其表观大小——放射状瘢痕的直径<10mm[30]。尽管放射状瘢痕具有瘢痕形成的过程,但其与外伤无关。放射状瘢痕虽然是一种良性病变,但也很重要,因其可能与乳腺导管内原位癌(DCIS)和导管癌有关[31]。放射状瘢痕在乳腺 X 线摄影图像上呈星形(图4.23),与浸润性癌类似,但在各个方向的投影形状不一。在乳腺 X 线摄影图像上,放射状瘢痕典型的特征是由多个细长的针状放射影组成的透亮的中心损伤[32]。尽管可触及[33],但更多是在筛查时偶然发现。乳腺 X 线摄影的表现亦类似于乳腺术后瘢痕。相关的临床乳腺检查、超声检查和针芯活检有助于区分放射状瘢痕与浸润性癌。

脂肪坏死

脂肪坏死是由外伤导致的一种良性病变,但大多数病例是在手术后诊断的。乳腺外伤后发生出血,血液可能渗入实质组织,导致水肿及

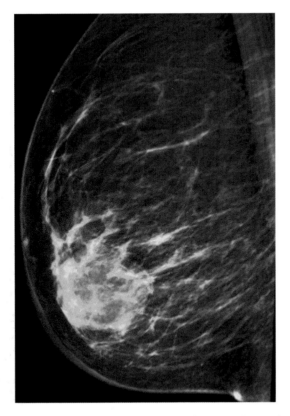

图 4.20 脓肿。右侧乳腺中央可见弥漫性不均匀的密度。

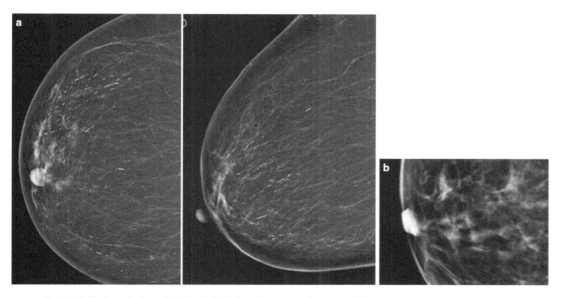

图 4.22　乳腺导管扩张。乳腺 X 线摄影图像的典型特征：(a)表现为长轴朝向乳头的粗线型杆状钙化，(b)乳晕后扩大的乳腺导管。

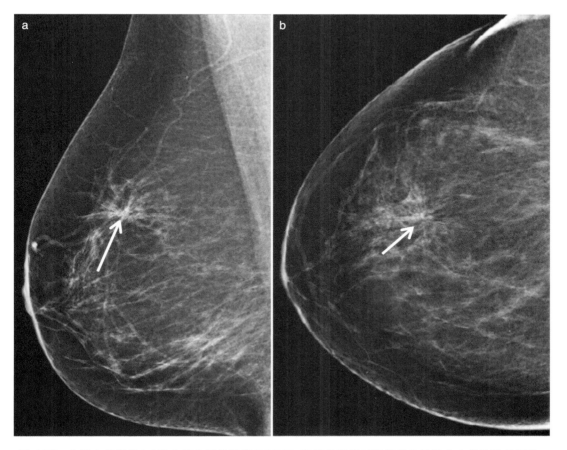

图 4.23　右侧内外斜位(a)和右侧头尾位图像(b)显示，放射状瘢痕(箭)伴发自透射中心的长针状辐射。

脂肪细胞坏死,这些脂肪细胞可产生坏死脂类物质填充细胞内空泡[34,35]。细胞的坏死和凋亡也可发生于实质组织,扩大的坏死区域导致乳腺变化,类似于一些更加恶性的病变。从乳腺X线图像上看,脂肪坏死既可表现为明显的良性,亦可出现肿块和钙化等恶性表现。最常见的乳腺X线图像显示为伴有透亮脂肪囊肿的营养不良性钙化。脂肪囊肿是一种良性病变,脂肪坏死区被可钙化的纤维组织包绕形成囊壁。在乳腺X线图像中,它通常表现为一个透亮的、脂肪密度的圆形肿块,伴或不伴囊壁钙化(图4.24a,b)。脂肪囊肿是乳腺X线图像上可以确切提示脂肪坏死的唯一征象[36]。也可见可疑的针状肿块和结构纤曲的中心区域,与恶性肿瘤类似。脂肪坏死的钙化通常位于外周,具有点状曲线的外观,像出现在乳腺实质中的透亮的"气泡"(图4.24c)。乳腺脂肪坏死可随着时间推移发生改变、退化或消散[37]。

手术瘢痕

手术部位的瘢痕组织是术后乳腺X线摄影时可观察到的良性并发症。手术瘢痕处的致密纤维组织常表现为边缘锐利的不规则肿块,常伴有周围组织的萎缩(图4.25)。因为纤曲和高密度影可在术后存留数月,因而在乳腺X线图像上很难与癌症区分,尤其是术后初次乳腺X线摄影[34]。其他的乳腺X线图像表现包括结构的纤曲和伴有散布透亮区或针状损伤的边缘欠清晰的软组织肿块,这些都可能与钙化有关。术后瘢痕的形成常与皮肤瘢痕或先前的手术部位有关,并且随着时间的推移变得固定或缩小[34]。

乳腺癌的治疗不仅包括肿瘤的切除。其他的干预措施,如放疗和腋窝手术也会对乳腺X线图像上的表现产生影响(图4.26),如广泛的组织水肿、皮肤增厚以及乳腺实质的形状和纹理的改变[38]。乳腺的术后改变会增大乳腺X线摄影诊断难度。因此,详尽的病史采集,包括成像时对患者手术部位的精确记录十分重要。

钙化

乳腺X线图像上的微钙化点是一个重要

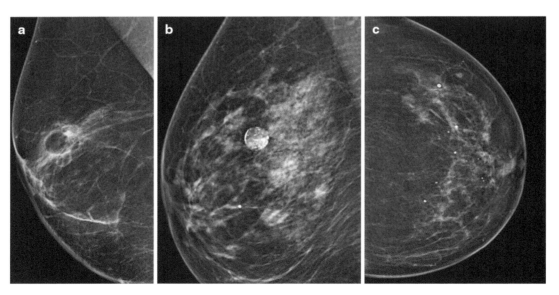

图 4.24 乳腺脂肪坏死。(a)乳腺X线图像显示典型的脂肪囊肿。(b)可透射中心的肿块外周和中央区域有粗糙钙化。(c)可透视的"气泡"。

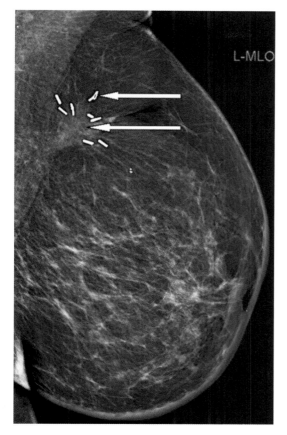

图 4.25 手术后内外侧斜位图像显示 尽管术后瘢痕也可呈针状，但中心有透亮区。外科夹也有助于将瘢痕与手术部位(箭)相联系。

发现，因其与肿瘤有关，但更常被看作是良性病程的一部分。钙化可位于乳腺小叶、导管、血管、皮肤、间质及其他乳腺病变中，钙化也可能是假象[39,40]。钙化的分布非常重要。其能够以散在(或弥漫)、簇状或线型的形式出现。钙化的数量、大小和组成亦很重要，可能是圆形或点状、颗粒状、粗糙的或爆米花样、粉末状或线型。所有的这些特征都揭示潜在的生物进程，因此有助于诊断[32,41]。

良性钙化

小叶钙化通常是光滑的、圆形的，可能为单个、松散的一组(图 4.27)，或者广泛散布于乳腺。它们常形成于微囊性扩张小叶腺泡[34]。

导管钙化形成于管腔(图 4.28)。在良性病程中，常由管腔的碎片钙化所致，所以通常比可疑的或恶性的钙化要大[34]。

乳腺的脉管钙化(图 4.29)与血管有关，最常见于伴有动脉硬化性心脏病的绝经后女性。乳腺 X 线图像上的典型表现为致密、线型、平行、纤曲或车轨状钙化，且通常不沿着导管指向乳头乳晕复合体[34]。

乳腺的皮肤钙化(图 4.30)通常形成于皮肤汗腺，随后会出现低分级毛囊炎或皮脂类物质的浓缩。这些钙化常因扩展到皮肤的小腺体而成群出现。皮肤钙化多为圆形或卵圆形，并伴有一透亮的中心。这些钙化也可形成于皮肤病变处，如痣，这类钙化在乳腺 X 线摄影图像中呈花环状图案。

钙化可能伴发于乳腺的其他良性病变，而粗糙的、爆米花样的钙化常见于消退期的纤维腺瘤(图 4.31)[14]。这类钙化常比微钙化点更加致密、更大。

"钙化"也可能是一些物品造成的伪影，如除臭剂。

良性乳腺病变

乳腺正常发育与复旧异常(ANDI)用于描述乳腺良性疾病[42]。其依据的理论是：大部分乳腺良性疾病基本上是正常发育过程中的小畸变、激素反应和乳腺退化。如纤维变性、纤维囊性变化和硬化性腺病等过程被认为是退化性病变。绝经后女性患良性乳腺疾病较为少见[43]。

乳腺局灶性纤维化是一种良性实体，由致密的胶原间质组成，内含少量腺体和血管，表现为局部区域纤维组织化。局灶性纤维化在乳腺 X 线图像上可显示为一个界限清楚的肿块、不规则肿块或局灶性不对称肿块(图 4.32)。

纤维囊性病变是一种影响乳腺终末导管小叶单位的良性病程，被认为与退化、激素改变或相关的基因异常有关。其包括大体和微观改变，通常无症状，但可表现为疼痛和结节状。其影响

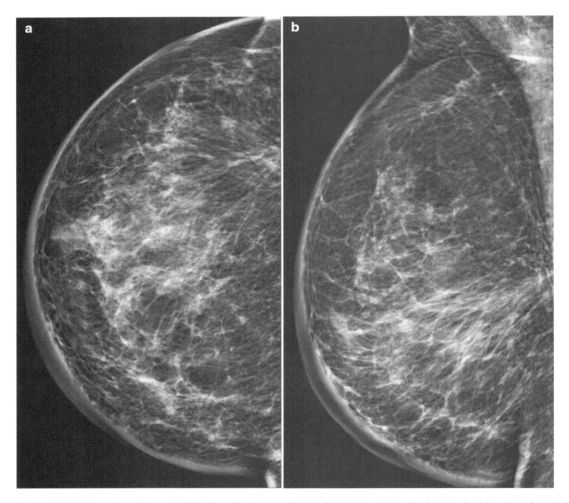

图 4.26 右侧头尾位(a)和右侧内外侧斜位图像(b)显示乳腺癌常规治疗后的变化,包括皮肤增厚、组织水肿和乳腺轮廓的纤曲。

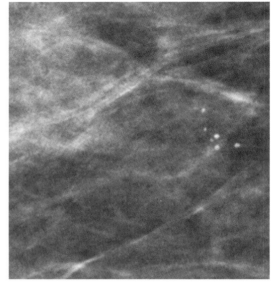

图 4.27 小叶钙化。单个钙化斑呈圆形,平滑、松散地聚集。

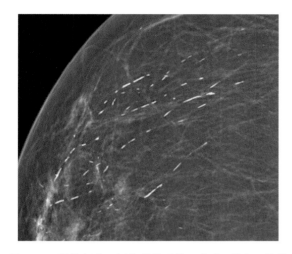

图 4.28　导管钙化。钙化是线型的且较大,形成于导管内,故而有直接指向乳头的趋势。

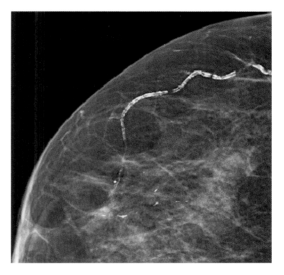

图 4.29　脉管钙化可见其沿着乳腺的血管分布, 常呈弯曲形态。

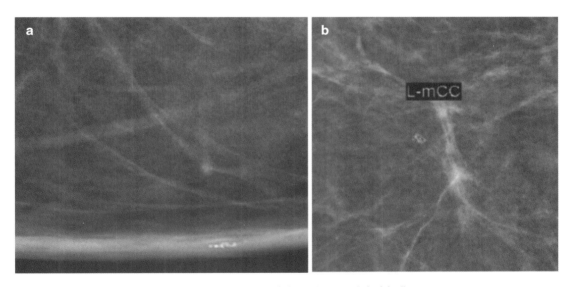

图 4.30　切线位(a)和放大视图(b)显示皮肤钙化。

20~50 岁的女性,绝经后逐渐降低。其可以是弥漫性、斑片状或局灶性,并可形成一个界限清楚或模糊的肿块,在乳腺 X 线图像上可见密度增高影(图 4.33)。其形态学改变范围较广,从良性病变到伴发癌症风险的病变。

　　硬化性腺病常为偶然发现,但可能表现为乳腺 X 线图像上的异常,如微钙化点或结构纤

曲。其更多见于较大的年龄组。它是在乳腺小叶中由其他的组织发展而来的良性疾病,可形成多个小的、稳固的、柔软的肿块、纤维组织,有时可在乳腺中形成小囊肿。常发生反复疼痛,与月经周期有关。

　　硬化性腺病常在常规乳腺 X 线图像上或随后的乳腺手术时被发现。活检常可明确诊

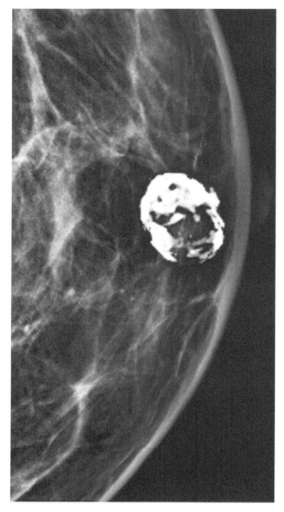

图 4.31　爆米花样钙化。非常粗糙和致密的钙化,伴发于长期存在的纤维腺瘤。

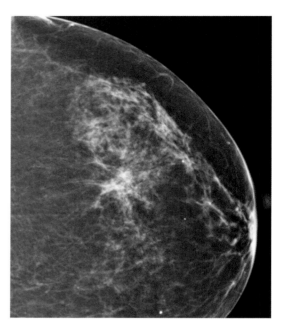

图 4.32　局部纤维化显示有一处可能结构纤曲的区域,针芯活检确认此处为纤维变性。

断,否则很难与乳腺癌相区别。

非典型性

非典型性导管和小叶增生。

有两种类型的非典型性增生,即非典型性导管增生(ADH)或非典型性小叶增生(ALH)。两者都不能显示在乳腺 X 线图像上,常于相关乳腺 X 线摄影后的针芯活检时被诊断。由于对其作用方式知之甚少,ADH 和 ALH 尚存争议,

但它们被认为是一种良恶性病变之间交界性的高危癌前病变。这些病变是否是高危组织的前体或组织学改变尚不清楚。ADH 有一些但不是全部的乳腺导管内原位癌(DCIS)的表现。ALH 与小叶原位癌(LCIS)之间的区别是,ALH 发生于非扩张小叶或较小的小叶导管内,而 LCIS 常发生于扩张的小叶内[44]。

LCIS

在乳腺小叶癌的恶变过程中,LCIS 是 ALH 的下一步发展。LCIS 没有肉眼可见的特征,常在乳腺 X 摄影时意外发现才被诊断,因此 LCIS 在一般人群中的确切发生率是未知的。典型的 LCIS 有多个中心且为双侧。其起源于终端导管小叶单位,但基底膜完整[44]。

DCIS

DCIS 是局限于导管的乳腺癌,其未突破

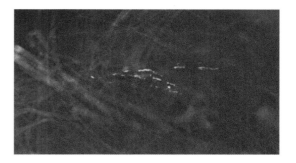

图 4.34　DCIS 在乳腺 X 线筛查图像上表现为局部钙化。该钙化以局灶性线型形成于导管内。

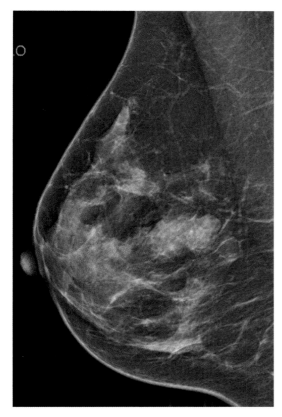

图 4.33　在纤维化的乳腺组织背景下，有多个边界清楚的肿块（囊肿）的纤维囊性乳腺变化。超声是一种确诊乳腺 X 线图像发现的有效辅助工具。

基底膜故不能转移。虽然它常在乳腺 X 线摄影下发现，但部分患者确实可能出现可扪及的乳腺或乳头异常变化。DCIS 与病变的范围有关，尽管钙化是其最常见的表现（图 4.34），但还有多种其他的乳腺 X 线摄影表现，可能为单个的肿块，或没有钙化的双侧乳腺不对称[34]。钙化可能有多种表现，但最常见的是线型或颗粒状。DCIS 有可能是浸润性导管癌的前体。

Pagets 病

　　乳头 Pagets 病通常是一种乳腺导管内原位癌，最初长于终端导管，而后由表皮内蔓延至乳头皮肤。在乳腺 X 线图像上不显示。常表现为乳头变化，包括发红、发痒或灼烧感。

（段亚妮　刘婷婷　王骏　周桔　张愉　陈井亚
李开信　高之振　陈峰　胡斌　译）

参考文献

1. Devang J, Doshi MD, March DE, Crisi GM, Coughlin BF. Complex cystic breast masses: diagnostic approach and imaging-pathologic correlation. Radiographics. 2007;27 Suppl 1:S53–64.
2. Rinaldi P, Lerardi C, Costantini M, Magno S, Giuliani M, Belli P, Bonomo L. Cystic breast lesions. Sonographic findings and clinical management. J Ultrasound Med. 2010;29(11):1617–26.
3. Chung EM, Cube R, Hall GJ, Gonzalez C, Stocker JT, Glassman LM. From the archives of the AFIP: breast masses in children and adolescents: radiologic-pathologic correlation. Radiographics. 2009;29(3): 907–31.
4. Walter HS, Esmail F, Krupa J, Ahmed SI. Phyllodes tumour of the breast: a retrospective analysis of 87 cases. Cancer Res. 2012;72(24 Suppl 3):P4-14-14.
5. Tan H, Zhang S, Liu H, et al. Imaging findings in phyllodes tumors of the breast. Eur J Radiol. 2012; 81(1):e62–9.
6. Guillot E, Couturaud B, Reyal F, Curnier A, Ravinet J, Laé M, Bollet M, Pierga JY, Salmon R, Fitoussi A, Breast Cancer Study Group of the Institut Curie. Management of phyllodes breast tumors. Breast J. 2011;17:129–37.
7. Mesurolle B, Sygal V, Lalonde L, Lisbona A, Dufresne MP, Gagnon JH, Kao E. Sonographic and mammographic appearances of breast hemangioma. Am J Roentgenol. 2008;191(1):W17–22.
8. Frazier AA. Three patterns of male gynaecomastia.

Radiographics. 2013;33(2):460.

9. Dialani V, Hines N, Wang Y, Slanetz P. Breast schwannoma. Case Rep Med. 2011;2011, 930841.

10. Yi JM, Moon EJ, Oh SJ, Lee A, Suh YJ, Baek JM, Choi SH, Jung SS. Malignant peripheral nerve sheath tumor of the breast in a patient without neurofibromatosis: a case report. J Breast Cancer. 2009;12(3):223–6.

11. Balci P, Pekcevik YT, Caferova S, Canda T, Sevinc A, Saydam S. A case of benign schwannoma of the breast: mammographic, ultrasonographic and color doppler ultrasonographic findings. Breast J. 2009;15(4):417–8.

12. Tse GMK, Law BKB, Ma TKF, Chan ABW, Pang LM, Chu WCW, Cheung HS. Hamartoma of the breast: a clinicopathological review. J Clin Pathol. 2002;55:951–4.

13. Ni Y, He X, Chen J, Moline J, Mester J, Orloff MS, Ringel MD, Eng C. Germline SDHx variants modify breast and thyroid cancer risks in Cowden and Cowden-like syndrome via FAD/NAD-dependant destabilization of p53. Hum Mol Genet. 2012;21(2):300–10.

14. Farrokh D, Hashemi J, Ansaripour E. Breast hamartoma: mammographic findings. Iran J Radiol. 2011;8(4):258–60.

15. Lanng C, Erikson BØ, Hoffmann J. Lipoma of the breast: a diagnostic dilemma. Breast. 2004;13(5):408–11.

16. Jones KN, Glazebrook KN, Reynolds C. Pseudoangiomatous stromal hyperplasia: imaging findings with pathologic and clinical correlation. Am J Roentgenol. 2010;195(4):1036–42.

17. Jesinger RA, Johnson T, Demartini S, et al. Radiology case (# 53) and image: pseudoangiomatous stromal hyperplasia. Mil Med. 2010;175(11):935–6.

18. Sabate JM, Clotet M, Torrubia S, et al. Radiologic evaluation of breast disorders related to pregnancy and lactation. Radiographics. 2007;27 Suppl 1:S101–24.

19. Son EJ, Oh KK, Kim EK. Pregnancy-associated breast disease: radiologic features and diagnostic dilemmas. Yonsei Med J. 2006;47(1):34–42.

20. Okcu ÖS, Bilgen IG, Oktay A, İzmir TR. Radiologic appearance of changes in breast after trauma, surgery and radiation therapy: a pictorial review, ECR 2012/C-2145.

21. Muttarak M, Lerttumnongtum P, Chaiwun B, Peh WCG. Spectrum of papillary lesions of the breast: clinical, imaging, and pathologic correlation. Am J Roentgenol. 2008;191(3):700–7.

22. Debnath D, Al-Okati D, Ismail W. Multiple papillomatosis of breast and patient's choice of treatment. Pathol Res Int. 2010;2010, 540590.

23. Charlot M, Seldin DC, O'hara C, et al. Localized amyloidosis of the breast: a case series. Amyloid. 2011;18:72–5.

24. Trop I, Dugas A, David J, et al. Breast abscesses: evidence-based algorithms for diagnosis, management, and follow-up. Radiographics. 2011;31(6):1683–99.

25. Klein RL, Brown AR, Gomez-Castro CM, Chambers SK, Cragun JM, Grasso-LeBeau L, Lang JE. Ovarian cancer metastatic to the breast presenting as inflammatory breast cancer: a case report and literature review. J Cancer. 2010;1:27–31.

26. Joks M, Mysliwiec K, Lewandowski K. Primary breast lymphoma – a review of the literature and report of three cases. Arch Med Sci. 2011;7(1):27–33.

27. Chugh R, Sabel MS, Feng M. Breast sarcoma: epidemiology, risk factors, clinical presentation, diagnosis, and staging. 2013. www.uptodate.com/…/breast-sarcoma-epidemiology-risk-factors-clinical-…. Accessed 26 Aug 2013.

28. Rosen PP. Rosen's breast pathology. 3rd ed. Philadelphia: Lippincott Williams & Wilkins; 2009.

29. Chinyama CN. Benign breast disease radiology-pathology-risk assessment. Berlin: Springer; 2004.

30. Patterson JA, Scott M, Anderson N, Kirk SJ. Radial scar, complex sclerosing lesion and risk of breast cancer. Analysis of 175 cases in Northern Ireland. Eur J Surg Oncol. 2004;30(10):1065–8.

31. Douglas-Jones AG, Denson JL, Cox AC, Harries IB, Stevens G. Radial scar lesions of the breast diagnosed by needle core biopsy: analysis of cases containing occult malignancy. J Clin Pathol. 2007;60(3):295–8.

32. Tabar L, Dean DB. Teaching atlas of mammography. 4th ed. New York: Thieme; 2011.

33. Wallis MG, Devakumar R, Hosie KB, James KA, Bishop HM. Complex sclerosing lesions (radial scars) of the breast can be palpable. Clin Radiol. 1993;48(5):319–20.

34. Kopans DB. Breast imaging. 3rd ed. Philadelphia: Lippincott Williams & Wilkins; 2007.

35. Jorge L, Taboada JL, Stephens TW, Krishnamurthy S, Brandt KR, Whitman GJ. The many faces of fat necrosis in the breast. Am J Roetgenol. 2009;192:815–25.

36. Harris JR, Lippman ME, Morrow M, Osborne CK. Diseases of the breast. 3rd ed. Philadelphia: Lippincott Williams & Wilkins; 2004.

37. Aqel NM, Howard A, Collier DS. Fat necrosis of the breast: a cytological and clinical study. Breast. 2001;10:342–5.

38. Dershaw DD, Shank B, Reisinger S. Mammographic findings after treatment with local excision and definitive irradiation. Radiology. 1987;164(2):455–61.

39. Muttarak M, Kongmebhol P, Sukamwang N. Breast calcification: which are malignant? Singapore Med J. 2009;50(9):907–14.

40. Nalawade YV. Evaluation of breast calcifications. Indian J Radiol Imaging. 2009;19(4):282–6.

41. Pilnik S. Common breast lesions – a photographic guide to diagnosis and treatment. Cambridge: Cambridge University Press; 2003.

42. Hughes LE, Mansel RE, Webster DJT. Benign disorders and disease of breast. 3rd ed. Philadelphia: Saunders Elsevier; 2009.

43. Osuch JR. Breast health and disease over a lifetime. Clin Obstet Gynecol. 2002;45(4):1140–61.

44. Hartmann LC, Radisky DC, Frost MH, Santen RJ, Vierkant RA, Benetti LL, Tarabishy Y, Ghosh K, Visscher DW, Degnim AC. Understanding the premalignant potential of atypical hyperplasia through its natural history: a longitudinal cohort study. Am Assoc Cancer Res. 2014;7(2):211–7.

Visscher DW, Degnim AC. Understanding the prema-lignant potential of atypical hyperplasia through its natural history: a longitudinal cohort study. Am Assoc Cancer Res. 2014;7(2):211–7.

参考书目

Chinyama CN. Benign breast disease radiology-pathology-risk assessment. Berlin: Springer; 2004.

Kopans DB. Breast imaging. 3rd ed. Philadelphia: Lippincott Williams & Wilkins; 2007.

Rosen PP. Rosen's breast pathology. 3rd ed. Philadelphia: Lippincott Williams & Wilkins; 2009.

Tabar L, Dean DB. Teaching atlas of mammography. 4th ed. New York: Thieme; 2011.

第 5 章

乳腺癌管理路径中的体征和症状

Zebby Rees, Susan E. Garnett

引言

　　大多数乳腺癌是由患者注意到其乳腺或腋窝有异常改变,于是到全科医师那就诊才发现的[1]。

临床体征和症状

　　患者可以根据下列需要进一步检查的症状去排除或确认乳腺癌[2]。

* 有离散固定的硬块,乳腺上可能出现皮肤牵引、凹陷、颜色或外形改变;
* 增大的肿块;
* 新的、分散的乳腺肿块;
* 已有的肿块上产生新的肿块;
* 持续性局部肿块,或乳腺结构上有局部变化;
* 乳腺的大小不断变化,并伴有腺瘤征象;
* 月经后持续存在不对称结节;
* 皮肤变形;
* 有乳腺癌既往史,现在又出现新的肿块,或可疑症状;
* 乳头溢液或乳头凹陷;
* 乳头湿疹或采取常规处理后无变化;
* 腋窝肿块或淋巴结肿大;
* 乳腺皮肤溃疡可能提示局部晚期乳腺癌。

　　以上所有症状都需要专科医师确诊,大多数是进行乳腺 X 线摄影和(或)超声检查的临床指征。具有较强的乳腺癌或卵巢癌家族史的患者、发现任何新的体征或症状的患者、有乳腺癌既往病史和单侧乳腺疼痛的患者都有必要进一步进行乳腺 X 线摄影检查。

　　然而,若非为了排除临床上可疑或恶性的诊断结果,不建议 35 岁以下的女性进行乳腺 X 线摄影检查。年轻女性有更高密度的乳腺组织,乳腺 X 线摄影诊断乳腺癌不太敏感[3]。超声是大多数小于 35 岁的女性以及妊娠期和哺乳期女性首选的成像方法。

乳腺癌的位置

　　有研究表明[4,5],大多数的肿瘤位于乳腺外上象限,这是乳腺的大部分腺体组织所在区域。乳腺的外下象限是另一个易患乳腺癌的腺体区域。研究发现,所有年龄段和种族的女性都是这种情况。

　　乳腺肿瘤不常见的部位是乳腺内侧象限。

　　然而,浸润性导管癌和小叶癌(在乳腺 X 线图像上常见致密的针状肿块)、钙化、纤曲和病变可以在乳腺实质内的任何部位发现[6]。乳腺任何部位出现异常,患者都不能抱有侥幸心理,都应立即到乳腺专科中心转诊确认[16]。

转诊

转诊往往是从全科医师转诊到乳腺专科。患者因为其他疾病在医院接受治疗时，可能会发现某些乳腺异常。患者也可能因乳腺感染而转诊，这些往往都是产后乳腺感染或脓肿[7]。有时这些乳腺异常是在另一种成像检查中偶然发现的，例如 CT 和 MRI 扫描。

手术患者有时是从病房转诊而来，因为术后感染或血肿需行抽吸术[8]。

三级评估

在英国，三级评估由多学科小组进行，包括临床和影像学检查，辅之以组织诊断，是英国评估潜在的乳腺癌患者症状和乳腺临床筛选的标准流程（在其他国家，乳腺评估流程可能不同）。研究显示[7,9,10]，三级评估的整体敏感性为 99.6%；多学科的"三级"评估目前被认为是评估潜在乳腺癌患者的"金标准"。

英国已组建了许多乳腺筛查单位，患者一次就诊即可以进行所有的检查（三级评估），这就是所谓的"快速通道"或"一站式"模式。三级评估包括：

- 临床乳腺检查与患者病史采集；
- 影像学/放射学评估——乳腺摄影和（或）超声检查；
- 病理评估——细针活检或细针抽吸（FNA）。

三级评估的成像应包括：

- 乳腺 X 线摄影；
- 探头适用于乳腺成像的高频超声检查。

乳腺 MRI 不包括在首次影像评估中，但其在进一步检查某些乳腺病变以及乳腺癌患者评价中有用[11]。

在大多数三级评估诊所内，乳腺成像与乳腺诊所之间有明确的联系，这将确保：

- 有效服务转诊；
- 资源的最佳利用；
- 为制订临床计划进行清晰而快速的沟通；
- 信息和检查结果的快速交换；
- 多学科小组所有成员之间的有效联络。

临床诊断、合适的成像与细针活检应在同一临床中心进行。这有助于缓解患者在等待期间的焦虑和压力[14,15,17]。

治疗组

一个多学科小组的健康保健专家团队通常包括以下人员[12]：

- 外科医师；
- 临床肿瘤学家；
- 放射学家/技师；
- 高级影像技师；
- 乳腺临床医师；
- 乳腺护理护士；
- 化疗护士；
- 组织病理学家或细胞学学家；
- 诊断技师和住院医师；
- 放射治疗技师；
- 临床研究护士。

NHS 癌症计划规定[10,13]"所有癌症患者的护理均应由一个专家小组正规复查"。它还指出，这将有助于确保"所有患者能从这些专家那得到必要的建议，从而获得高质量的护理"。

多学科团队（MDT）需要召集那些具备必要知识、技能和经验的人员，以确保高质量的诊断、治疗和护理。MDT 会议应考虑患者的整体需求，而不仅仅是癌症治疗。为了支持这一模式，MDT 必须尽可能考虑患者的观点、嗜好和环境，治疗建议应最适合患者的状况。

在 MDT 会议上，MDT 根据已有信息提供值得信赖的建议和决策。患者及其临床医师共同决定最终治疗方案。MDT 应警惕方案是否有重大改变及改变的原因，使他们能进行复查并得到学习。

MDT 首要关注的重点是患者的初期治疗。

然而,考虑到相关机构的相关指导建议会有一些额外的发现,鉴于此,由组织来决定患者是否需要和(或)如何重新考虑治疗方案。

（何星华　王骏　周桔　高之振　陈峰　胡斌
刘小艳　崔文静　吴虹桥　李开信　译）

参考文献

1. Mansel RE, Webster DJT, Sweetland HM. Benign disorders and diseases of the breast. Philadelphia: Elsevier; 2009.
2. Willet AM, Michel MJ, Lee MJR. Best practice diagnostic guidelines for patients presenting with breast symptoms. 2010. www.associationofbreastsurgery.org.uk
3. Britton PD, Forouhi P, O'Neil A, Wallis M, Sinnetamby R, Gaskarth M, Sue B, Kohn BC, Wishart GC. The sensitivity of multidisciplinary triple assessment for diagnosing breast cancer in a symptomatic clinic. J Cancer Res. 2009;69(2 Suppl 1):6009.
4. Jackson VP. Diagnostic mammography. Radiol Clin North Am. 2004;42:853–70.
5. Kwong S. Laterality, detailed site, and histology of female breast cancer, California. Breast cancer in California. 2003. Chapter 9.
6. Berg W, Birdwell R, Gombos E, Wang S, Parkinson B, Raza S, Green G, Kennedy A, Kettler M. Diagnostic imaging breast. Chapter IV.2. 122. Pub: AMIRSYS. Inc. Utah & Canada; 2006.
7. The Characteristics of an effective multidisciplinary team (MDT). National Cancer Action Team. 2010.
8. Faculty of Clinical Radiology. Guidance on screening and symptomatic breast imaging. 3rd ed. London: Faculty of Clinical Radiology; 2013. www.rcr.ac.uk
9. Wilson R, Liston J. Quality assurance guidelines for breast cancer screening radiology. 2nd ed. NHSBSP publication No: 59. Sheffield: National Health Service Cancer Screening Programme; 2011.
10. The NHS Cancer Plan. The characteristics of an effective multidisciplinary team (MDT). 2000. www.nationalarchives.gov.uk
11. CG 27. Referral for suspected cancer. Nice guidelines. National Institute for Health & Care Excellence. Pub: NICE.CG27; 2005.
12. Veronisi U, Boyle P, Goldhrrsh A, Orachia R, Viale G. Breast cancer. Lancet. 2005;365(9472): 1727–41.
13. The NHS Cancer Plan. Progress report. 2006. www.publications.parliament.uk/pa/cm200506/cmselect.
14. CG80. Early and locally advanced breast cancer guidelines. National Institute for Health and Care Excellence. Pub: NICE. CG80; 2009.
15. Barlow WE, Lehman CD, Zheng Y, Ballard R, Barbash B, Yankaskas B, Cotter G, Carney P, Geller B, Rosenburg R, Kerlikowske K, Weaver D, Taplin S. Performance of diagnostic mammography for women with signs and symptoms of breast cancer. J Natl Cancer Inst. 2002;94(15):1151–9.
16. Magnus MC, Ping M, Shen MM, Bourguois J, Magnus JH. Effectiveness of mammography screening in reducing breast cancer mortality in women aged 39–49 years: a meta-analysis. J Women's Health (Larchmt). 2011;20(6):845–52.
17. Taggart FM, Donelly PK, Dunn JA. Options for early breast cancer follow up in primary and secondary care – a systematic review. BMC Cancer. 2012;12(1):238.

第 **6** 章

疾病进展:局部和远处播散(机制)

Susan Williams

引言

正常的细胞有一个界限清晰、规律的生命周期。化学和生物机制管理着细胞的正常再生、生存和死亡(凋亡)。需要这个过程取代损伤的细胞。正常细胞彼此互通,通过特定蛋白的化学信号传递调节细胞的增殖(分裂)[1]。癌细胞对这种通讯或调节无反应,而是无限增殖。正常细胞变为癌细胞的过程比较复杂,涉及对调节正常细胞功能的基因损伤。癌症的发生需要多个持久性基因突变,通常需要很长一段时期。

基因的影响

从细胞水平看,癌症本质上是一种基因疾病。癌症是正常的基因程序被破坏的结果。涉及的调控基因有促进生长的原癌基因、肿瘤生长抑制基因以及调节细胞凋亡和参与基因修复的基因。这些基因对有助于控制细胞生长和增殖的多种蛋白质进行编码;这些基因的突变可能促进癌症发展。

- 癌基因是一种原癌基因的突变,原癌基因促进正常细胞的特化和分裂。所产生的癌基因异常高水平的表达将促使正常细胞转化为癌细胞[2];

- 肿瘤抑制基因抑制细胞的有丝分裂,通过阻碍细胞增殖调节不受控制的细胞分裂。肿瘤抑制基因失活时可以引发癌症[2];

- 肿瘤细胞是由控制细胞凋亡的基因发生突变形成的,其由外在和内在因素引发。

突变细胞

癌症的形成是一个复杂的过程,突变细胞通常无法复制单个细胞局限性损伤,其他细胞会继续分裂,但子代细胞损伤严重以致于不能分裂。然而,如果子代细胞能够分裂,突变细胞将被复制,并可能进行进一步的突变。一旦细胞变成癌细胞,其行为改变主要表现在 5 个方面:

- 细胞增殖:正常的增殖过程被破坏,导致不受控制的生长和增殖;

- 细胞通讯:癌细胞失去与其他细胞通讯的能力,无法接收告诉它们增殖或停止增殖的化学信号;

- 细胞黏附:细胞表面有细胞黏附分子,使它们与邻近的细胞粘连,并保持在适当的位置。细胞对细胞的接触是必需的,可以抑制增殖。失去黏附分子后,细胞会通过淋巴和血液循环系统扩散到人体远处;

- 细胞特化:正常细胞具有分化或发展成特定细胞的能力。癌细胞是非特化细胞,不能分化成一种特定类型的细胞;

- 细胞死亡:细胞损伤未被发现,细胞将

不会进行程序性细胞死亡。

癌症的标志

　　第一次突变分裂产生的细胞中,祖细胞将显示不恰当的增殖。不受控制的细胞变异行为将导致原发肿瘤。在细胞生理学上,根本性的变化表明恶性表型,而由此产生的癌细胞具有标志性特征。每一种癌症都有调节某些或所有这些细胞性状的基因突变。

　　● 生长模式不受生理因素调控——癌细胞对指示其行为的信号无反应;

　　● 缺乏对生长抑制信号的反应——癌细胞对指示其停止不恰当行为的信号无反应;

　　● 躲避细胞死亡——诱导细胞凋亡的正常细胞周期途径缺失;

　　● 永久存在——癌细胞不断分裂。

　　● 血管再生维持癌细胞的生长——肿瘤细胞生长需要血供;

　　● 局部和远处转移的能力——能够渗透、侵犯或远处转移;

　　● 编码途径——肿瘤细胞经历能量代谢的反复编码,标记它们在生存环境中具有优势,因为它们在局部环境中变得更富有弹性;

　　● 逃避免疫系统的能力——肿瘤可以通过使其不被发现的机制来逃避免疫系统。

肿瘤的构成

　　肿瘤由两个基本组成部分构成:

　　● 实质——由肿瘤细胞组成,决定肿瘤生物学;

　　● 支持宿主——来源于结缔组织、血供及宿主的炎性细胞所构成的非肿瘤基质。

　　实质肿瘤细胞的分化程度,与其等效的正常细胞的形态和功能相似。低分化细胞失去其正常的部分功能,且生长较快。原发肿瘤的部位将决定肿瘤的生物学特性。肿瘤可以留在始发组织内,侵入附近的组织或远处组织。大多数肿瘤开始是局部生长,局限于上皮细胞。只要肿瘤未穿透上皮细胞所在的基底膜,癌症就被称为原位癌。

　　增殖的癌细胞由间质结缔组织以及影响肿瘤的生长状态、分化和生物化学行为的血液支持,由此促进或阻碍肿瘤基因的发生[3]。肿瘤进展的两个理论包括肿瘤进展的诱因,或肿瘤细胞与周围基质的相互作用,似乎两者都可能发生。微环境是由细胞外基质和多种间质细胞(包括内皮细胞、免疫细胞、成纤维细胞、脂肪细胞)组成,是肿瘤进展的重要参与者[4]。

　　肿瘤细胞需要氧气、营养物质和废物清除。没有血液供应,肿瘤生长不能超过 1~2mm。癌细胞可以刺激血管生成,新生血管芽从原先存在的毛细血管中产生,这些异常的血管渗漏并扩张,并以任意的方式连接。血管生成是肿瘤生长和转移所必需的。

　　淋巴管形成,即新的淋巴管生成,可被病理过程诱导,如癌症。这些淋巴管会将癌细胞输送到淋巴循环系统[5]。虽然目前对该系统的血管内皮生长因子家族成员知之甚少,但这些因子在淋巴发生和血管生成中起重要作用。血管和淋巴解剖影响癌细胞转移性传播的方式。种子和土壤需要在一个合适的微环境中生长[3,5,7]。

局部浸润

　　肿瘤会产生局部效应,包括对邻近组织的压迫和移位,以便影响入侵。恶性肿瘤的生长方式往往是杂乱随机的。恶性肿瘤增大并浸润其起源处的正常组织,也可以直接扩散出该组织器官的范围,侵入邻近组织。

　　在分子水平上,持续突变导致肿瘤异质性,生成具有不同特点的亚克隆。因此,虽然癌症起源是单克隆的,但临床检测时,它们可以是极度异构。在肿瘤进展中,肿瘤细胞服从于过程选择,以便为生存选择更具弹性的亚克隆。遗传进化和选择过程,使肿瘤变得更具侵袭性,并获得更大的恶性潜能——肿瘤进展。

转移

　　转移即恶性细胞从一个部位迁移到另一个部位。在组织学上，转移病变类似于原发肿瘤。肿瘤扩散是一个复杂的过程，涉及一系列连续步骤，在任何阶段均可由宿主或肿瘤相关因素中断。图 6.1 显示肿瘤转移的过程。

　　细胞之间的黏附性不足，有利于肿瘤细胞的松动，使它们能够远离肿瘤体。肿瘤细胞分泌的酶导致基底膜和间质结缔组织之间局部降解。基底膜断裂是肿瘤细胞侵袭的第一步。肿瘤细胞黏附于细胞外基质蛋白，引起基质修饰，促进侵袭和转移，使肿瘤细胞进入循环系统。肿瘤细胞在向远处转移侵入器官方面效率很低，速度很慢，在很长时间内大多数肿瘤细胞均以微量转移播散，而不被免疫系统发现。

　　肿瘤细胞的分泌物参与黏附到血管内皮细胞，接着向外穿过基底膜进入实质性器官，这样的机制类似于侵入。

　　渗漏部位及转移的器官分布可由原发肿瘤及血管或淋巴引流位置来预测。它们遇到的

第一个可能是毛细血管床。其他影响可能涉及肿瘤细胞黏附分子的表达，其配体的表达优先于靶器官的血管内皮细胞。它们也受到直接活动蛋白质的表达影响。一旦癌细胞到达目标部位，肿瘤细胞一定能继续增长。肿瘤细胞似乎可以分泌细胞因子、生长因子和蛋白酶，作用于入侵部位的间质细胞，使其能在该处生存。

　　肿瘤细胞伴随着丰富的淋巴网在组织中出现，如乳腺癌常沿这一路线发生转移。浸润性肿瘤穿透淋巴管比血管更容易。淋巴的形成发生在微观水平上。血液循环与人体组织之间进行体液和分子交换，毛细血管不能吸收所有体液；周围的毛细淋巴管吸收多余的体液和癌细胞。接着癌细胞渗透，并被携带至前哨淋巴结，向远处淋巴结和其他器官转移[5]。

乳腺癌

　　乳腺癌的生物学比较复杂，而且缺乏了解，使其难以预测和防治[4,6-10]。乳腺癌是一种异源基因性病变，其外观、生物学和临床表现各异。然而，癌细胞来源于小叶和导管的上皮细胞。

　　乳腺癌生成有多种方式[8]，理论上典型的

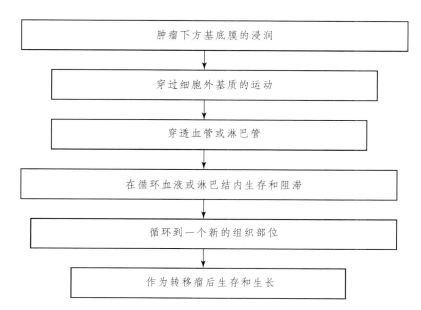

图 6.1　肿瘤浸润和转移机制。

进展可能是：

- 非典型性和原位疾病；
- 浸润性肿瘤；
- 局部转移到前哨淋巴结；
- 其他区域淋巴结受累；
- 远处转移播散。

非典型性和原位疾病

在此阶段，肿瘤生长局限于小叶和导管，被一层连续的基底膜隔开，因此为非侵入性[11]。尽管备受争议，但通常认为，非典型性导管和小叶增生是随后发生的乳腺癌的前体或风险指标[6,7]。LCIS的细胞具有浸润性小叶癌的细胞形态，但都包含在基底膜内。DCIS生长在乳腺导管系统内，有不同的大小和长度。高级别DCIS是一种固有的高风险疾病，可以发展为浸润性乳腺癌。所有这些病变都局限于乳腺正常结构的范围之内，因此不会转移[1-3]。

浸润性肿瘤

对于乳腺原位癌如何转变成浸润性癌知之甚少，但可以根据上皮细胞层和终末导管小叶的基底膜的缺失来定义[4]。周围的间质组织的渗透意味着癌细胞可能会播散到淋巴-血管间隙并发生转移。一些浸润性乳腺癌更具侵袭性，可能更早地播散到远处。浸润性乳腺癌的分级方法有多种；大多数方法是基于癌细胞的微观形态和性质，并提示其不同的临床特征和预后。将肿瘤的物理和生理特性相结合，例如肿瘤的大小、分级、位置、组织学特点，可以作为预测疾病进展和预后的指标。

虽然乳腺癌的生长模式受肿瘤生物学的影响，在癌症开始生长时，需要更大的空间，迫使其浸润正常组织，通常浸润抵抗最弱的部位。占位性病变会阻塞小血管，导致正常细胞死亡，使肿瘤更容易继续生长。癌细胞会侵入周围的乳腺组织或邻近结构，如胸肌和肋骨。

局部淋巴结

乳腺癌通过淋巴和血管播散。淋巴系统收集人体组织中多余的体液，并将其返回到血流中。乳腺有丰富的淋巴网，因此初始转移几乎都是淋巴管。位于乳腺外侧和中央的肿瘤通常先播散到腋窝淋巴结。在内侧象限的肿瘤通常先沿着乳腺内部动脉转移到淋巴结。腋窝淋巴结评估是患者乳腺癌手术分期和预后的关键。前哨淋巴结是引流乳腺实质的主要淋巴结。没有癌细胞的前哨淋巴结，可高度预测其余淋巴结也没有癌细胞。

转移播散

癌细胞向远处的转移，最终几乎可以累及任何器官或组织。乳腺癌转移的常见部位是肺、骨骼、肝、肾上腺和脑（较少见），但几乎可以累及任何器官或组织。转移瘤有类似于原发肿瘤的组织学性质。有可能在原发性肿瘤得到明显控制多年之后，临床才发现转移瘤。

（何星华 王骏 周桔 陈峰 胡斌 刘小艳
崔文静 吴虹桥 李开信 高之振 译）

参考文献

1. Lodish H, Berk A, Zipursky SL, Matsudaira P, Baltimore D, Darnell J. Molecular cell biology. Chapter 1. In: The dynamic cell 1.4 – the life cycle of cells. 4th ed. New York: WH Freeman; 2000.
2. Lodish H, Berk A, Zipursky SL, Matsudaira P, Baltimore D, Darnell J. Molecular cell biology. Chapter 24 Cancer 24.2. In: Proto-oncogenes and tumor-suppressor genes. 4th ed. New York: WH Freeman; 2000.
3. Tot T, Tabar L, Dean PB. Practical breast pathology. New York: Thieme; 2002.
4. Place AE, Huh SJ, Polyak K. The microenvironment in breast cancer progression: biology and implications for treatment. Breast Cancer Res. 2011;13:227. http://breast-cancer-research.com/content/13/6/227.
5. Alitalo A, Detmar M. Interaction of tumour cells and lymphatic vessels in cancer progression. Oncogene. 2012;31(42):4499–508.
6. Hartmann LC, Radisky DC, Frost MH, Santen RJ,

Vierkant RA, Benetti LL, Tarabishy Y, Ghosh K, Visscher DW, Degnim AC. Understanding the premalignant potential of atypical hyperplasia through its natural history: a longitudinal Cohort study. Am Assoc Cancer Res. 2014;7(2):211–17.

7. Lakhani SR, Audretsch W, Cleton-Jenson A-M, Cutuli B, Ellis I, Eusebi V, Greco M, Houslton RS, Kuhl CK, Kurtz J, Palacios J, Peterse H, Rochard F, Rutgers E. The management of lobular carcinoma in situ (LCIS). Is LCIS the same as ductal carcinoma in situ (DCIS)? Eur J Cancer. 2006;42(2006): 2205–11.

8. Bombonati A, Sgroi DC. The molecular pathology of breast cancer progression. J Pathol. 2011;223:307–17.

9. Heimann R, Hellman S. Clinical progression of breast cancer malignant behaviour: what to expect and when to expect it. J Clin Oncol. 2000;18(3):591–99.

10. Geyer FC, Weigelt B, Natrajan R, de Lambros MBK, Biase D, Vatcheva R, Savage K, Mackay A, Ashworth A, Reis-Filho JS. Molecular analysis reveals a genetic basis for the phenotypic diversity of metaplastic breast carcinomas. J Pathol. 2010;220:562–73.

11. Tavassoli FA, Hoeffler H, Rosai J, Holland R, Ellis I, Schnitt S, Lakhani SR, Boeker W, Heywang-Kobrunner SH, Moinfar F, Peterse J. Intraductal proliferative lesions. In: World Health Organization

10. Geyer FC, Weigelt B, Natrajan R, de Lambros MBK, Biase D, Vatcheva R, Savage K, Mackay A, Ashworth A, Reis-Filho JS. Molecular analysis reveals a genetic basis for the phenotypic diversity of metaplastic breast carcinomas. J Pathol. 2010;220:562–73.

11. Tavassoli FA, Hoeffler H, Rosai J, Holland R, Ellis I, Schnitt S, Lakhani SR, Boeker W, Heywang-Kobrunner SH, Moinfar F, Peterse J. Intraductal proliferative lesions. In: World Health Organization classification of tumours, editor. Pathology and genetics of tumours of the breast and female genital organs. Lyon: IARC Press; 2003. p. 63–73.

参考书目

Cross SS. Underwood's pathology a clinical approach. 6th ed. Edinburgh: Churchill Livingstone; 2013.

Kumar V, Abbas AK, Aster JC. Robbins basic pathology. 9th ed. Elsevier: Philadelphia; 2013.

Rosen PP. Rosen's breast pathology. 3rd ed. Philadelphia: Lippincott Williams & Wilkins; 2009.

Rubin E, Reisner HM. Essentials of Rubin's pathology. 6th ed. Philadelphia: Lippincott, Williams & Wilkins; 2014.

第 7 章

乳腺 X 线摄影普查：基本原理、支持与反对的证据

John A. Dewar

引言

癌症普查的概念很简单，即利用一种能早期发现癌症的诊断检测方法，使癌症得以成功治疗，使患者"痊愈"。然而，实际上并没有想得那么简单和直接。其中，我们需要了解的问题是：这种检测方法的可靠性如何？它到底有没有副作用？"检测出的癌症"就一定是癌症吗？是不是所有的癌症都能成功治疗？因此，很有必要检查一下疾病普查的原则[1]，这些原则包括：

1. 该病会引起严重的健康问题；

2. 该病的自然史已很清楚；

3. 该病有可辨认的早期形态；

4. 该病的早期治疗比晚期治疗更有利；

5. 该病有适当的诊断方法；

6. 该检测方法能被患者广泛接受；

7. 需要有足够的设备对检测出的异常进行诊断和治疗；

8. 对于起病隐匿的疾病，根据该病自然史确定普查的时间间隔；

9. 普查对身体和心理的损伤要少于普查获益；

10. 普查的成本需要与其获益平衡。

本章论述与乳腺 X 线摄影筛查乳腺癌相关的一些原则，重点论述这些普查的潜在益处和风险。

普查的益处

如上所述，乳腺 X 线摄影普查可以确定乳腺癌的最佳治疗时期，使其死亡风险比未经普查发现该病（即仅通过临床症状发现）的死亡风险低。如何检测呢？癌症治疗方法的进展常通过测量存活率来确定，比如，5 年存活率是指从确诊癌症之日起 5 年后仍存活的女性的比率。有效的普查指，普查必须能够在癌症的早期将其检出，从而使确诊时间（即开始计时存活的时间）得到提前。所以，即使普查并没有对乳腺癌死亡风险起到一个整体效果，但因为确诊时间提前了，故从确诊到死亡，女性将可能有一个更长的存活时间，称为"领先时间偏倚（lead time bias）"。下面的例子可更好地解释。

如果一名女性在 2005 年因乳腺癌症状被确诊，4 年后即 2009 年死于乳腺癌，那么在 5 年存活患者中她将归类为死亡。如果她经普查后确诊为癌症，比如说提前 2 年即 2003 年被确诊，但需要假设普查对其预后没有影响，那么尽管她仍死于 2009 年，但距离其确诊已有 6 年时间，所以她将是一名 5 年存活患者。换句话说，因为普查使确诊时间提前，5 年存活率也

提高了,尽管普查对乳腺癌的死亡风险没有任何影响。

因此,由于"领先时间偏倚",存活率不能用来评估普查是否有效。

所以,普查的益处必须通过测量乳腺癌的死亡率来衡量。死亡率是指定年限中死于乳腺癌的女性人数,也经常表述为某一人群中,每 100 000 名女性中死于癌症的人数,进一步可以按照年龄段(如 50~59 岁、60~69 岁等)细分,如图 7.1 所示。乳腺癌的乳腺 X 线摄影普查于 1988 年引进英国,用于 50~64 岁的女性。图 7.1 显示从那时开始该年龄组的乳腺癌死亡率有了明显下降。这能表明普查有效吗?不幸的是,益处的评估并不如此简便易行。第一,如果普查有效,其任何益处都需要一定时间才能在死亡率的图表(最少是 5 年,可能接近 10 年,见后文)上显示出来。因而,任何效果都将会在 1993 年之后才能显示出来,并将在 65~75 岁以及 50~

64 岁年龄段的女性中见到;第二,还有一些乳腺普查之外的因素会影响死亡率,因为死亡率开始下降早于普查产生的任何效果;第三,50 岁以下人群(未经普查的人群)也显示死亡率有明显下降。由于其他因素,例如治疗方法的改变(如系统性辅助疗法的引入,比如他莫昔芬和化疗)的影响,所以简单的人口数据检验并不能可靠地评估普查的作用。总之,人口死亡率数据既不能排除普查的影响,也不能证实其作用。

乳腺 X 线摄影普查效果的一个更有效的评估来源于随机对照试验(RCT)。该试验中,女性群体被随机分为两组,一组接受几轮普查(大部分大约每 2 年 1 次),另一组不接受普查。然后再测量其对乳腺癌死亡风险的影响。图 7.2 显示了在 Marmot 文献中的主要试验的 Meta 分析[2]。图中显示,接受乳腺癌普查的女性死亡风险比不接受普查的女性降低了 20%。这是一种相对风险的降低;而绝对益处取决于乳

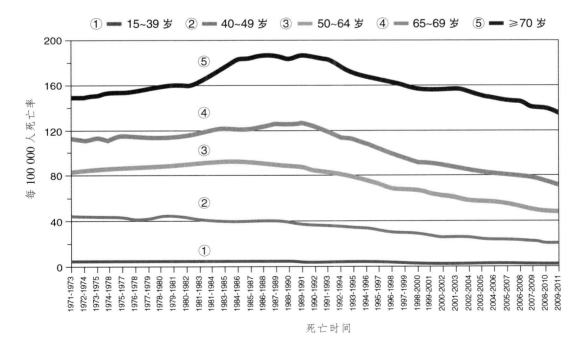

图 7.1 1971—2011 年,英国各年龄组女性的乳腺癌死亡率的变化,按欧洲每 100 000 人中年龄标准化死亡率表述。(Cancer Research UK, http://www.cancerresearchuk.org/cancer-info/cancerstats/types/skin/incidence, March 2014)

腺癌的死亡风险。如果假定：

● 英国 50~70 岁女性群体从 50 岁开始普查持续 20 年；

● 在头 5 年，受试者并未得到任何益处（因为乳腺癌的自然病史相对较长）；

● 对死亡率的影响一直持续到普查后 10 年（仍然是因为乳腺癌的自然病史相对较长）。

此后对 55~79 岁女性的死亡率会产生影响。该年龄组女性死于乳腺癌的风险（无任何普查影响）是 2.13%。该死亡率降低 20% 则为 0.43%，相当于每 100 000 名接受普查的女性中，有 43 人免于死亡，也相当于每 235 名接受普查的女性中，就有 1 名乳腺癌患者免于死亡[2]。

已经有许多文献分析了普查对人群的影响。如上所述，需要考虑到其他因素对于发病率的影响、治疗方法的改变、"领先时间偏倚"等，以及解释这些因素的各种不同的推测，使

制订一种可靠地测量普查影响的方法很困难。因此，RCT（虽然几十年前就已开始了）的结果仍是最可靠的测量方法。

普查的风险

普查的潜在风险主要分为两个方面。第一，如果乳腺 X 线摄影显示异常，女性存在预期（和随时可能检查）被召回做进一步检查的风险。第二，过度诊断的风险。

召回

图 7.3 总结了英国乳腺普查项目的召回率和组织活检率等。由图可见，在 100 000 名接受普查的女性中，有 2522 名女性（3105 名召回 −583 名确诊癌症 ＝2522 名）被召回却未发现癌症。这被称为假阳性结果（即所有被

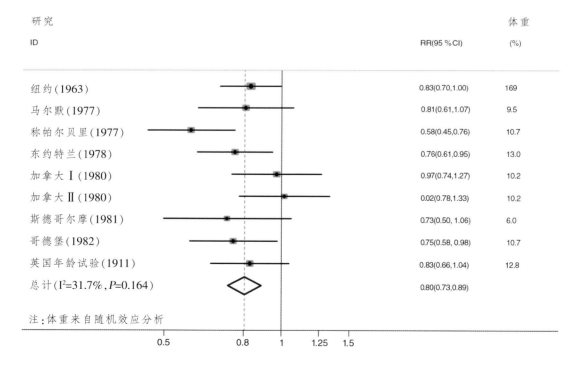

图 7.2　乳腺癌普查试验的 Meta 分析：普查后 13 年乳腺癌死亡率的相对危险率（RR）。说明：Malmö Ⅱ 因为没有提供约 13 年的随访而排除在外；瑞典的两个县（Kopparberg 和 Östergötland）和加拿大 Ⅰ 和 Ⅱ 试验是按其组成部分进行了划分；爱丁堡试验因为随机组间严重的不平衡而被排除在外。（Reproduced with permission from *British Journal of Cancer*[2]）

普查女性的 3.36%）。在被召回且未发现癌症的女性中，大部分（1744/2522=69%）仅进行了进一步的影像检查（乳腺 X 线摄影、超声检查等），只有一小部分（778/2522=31%）进行了组织活检。组织活检主要是局部麻醉下的针芯活检，有 2.3%（57/2522）接受全身麻醉下的开放性活检。后者仅占全部普查女性的 0.076%（57/75 057）。

在假阳性的结果中存在心理因素对女性的影响，但研究显示的结果相互冲突。一份最近的文献系统性回顾表明[3]，在乳腺癌一般风险的人群中，一份假阳性的结果会导致乳腺癌患者特定的心理痛苦，这份痛苦会持续 3 年以上。痛苦的程度与后续评估侵袭的程度有关。一些研究发现，假阳性结果导致的痛苦会阻止部分女性继续参与乳腺普查，这将降低她们第一时间接受普查的获益。可以通过在临床医师评估前和评估期间为女性提供关于召回的明确书面信息，以及适当的支持手段来减轻痛苦的程度[3]。关于治疗患者和参与者的进一步信息将在本书的第 2 部分说明。

没有完全精确的普查，有时乳腺 X 线摄影不能检出癌症。可能是因为癌症不能通过乳腺 X 线摄影显示，也不会在 2 次普查之间发展（称其为"间隔癌"），女性们在普查期间需要被提醒这种可能性。当女性存在间隔癌时，盲法回顾先前的乳腺 X 线摄影图像可以评估是否显示可疑异常。如果是这样，该病例就被归为真正假阴性乳腺 X 线摄影图像，也就是说，先前一轮普查没发现可疑的异常。对于参加每隔 3 年普查的女性，这种假阴性率估计为每 1000 名普查女性中有 0.2 名（比较而言，普查的癌症检出率为每 1000 名普查女性中有 7.8 名）[2]。

过度诊断

过度诊断被定义为"普查检出的癌症，而这些癌症如未普查不会被发现"[4]。因为普查能更早地发现癌症，所以在普查期间，普查的女性中乳腺癌的发病率比未经普查的女性发病

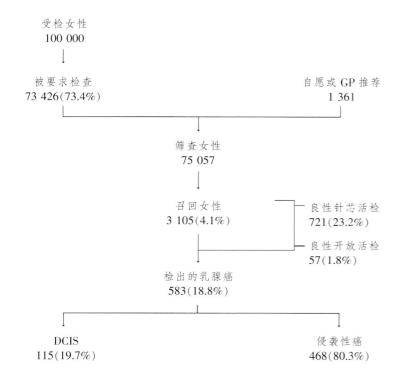

图 7.3　总体癌症检出率 583/75057，即每 1000 名普查的女性中有 7.8 名癌症，在 3105 名召回女性中，583（18.7%）会被诊断为侵袭性癌或原位癌。数据来自 2009 年 10 月前 50 ~70 岁女性（refs. *NHS Breast Screening Programme Annual Review* 2011（*UK*）*and the NHS Breast Screening Programme Report*，England 2009/10 www.ic.nhs.uk）。（Reproduced with permission from *British Journal of Cancer*[2]）

率高(因为"时间领先效应")。一旦普查停止,可以预计发病率会降低(因为通过普查已经被"早"发现的癌症不会再被发现了),所以在普查期间的后期,再加上时间领先效应,普查组的累计发病率和对照组应该是一样的 (见图 7.4a)。然而如果癌症发展很慢,那么在患者一生中癌症可能都没有临床表现;或者说患者在癌症有临床表现之前就去世了 (因为其他疾病,如心血管疾病),那么她将会经历伴有危险的癌症诊断和治疗, 而这对患者个人并无益

处。这种现象被称为过度诊断,包括浸润性癌和原位癌。如果发生过度诊断,癌症的发病率在普查结束后并不会降低,反而会升高(见图 7.4b)。因而过度诊断取决于普查之间复杂的交互作用、检出的癌症相对增长率以及其他死亡因素。它是由多项研究(见下文)评估的,但个别癌症不能被认为是"过度诊断",这些癌症可能是浸润性癌或原位癌,组织学检查难以与其他普查所检出的癌症相鉴别。

量化过度诊断并不容易。理想的方法是,

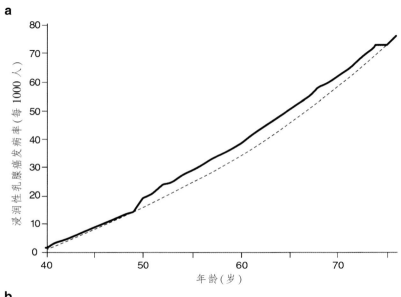

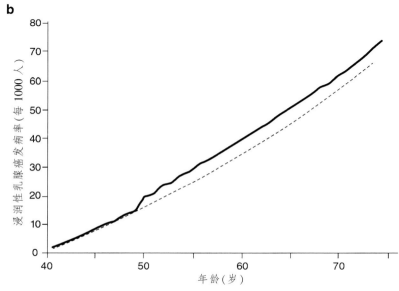

图 7.4　基于 50~68 岁女性乳腺普查,无过度诊断(a)和过度诊断(b)的乳腺癌假设累计发病率(实线代表普查女性,虚线代表未普查女性)。(Reproduced with permission from *British Journal of Cancer*[2])

通过随机对照试验测量普查组和非普查组女性一生中乳腺癌的发病率。不幸的是，在设计普查试验时，过度诊断的重要性并未受到重视，因此，研究设计并未包含评估过度诊断的程度。特别是在很多试验中，在试验期间的普查结束后，给对照组（未普查组）人群提供了普查。因而，对照组人群就有了过度诊断的风险，从而不能被用来作为对照组。更加困难的是，如何表达过度诊断率。共识是，将普查组中多出的乳腺癌患者数作为分子。那么，其可以表示为以下这些整体的百分数：

(a)普查（或非普查）女性一生中检出的癌症？

(b)只在普查期间检出的癌症？

(c)普查检出的癌症？

(d)或者其他方法？

[在任一分数中，分子是上面的数字，分母是下面的数字（百分率是将此分数乘以 100%）。所以，如果在普查试验中，普查组检出 100 例癌症患者，而非普查组里检出 80 例，那么"多出的乳腺癌"就是 20(100−80)——20 即是分子。如果分母是在普查人群中发现的癌症数量，那么百分数就是 20%[(20÷100)×100%]。如果分母是非普查人群中发现的癌症数量，那么百分数就是 25% [(20÷80)×100%]。所以，尽管分子恒定，但分母变化导致百分数也相应改变。

以上都是有效方法，但结果不同，在测量过度诊断时需要明确分母用哪一个。对过度诊断的最好评估来自于对照组的人群在整个试验中都没有进行普查的随机对照试验 (1 份来源于瑞典，2 份来源于加拿大)[2]。如果考虑到在普查中及以后被诊断为癌症，那么这些试验的 Meta 分析给出了 11% 的癌症过度诊断的评估。如果仅以普查期间检查出的癌症数所占比重来评估过度诊断癌症，那么这个数字是 19%。尝试通过人群研究去估算过度诊断的发生率有很大的差别，部分原因是临床假设的不同和采取的统计方法不同。所以人群研究并没有得出一致的数字。

总的来说，有限的试验数据可以明确过度诊断确有发生，但在发生的量级上并不确定。因此，作为普查的结果，受邀普查的女性需要意识到其潜在的危害。

小结

用乳腺 X 线摄影进行乳腺普查仍然是乳腺癌护理的重要部分。没有哪种方法能够治愈所有的乳腺癌，在这种情况下，普查仍是减少乳腺癌死亡的重要方法。整体来讲，据估算[2]，在 10 000 名受邀普查的 50~70 岁的女性中，检出 681 例癌症（浸润性癌和原位癌），其中 43 例免于死亡。这相当于每年英国有 1300 名乳腺癌患者免于死亡。

然而这个项目还有代价。部分女性（3.4% 的普查者）将会被召回进行检查，以证明她们未患癌症。在被检出癌症的人群中，有些人可能一生都不会受到癌症的困扰，此即过度诊断。在上述人群（50~70 岁的 10 000 名受邀普查的女性）中有 681 例被诊断为癌症，约 19%（129 例）被过度诊断。她们被告知患有癌症，将进行手术治疗，可能还需要进行放射治疗和全身治疗，而这种癌症在她们的一生中可能都不会出现临床表现。

目前，尚缺乏有效方法来区分具有真正恶变潜能（如转移和导致死亡）的癌症与那些可能被称为慢性过程的癌症。可能只有在病理学，特别是肿瘤的基因分析方面的进展才能在这方面有所帮助。同样，在乳腺癌治疗方面的进展将倾向于减少普查带来的完全优势（比如，普查原则的因素 4 将变得相对不重要了）。但在此之前，普查将继续开展，而且该项目要以最高的标准实施特别重要。尤其是，在决定是否接受普查邀请前，女性需要理解参加普查的潜在优势与风险。

（施昭　王骏　周桔　胡斌　刘小艳　崔文静

吴虹桥　李开信　高之振　陈峰　译）

参考文献

1. Forrest APM. Breast cancer screening, report to the Health Ministers of England, Wales, Scotland and Northern Ireland by a working group. London: HMSO; 1986.

2. Marmot MG, Altmann DG, Cameron DA, Dewar JA, Thompson SG, Wilcox M, Independent UK Panel on Breast Cancer Screening. The benefits and harms of breast cancer screening: an independent review. Br J Cancer. 2013;108:2205–40.

3. Bond M, Pavey T, Welch K, Cooper C, Garside R, Dean S, Hyde CJ. Psychological consequences of false-positive screening mammograms in the UK. Evid Based Med. 2012;18(2):54–61.

4. IARC. IARC handbooks of cancer prevention, breast cancer screening. International Agency for Research on Cancer; World Health Organisation. Lyon: IARC Press; 2002. p. 144.

第 8 章

欧洲乳腺癌普查项目

Solveig S.H. Hofvind, Chris J.M. de Wolf

背景

大多数欧洲国家都为 50~69 岁的女性提供乳腺癌普查。2 年 1 次的两个体位的乳腺 X 线摄影常由经过专门训练的放射技师采用固定的或移动式 X 线摄影机完成。普查的乳腺 X 线摄影图像常由 2 名独立的阅片医师根据欧洲指南阅片，以保证乳腺癌普查和诊断的质量。始终如一的质量保证对于确保高质量普查是必需的。定期检测早期性能测试结果，并与欧洲指南中合乎需要的和可被接受的水准相比较，或者与特定国家或地区制订的指南比较。质量保证需要普查专家团队共同努力，以确保普查服务中所有方面都取得最佳的质量性能。主要专业人员必须具备其国家要求的专业认证，在开始从事乳腺 X 线摄影普查之前需要经过专门训练，必须具有专业知识和技能。乳腺 X 线摄影普查有其优点和缺点，应以适当的方式告知受邀参加筛查的女性，让她们自己决定是否参加筛查。

引言

乳腺癌是 50~70 岁女性最常见的死亡原因[1]。进行乳腺 X 线摄影普查能够降低乳腺癌的死亡率，尤其是其中 50~69 岁的女性[2,3]。2003 年，欧洲议会和欧洲委员会，以欧盟卫生部长为代表，建议基于欧洲指南实施有组织的乳腺癌普查项目[4,5]。这些指南基于欧洲抗癌项目的发展和经验。

这个欧洲委员会项目积极支持 1990—2002 年的乳腺癌普查项目[5]。委员会为乳腺癌普查项目建立了一个欧洲网络，这个网络负责欧洲指南的建立和发展。指南提供了可被接受的和可取的普查项目需要达到的质量标准。它并非描述普查项目应如何运行，而是论述如何最好地实行、管理、监测、采纳和完善。但最终的组织结构需要适应具体国家的卫生保健体系。该指南是 2003 年在委员会建议会上由欧盟提出的[4]。

根据 "关于癌症普查委员会推荐实施的报告"[6]，2007 年在欧洲居住的超过 59 000 000 名 50~69 岁的女性进行乳腺癌普查，约占 41%。其中 11 个国家在 2007 年推出了以人口为基础的项目，外加有 7 个国家已经开始了这个进程。还有 5 个国家进行非人口为基础的项目，1 个国家正在进行人口为基础的尝试性项目。2012 年完成的情况在图 8.1 进行了说明。一份来自欧洲委员会的调查(联合了研究中心，健康和消费者保护研究所) 显示 22 个国家的乳腺 X 线摄影普查的运作情况，其中 20 个国家是有组织的，18 个国家是以人口为基础的[7]。

50~69 岁女性是欧洲乳腺 X 线摄影普查项目的主要目标群体，但有的国家或地区为 40~75 岁的女性提供普查[6]。普查的时间间隔总体上是 2 年，只有英国和马耳他是 3 年。

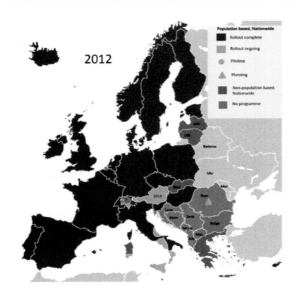

图 8.1 欧洲乳腺癌普查项目完成情况。（Adapted for year 2012[6]）（见彩图）

组织模式

联合研究中心对 25 个国家进行了一项调查，有 88% 的国家由专门机构或政府当局提供卫生保健，反映了欧洲公共健康保健覆盖的传统[7]。但是欧洲的每个健康保健系统都有其独特的构成，这反映了每个国家的历史、政治背景及金融方式不同。这些系统对普查项目如何组织和管理有着极大的影响[8]。荷兰、德国、冰岛、挪威以及英国由于国家推荐和组织，运行以全国人口为基础的普查项目，而比利时、法国、意大利、瑞典、瑞士是地区性的项目（由地方、县、州管理和运营）。有组织的普查项目相对于非组织服务，要求高水准的管理。在有组织的项目中，目标人群普查和时间间隔的确定、专门政策项目操作的特性、监测、质量保证等根据指南、规则和建议书进行。

欧洲大部分乳腺癌普查项目是以人口为基础的，这与美国相反[9]。以人口为基础意味着该地区所有的常住目标女性都是该项目服务对象。目标群体将被认证，然后在每轮普查每

个人都被邀请。

部分有组织的项目会邮寄 1 份预约函给女性，上面写明了指定的普查日期和时间。与女性自己预约普查时间的项目相比，该项目有更高的参与率。本系统的缺点是没有利用好时间空档。所以为了避免浪费时间，经常要超额预约以补充时间空档。还有的项目会邮寄一份邀请信告知参与者，她们必须自己去特定的机构预约。这种情况下，参与者往往会按时预约。在有的国家（如德国），全科医师和妇科专家在动员女性参与乳腺普查的过程中起到了重要作用。在指定普查时间和地点的项目中，参与率比其他的国家高很多（约高 25%）。在大多数国家中，参加有组织的乳腺 X 线摄影普查是免费的。在挪威和瑞士，仅需要支付很少的费用。在大多数国家，额外的工作和最终进一步随访以及治疗是免费的或者由保险公司支付。然而，有的项目是共同支付。

普查可以采用移动式或固定的设备进行（如专业的普查单位、私立 X 线摄影机构和公立医院的放射科）。移动式检查设备设置在参与者容易找到的地方。除此之外，移动式检查设备不得妨碍院内的患者，进一步强调了普查是专门针对没有症状的健康参与者。荷兰有 52 个移动式普查设备和 1 个固定普查设备，每年提供 110 万次普查[11]。英国、挪威、瑞典和德国联合采用移动式和固定的检查设备，而比利时、法国和瑞士主要采用固定的检查设备。比如，法国是欧洲人均拥有乳腺 X 线摄影设备数量最高的国家之一，如图 8.2 所示[10]。

乳腺癌普查项目可以是集中普查也可以是分散普查，主要与普查及阅片设备有关[6]。在阅片中心（常常是普查中心），如果有两个阅片者阅读乳腺 X 线图像，那么因为阅片者需要讨论才能得出对是否召回参与者到中心做进一步评估的共识，所以报告会延迟做出。有些国家偏远地区的乳腺 X 线摄影图像是由 1 名阅片者判读，或者一个乳腺中心有 1 名阅片者，那么达到一个共识将更加困难，特别是

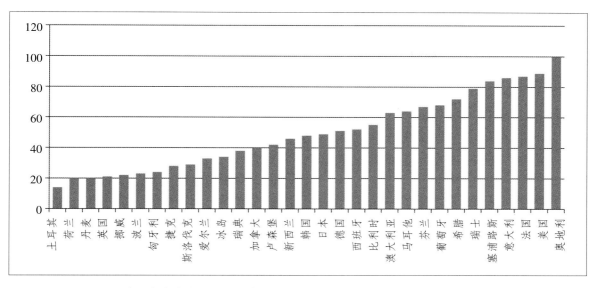

图 8.2 31 个国家中乳腺 X 线摄影单位的数量[9]。(by permission of Oxford University Press)

当乳腺图像需要从一个地方传到另一个地方时。因为数字化乳腺 X 线摄影的实现，是集中普查还是分散普查之间的区别现在正在渐渐消失。影像阅读可以在任何高分辨率工作站上完成，而且可以举行电话或视频会议，讨论有分歧的病例。

许多普查是在诊断或临床范围内进行的，即所谓的灰度（grey），流动（wild）或随机（opportunistic）普查。根据公共普查政策，可以进行或不进行灰度普查。明显健康的参与者、比乳腺 X 线摄影普查建议的年龄大或小的参与者使用灰度普查。在一些国家（挪威、瑞士、比利时和法国），灰度普查可能为仅有的普查，或作为附加的选择。部分国家和健康保健系统允许组织之外的项目使用乳腺 X 线摄影普查，并且视灰度普查为一种有效的盈利模式。比如，美国不提供组织普查项目，但这不适用于它们的健康保健系统。灰度普查是否由公众资助，这取决于报销的政策和（或）该国诊断性乳腺 X 线摄影的费用。这意味着政府、保险公司、州政府和私人机构要资助这个项目。

普查

普查通常包括每侧乳腺的两个方位乳腺 X 线摄影。在普查的早期，只使用斜位片。因为相比于一个方位乳腺 X 线摄影，两个方位具有更高的敏感性和特异性，所以在过去的十年中，大部分普查项目已经将其改为两个方位[5]。

集中的普查项目每小时邀请多达 15 名女性进行普查。假如其中 75% 的女性同意参与普查，那么每名女性的检查时间为 5~6min。工作负荷取决于普查单位的组织情况。在挪威，1 个团队常有 3 名工作人员，其中 1 名负责受检女性的注册和问卷调查，另 2 名负责成像（1 名负责左侧乳腺，另 1 名负责右侧乳腺）。在其他的项目中，只有 1 名工作人员进行成像，而另一些普查中心则会安排 1 名工作人员全程陪伴受检女性直至其完成检查。

质量保证

一份全面的普查项目的质量保证计划，对

于确保高质量普查是必需的[5]。质量保证是普查的专业团队共同努力的结果,以确保普查服务的所有方面达到最佳质量状态。已经设置了预期的和可被接受的质量参数;流行病学计算的标准化和数据收集的一致性使得不同国家和地区间的比较成为可能[5]。所以,为了乳腺癌普查项目的改善和发展,质量保证项目的实施对于监测、评估和完善不足方面是重要的工具。

在欧洲乳腺癌普查服务的实施中,"乳腺癌普查和诊断的质量保证的欧洲指南"可能是最重要的工具[5]。大部分欧洲国家遵循了该指南制订的建议。这些指南并不是普查必须如何组织的蓝图,而是根据可接受的和预期的质量水准测定所描述的重要参数。要求这些质量保证参数能确保对参与者拥有最佳的服务,并且能使公共健康效果最大化。一些国家已经制订了基于欧洲指南的版本,但仅适于本国情况。

第 4 版的欧洲指南包括 12 个章节[5]:

1. 乳腺癌普查质量保证的流行病学指南;

2. 乳腺 X 线摄影普查的物理和技术方面的质量控制欧洲协议;

3. X 线摄影指南;

4. 放射学指南;

5. 乳腺疾病诊断质量保证的多学科指南;

6. 病理学质量指南;

7. 外科学质量指南;

8. 乳腺癌普查和治疗的数据收集和检测;

9. 对专业乳腺单位的要求;

10. 培训指南(流行病学专家、物理学家、摄影技师、放射学专家、病理学家、外科医师、保健护士、肿瘤学家或放疗学专家);

11. 乳腺普查和乳腺诊断服务的认证协议;

12. 普查交流指南。

一个特别重要的质量参数是召回率。如果乳腺 X 线摄影普查显示可疑发现,参与者就会被召回做进一步的评估以明确发现物。如是乳腺癌,就称为真阳性普查结果。如病变显示为良性起源(囊肿、纤维腺瘤或由于组织重叠导致的结构影像),则称为假阳性普查结果。真阳性和假阳性普查结果是图像判读者的阅片结果,因此它们被认为是普查项目中重要的质量参数。

另一个重要的质量参数是间隔癌症概率。间隔癌症是指在几轮普查之间检出的癌症,而且最后一次普查确定为阴性。回顾性分析,真间隔癌在先前的乳腺 X 线摄影普查中没有任何可疑病变的征象,而漏诊的间隔癌表现出了重要的征象。间隔癌症也可能在 X 线摄影中被遮掩,意味着癌症在先前的乳腺 X 线摄影时即已存在,但由于致密组织或组织重叠而未被发现。

关于质量保证的更多信息可参阅第 17 章。

普查沟通

乳腺 X 线摄影普查常涉及健康和没有症状的女性,她们要求以适当的和不偏不倚的方式说明足够的信息,使她们对是否参加普查做出明智的决定。这些信息必须充足、真实、有理有据、易于理解、尊重他人及量身定制。

在第 4 版的欧盟指南中首次涉及沟通[5]。那时,许多国家和地区因没有提供关于乳腺 X 线摄影普查危害的完整、客观或足够的信息而受到批评,正在更新它们的信息材料和策略。从许多普查项目的早期性能检测的结果中已经获取了新的知识,从而有组织的普查服务项目也建立了新的视角和知识。在乳腺 X 线摄影普查中,对沟通、信息和知情同意等问题越来越关注,这是关于乳腺 X 线摄影普查功效争论的结果,而且也是与健康问题信息的可获取性有关的争论。

乳腺 X 线摄影普查方面的沟通和交流的目的是提供清晰、精确和不偏不倚的信息。然而,由于普查的复杂性以及利弊的不同视角,此话题仍是一项挑战。

欧洲指南建议邀请函和附属的宣传单必须包括以下信息[5]:

——普查目的；

——目标人群；

——普查间隔；

——普查的益处和缺陷；

——检查费用，以及后续伴随的检查和治疗费用；

——如何预约和更改预约；

——如何获得结果和解释结果；

——必须进行进一步检查的任何可能性和检查类型；

——如何获得更多信息。

在信息形成的过程中，需考虑到一般人群、贫民区以及不同种族和家族的文化水平诸多因素。而且，多元文化和多语言的人群要求对他们的文化价值、信仰、健康实践和沟通方式有所了解。

培训

乳腺癌普查和诊断的质量保证的第 4 版欧洲指南，建议对所有普查项目的专业工作人员进行培训和继续医学教育[5]。指南表明，所有涉及的专业人士应该对乳腺癌的诊断、管理和普查的原则有所了解。指南推荐在被认可的训练中心进行，包含学术和临床的多学科课程的培训课程。工作人员之间、工作人员和受邀者之间的沟通技能也要学习。在认证的过程中，学术和训练活动的记录是重要的一部分。

大部分国家和地区要求并实施了各层次的人才培训，以确保本项目高质量普查。对于乳腺癌的早期诊断，X 线摄影产生高质量的乳腺图像非常关键。

欧洲指南特别建议，放射技师需要参与临床评估，并熟悉临床进行的所有乳腺检查程序[5]。指南还指出，放射技师应该参与到团队会议中，因为他们在多学科团队中具有重要作用。而且，为了保持乳腺普查的技能，对于参与普查项目的放射技师要求每周最少两天培训。同

样，对于参与到仅仅有症状的乳腺服务中的放射技师，应该每周最少进行 20 位乳腺 X 线摄影检查。部分项目每年至少有 1000 个乳腺图像。这些要求并不区分诊断和乳腺摄影普查。规定的数量要求并不是最优的质量参数。一些国家使用图像质量评估工具去测量操作者的图像质量，比如 PGMI，但那些工具并不理想，证据也不充分。上述两个参数联合评估可能会是一个合理的解决方案。

目前放射技师的培训以及不同国家和地区是如何实施指南的文字记载有限。有一些研究是关于 PGMI 性能评判和根据质量分类的乳腺摄影普查分布，但缺少放射技师如何受教育以满足欧洲指南设定的标准。表 8.1 展示了在随机选择的国家和地区中，为放射技师设定的要求和标准。

资格评定和认证

在一个国家或地区成功地完成普查项目的启动和运行有几个基本的决定因素[5]。2014 年，第 4 版欧洲指南的补充内容明确指出了这些决定因素[15]。乳腺普查和护理中，采用最基本的要求和质量指标对提高普查项目管理、性能和结果是必需的。需要不断地监测效果和依从性，以评估对参与者关怀的质量，并允许采取适当的改善措施。因而，为了使普查和诊断单位确定是否达到了满意的普查标准，就要求有一套稳定而可靠的评定系统。任何评定系统都应仅用于具有丰富经验和经过专门训练的人才中心。

根据欧盟人员自由流动规定和辅助医疗受训人员的资格标准化，可以在大部分成员国中申请相似的职位[4]。这种人员流动可能有语言要求，但原则上是有可能的。欧洲自由贸易协会(EFTA)国家，比如冰岛、挪威和瑞士，也与欧盟签署了双边协定，遵循相同的规则。然而，与基础训练和普查参与者专业化相关的质量标准在各个国家并不通用。国家放射学会可以提供有关普查的专业要求信息。

表 8.1　欧洲普查项目部分国家放射技师培训项目的持续时间和内容、参与/证明/证书[5,12-14]

国家	持续时间和授课内容	培训证明/证书
瑞士	法语区：2 天课程+半天见习。如果能力水平没有达到,延长见习时间 德语区：2 天课程+最少 1 周在参考中心见习	多项选择题的实习证书 课程培训证书,实习合格证明
法国	2 天：项目组织乳腺癌早期检测和数字或模拟乳腺摄影的质量检查。放射专家共同学习课程	证书
德国	2 天：理解普查项目的基本原则。解剖、病理、乳腺成像、流行病学、诊断、治疗 专门针对放射技师的 3 天项目：操作课程(成像和质量评估)。与女性的沟通。 至少 2 周在实习中心见习	每个模块结束后的反馈
英国	1 周理论和 1 周操作+115 小时练习 培训被大学的放射学院认可,并且作为研究生教育的一部分	论文（硕士水准)+有 500 份自己完成的乳腺摄影图像的文件夹,以及至少 75 张乳腺摄影图像的 1 份质量评估认证
荷兰	3 周操作技能(临床技能训练)以获得关于解剖、病理和物理学的知识 3 周在普查中心工作(完美) 3 天理论培训：定位,人体工程学,乳腺 X 线摄影的判读,社交能力,物理学,乳腺癌,病理学及诊断	有 50 份自己完成的乳腺摄影图像的文件夹
挪威	没有特别要求 建议 1 周的课程有测试 建议使用 PGMI 对表现不断评估 每 2 年提供 1 次的乳腺 X 线摄影 30 课时 CME(流行病学、普查项目的基本原则、解剖学、病理学、乳腺成像、诊断学、治疗和沟通)	30 课时 CME 作为硕士论文的一部分
欧洲指南	最少 40 小时课程和实践练习 最少 75 个普查依据指南/评估进行 实际工作 2~6 周,完成至少 150 份检查 每 2 年 1 次的连续课程参与和外界评价(解剖、病理、乳腺成像、诊断、治疗和沟通)	约 97%完成的乳腺摄影图像必须被放射专家和放射技师判读

（施昭　王骏　周桔　刘小艳　崔文静　吴虹桥　李开信　高之振　陈峰　胡斌　译）

参考文献

1. Breast Cancer. Estimated incidence, mortality and prevalence worldwide in 2012. Globocan: IARC; 2014 [cited 14.07.2014]. Available from http://globocan.iarc.fr/Pages/fact_sheets_cancer.aspx.

2. Gøtzsche PC, Jørgensen KJ. Screening for breast cancer with mammography. Cochrane Database Syst Rev. 2013;6:CD001877. pub5. Review.

3. Independent UK Panel on Breast Cancer Screening. The benefits and harms of breast cancer screening: an independent review. Lancet. 2012;380(9855):1778–86. Review.

4. European Commission – health and consumers direc-torate. European Commission initiative on breast cancer [cited 14.07.2014]. Available from http://ec.europa.eu/health/major_chronic_diseases/docs/eibc_structure_2014_en.pdf.

5. Perry N, Broeders M, de Wolf C, Törnberg S, Holland R, von Karsa L. European guidelines for quality assurance in breast cancer screening and diagnosis, 4th ed. Luxembourg: European Communities; (2006). http://europa.eu.int.

6. Cancer screening in the European Union. Report on the implementation of the Council Recommendation on cancer screening. [cited 14.07.2014]. Available from http://ec.europa.eu/health/ph_determinants/genetics/documents/cancer_screening.pdf.

7. European Commission. Joint Research Centre Report

of a European survey on the organisation of breast cancer care services supporting information for the European Commission initiative on breast cancer. [cited 29.08.2014]. Available from http://bookshop.europa.eu/en/report-of-a-european-survey-on-the-organisation-of-breast-cancer-care-services-pbLBNA26593/.

8. Giordano L, von Karsa L, Tomatis M, et al. Mammographic screening programmes in Europe: organization, coverage and participation. J Med Screen. 2012;19 Suppl 1:72–82.

9. Hofvind S, Vacek PM, Skelly J, Weaver DL, Geller BM. Comparing screening mammography for early breast cancer detection in Vermont and Norway. J Natl Cancer Inst. 2008;100(15):1082–91.

10. Broeders MJ, Scharpantgen A, Ascunce N, Gairard B, Olsen AH, Mantellini P, Mota TC, Van Limbergen E, Séradour B, Ponti A, Trejo LS, Nyström L; European Breast Cancer Network. Comparison of early performance indicators for screening projects within the European Breast Cancer Network: 1989–2000. Eur J Cancer Prev. 2005 Apr;14(2):107–16.

11. Heeten D, Broeders M. Nationwide breast cancer screening in the Netherlands [cited 14.07.2014]. Available from National Expert and Training Centre for Breast Cancer Screening.

12. Barreau B, Brault I, Deghaye M, Ceugnart L, Marelle P, Haber S. Effet indirect du dépistage à la française: la formation Indirect results of the French breast cancer screening program: training. The experience of FORCOMED. 7 journée de la SFSPM, Deauville, 2005 FORCOMED, 62, boulevard Latour-Maubourg 75007 Paris.

13. Versorgung im Rahmen des Programms zur Früherkennung von Brustkrebs durch Mammographie-Screening. Anlage 9.2 BMV-Ä/EKV [cited 14.07.2014]. Available from http://www.kbv.de/media/sp/09.2_Mammographie.pdf.

14. NHS Breast Screening Programme (NHSBSP) [cited 14.07.2014]. Available from https://www.google.no/webhp?sourceid=chrome-instant&ion=1&espv=2&ie=UTF-8#q=NHSBSP.

15. Perry N, Broeders M, de Wolf C, Törnberg S, Holland R, von Karsa L. European guidelines for quality assurance in breast cancer screening and diagnosis, 4th ed, supplements. Luxembourg: European Communities; (2013). http://europa.eu.int.

第 2 部分
患者和受检者关怀

第 9 章

Sue 的故事：人生旅程

Susan Cliffe*, Colin Cliffe*

乳腺癌对患者本人及其亲朋好友都有着重要的影响，我们这些编者决定让 Sue 分享她的故事。我们用了一个晚上的时间向 Sue 和她的丈夫 Colin 解释这本书的编写目的，以及我们想要他们做什么。他们欣然同意帮助我们，那个晚上，在 Colin 的帮助下，Sue 讲述了她的故事。故事很感人。之后 Sue 和 Colin 花了几周的时间回忆并做笔记，为 Sue 书写她的"人生旅程"做好了准备。

Sue 的故事是本章的一个好开头，因为它讲述了一个患者的经历，由诊断到治疗以及重回工作岗位的真实例子。考虑到 Sue 的故事，后面各章着重讲述了心理学理论和患者护理方面一些有价值的理念。下面是 Sue 的故事。

我想说，过去的生活是极其美好的。当时我已经通过了一个严格的面试，并被认命为区里一所最大学校的校长，我的丈夫 3 年前接受了心内直视手术，术后恢复良好，之后我们在新家定居下来，我的两个女儿也分别上了中学和大学。我很健康，也很快乐。我们一家人享受着生活。

我内心深处总想着，有一天我也会患乳腺癌的，因为我的妈妈和姨妈都死于这个疾病，乳腺癌对我有着最直接的影响。我一直认为我会跟她们一样，一直到我 60 岁之前我都会很健康。然而事实却并非如此！

2010 年的新年，我发现乳腺有一个肿块，质地坚硬，与周围组织明显不同。作为一个训练有素的正式护士，我想我对肿块总是有点高度紧张。高度焦虑的我决定去看全科医生（GP）。最初是个男医生，他说不能帮我检查，让我下周看女医生。当我去看女医生时，她帮我检查后说："这肯定不是癌"，如果我还是担心，应定期复查，因为可能是激素作用，随着生理周期会发生改变。我承认，这对我来说是最好的消息。我试图忘记这个肿块，并说服自己，这是自己乳腺的一部分，一直都是，而不是肿块。

3 个月后，当我正在房车里用吸尘器打扫卫生时，吸尘器喷出大量灰尘——这让我喘得很厉害，最后我戴着沙丁胺醇（舒喘灵）喷雾进了当地急救中心。我恢复了正常呼吸，接着被建议去全科医生那检查一下是否有哮喘。这件事间接地开启了我乳腺癌的治疗。当我去看全科医生时，我顺便提及我右边乳腺的肿块仍在那儿。医生给我做了检查，仍坚持认为这不是癌。然而，她还是建议我去当地医院的乳腺门诊看看。

预约后，我一个人去就诊，因为我确定不会有什么问题。看病经历了一系列的过程。尽管我刚刚 50 岁，我之前从未做过乳腺 X 线摄影，这是看病的第一项检查。我带着恐惧靠近机器。那位女士心不在焉地给我检查，我被这

*S. Cliffe 和 C. Cliffe：患者。

个检查造成的疼痛吓到了。离开房间时我松了一口气，接着我出去等待下一环节——见专科医生。她很友善！她给我做了检查，并说她可以摸到肿块，但她不确定这个肿块是否应该引起注意。她说能确定的唯一方法就是做个活检。我觉得接下来的是这次看病中最糟糕的部分之一，仅次于诊断结果。

我走进一个黑暗的房间，按要求躺在检查床上。医生用超声给肿块定位，并告诉我他可以在显示器上看到肿块，并告诉我准备进行针吸活检，他会给我做个局部麻醉。当麻醉起效时，他切开我的皮肤（一点都不痛——耶！），那一刻我意识到我开始害怕了。我问在场的护士，我可不可以抓住她的手，她同意了。我觉得如果能闲聊让我分心，而不是一味地等待，就没时间去想象这次经历会有多糟糕。而护士只是在旁边看着。接着放射学家向我的乳腺中注射了一针（比我想象中的大得多——我原以为它只会是普通注射针头的大小），并告诉我等下会有一声大的咔哒声。我觉得这简直是轻描淡写。我原以为我会被击中——这股力量太吓人了。如果可能，那在第三下之前，我会变得更放松一点。当我穿衣服的时候，护士说我刚刚很勇敢。我对她的帮助表示感谢。

我回到了等待室。坐在那儿时，我意识到这次经历比我原来想的更加折磨人，我希望能有个人陪着我——即使是一个让我分心的人，跟我说说话或者让我扮出一副勇敢面孔也好。我看了我能找到的所有小册子（我发现一本乳腺切除术的杂志尤其令人不安）。在感觉过了一个世纪之后，我又被叫回了咨询室。我独自坐在小房间里等待，为了不胡思乱想，我试着尽可能地去阅读房间里的小提示。最后，有人敲门，护士陪着非常可爱的专科医生进来了。她俩看起来都有点忧郁。我有点反胃。她说她们非常关心目前为止的检查结果。她让我 1 周后来取结果，并且还要带个人陪我。她说如今医疗技术很先进，还说"我们的女士在我们的医院表现得非常好"。我记得我当时在想，"但

是我并不希望成为你们的女士之一"。余下的谈话有几分混乱。我记得有人提到在手术前使用化学疗法、乳腺切除术、乳腺肿瘤切除术和重建等。我感觉整个人都受到了沉重的打击。我问她如果治疗的话需要多长时间，她回答说"非常快"。

奇怪的是，我当时主要的想法是，"对于我刚接手的新工作我该干点什么？"我将我的担忧告诉了房间里坐在我旁边的两位工作人员。专科医生简单答道，"我们只得先等待，等到下周最后的诊断吧。"接下来便是我一生中最长的一周。

带着几分迷茫离开诊所，取车途中我打电话给丈夫，告诉他医生担心检查的结果。泪水模糊了我的视野，我不知道我是怎么沿着一条繁华的主车道开回家的。当我到家时，我忍不住哭了起来，我觉得这简直是一场噩梦。我仍然全神贯注地想我该对新工作做点什么——似乎很令人惊讶，我会这样担心一件相对不重要的事，但是我从心底希望当我以后一心与疾病斗争时，我身边的生活能安定下来。我打电话给我的同事，告诉她我的事情，接着我联系了学校理事会的主席。我说需要马上见他。主席非常善解人意，立刻让我和我的丈夫 Colin 直接去他家。

当我向主席解释我的恐惧时我非常紧张——他听得很认真。我详细地说完了我的想法，但最终我想说的是，虽然我最近已决定辞职，但我真的不想远离这个让我感觉像家一样的学校，去开始我的另一段旅程。我的主席毫不犹豫地对我说，我不应该上交正式的辞职申请，应该收回对另一所学校的承诺。我感到如此的放松和感动，大家这么支持我！这将在未来的旅途中不断激励我。

现在我有繁重的任务，要告诉家人朋友我可能患病了。正是这个时候我决定尽可能坦诚地面对癌症。我很幸运，Colin 承担了给大家打电话的任务，提醒他们可能会出现的情况。然后，我告诉了我的两个女儿。她们俩均用一种极其相似的、听起来几乎超然的方式回应。随着

时间的流逝，显然这就是她们设法处理这种情况的方法。Colin 十分乐观地面对未来——他的态度是：我们已经应付了他经历的手术，所以无论未来向我们抛来什么，我们都能够面对。

我不知道我是怎么应付这等待的时间的——几乎无法忍受。诊所的护士说她什么都不知道比知道还要糟糕，我现在倾向于赞同这个观点。我试着像往常一样，继续让自己忙于工作和与朋友见面。我发现分享我在诊所的经历对我有巨大的帮助。但这个时段也正是我与最危险的消遣方式相熟之际——在网上查询关于乳腺癌的文章！我开始查询活检、癌症类型以及生存率的文章。在接下来的一年中，某种程度上我成为了一个业余的专业人士。

似乎过了一个世纪，取结果的那天终于到了。我和 Colin 被请进了咨询室，最终敲门声响了，又一位会诊医生和一位女士进来了，据介绍这位女士是乳腺护理护士。这一刻我很肯定接下来会说什么——还有什么其他原因会让一个专业护士陪着医生呢？在彼此一番客气后，我得知他们的确发现一个约 1.5cm 大小的二级肿瘤，但没有理由证明有任何转移。将进行乳腺肿瘤切除术和前哨淋巴结及周边淋巴结的清扫术，并进行淋巴结检查来确定有无癌症转移。在这之后，会有一系列的放射治疗（我很熟悉这个，因为这曾经是我母亲治疗的一部分），也许还需要服用他莫昔芬。我真的很高兴——这是超现实主义，因为我刚刚被告知得了癌症！我很积极并能够面对看起来像剧本似的治疗。乳腺肿瘤切除术大约在 3 周后进行。

之后那个下午我重返工作岗位，并勾勒了一幅十分乐观的有关我治疗计划的画，我的朋友都被我的放松和积极的忙碌骗过去了。还未想明白，我就发现自己正在同一家医院接受手术。工作人员很热心，我也立刻开始和一位女士交谈了起来，她也将进入手术室接受乳腺肿块切除术。令人悲伤的是，我从半夜就开始挨饿，并且直到下午才轮到我进入手术室——手术开始前我又饿又渴，我觉得这让我不去想将

要发生的事。为了准备手术，我下楼去接受放射性注射，工作人员如此健谈——这正是我所需要的。我想让生活像以前一样继续下去。我不想被贴上标签。我发现走到手术室是一种奇妙的感受，我必须承认在途中我十分想从医院中逃离出去。到了麻醉室，第一次在诊所遇见的专科医生进来看望我并给了我一个拥抱。她说他们会照顾我，她很抱歉在这样的场合下再次看到我。这让我有了自信并感受到被人照顾。麻醉过程十分糟糕——找静脉花了好一会儿（都快变成又一个噩梦了），麻醉医生在给我准备过程中给一个医学生讲课。注射的药物里有一种药开始灼烧我的手臂，我冷静地说真疼。然后那疼痛变成折磨，烧进我的脖子。这时我试着从推车里退出来，但被机警的工作人员按了回去。失去意识前我听到有人喊，"快来人帮忙啊！"几次难过后，我带着几分不安醒来，在护工的帮助下，我稳定地进入迅速恢复状态。然而，我必须再次忍受等待结果带来的巨大压力——外科医生说她原以为她已经切除了整个肿瘤，但是组织学检查会告诉我们最终结果。返回工作并过着正常的生活似乎是我的应对机制。随着我的乐观慢慢消失，我非常关心结果。当我们在咨询室等待手术之后的反馈时，我明显感到伤口周围的不适，但是我告诉自己拿掉麻烦的肿瘤这是值得的。会诊医生和乳腺护理护士一进入房间我就知道一切肯定不是很好。我最担心的事发生了。我被告知肿瘤比第 1 次预想的还要糟糕得多，清除的 3 个淋巴结全都显示有癌细胞。这意味着要化疗。同样也出现了广泛的淋巴血管侵犯，这意味着要做乳腺全切术，而且要清除掉我右手臂下的所有淋巴结。因为术后还要进行放疗，他建议不应该立刻做乳腺重建，因为会对新乳腺的外观有不利影响。我震惊了。他看到这些又说，他知道我很震惊，但是情况并非毫无希望。他帮我预定了 3 周后的手术，以此给我一个机会去慢慢接受我将面对的事。他离开后，乳腺护理护士和我们又待了一会儿，并安慰我说，尽管

在治疗方面遇到了更大的困难，但这是一次更彻底的治疗。这时我很乐意接受各种形式的治疗——过去我常常想，如果我的母亲和姨妈接受更彻底的治疗，她们也许会活得更好。考虑到我处于打击中，护士认为我返回工作是不理智的。她向我保证，乳腺全切术是一种十分简单的手术，现在他们也有很好的药物来处理化疗带来的不良反应。她的话给了我希望，现在我知道希望这是最坚硬的一片盔甲。回家后，我通知了我的副校长、助理主任和主席，我会休假长达一年！护士说，在化疗的同时和孩子一起工作感染的风险太大。我们也期待着学校的探视（"教育标准局"），这增加了我们工作的痛苦感。但是他们向我保证学校里所有的工作都能被安排好，我不用担心。从这时起，我的工作优先级发生了变化——我一心与疾病斗争。我很幸福能够拥有这么一个令人振奋的工作环境。我想这时如果我可以退休，我会选择退休的。我羡慕所有在她们退休时面对抗争的年长女性，她们不用担心工作。

很快我到医院进行下一轮手术。我回到了同一间病房，在这里我曾做过乳腺肿瘤切除术，工作人员仍像以前一样关心我。我和Colin下楼去了手术室，在套间门口他离开了，我等待小房间里的人叫我进去。在小房间里我和一名护士坐在一起，她一直与我闲聊让我分心——另一种抑制紧张的好方式。我躺在手推车里，手术技师握着我的手抚摸我的头，他们努力去找静脉——我听到的最后一句话是，"别担心——我们会照顾你的。"醒来后我发现自己插着引流管、绑着绷带。即使在返回病房的途中我处于一种常见的不适中，我还是很开心能够在手术中存活下来。随着我逐渐恢复，我感觉异常欢快，并享受着和工作人员以及患者之间的互动。当医院护士跟我说她觉得我这么乐观肯定能恢复得很好，我充满希望。作为一个正在面对我们都恐惧的疾病的患者，这么一句看似微不足道的话语，却可以让你对未来充满信心。

在拆掉两条绷带中的一个时，我出院了。我被一直如此乐观的Colin照顾得无微不至。回外科医生那复查时，他说我们采取了一系列正确的措施，因为剩下的乳腺显示许多肿瘤的痕迹。我很高兴听到只有一个被清除的淋巴结出现了癌细胞——到目前为止我都做好了听到最坏消息的准备！我下一阶段的治疗方案也制订好了，我要去拜访一位肿瘤医生，他提出化疗是正确的治疗计划。我准备在乳腺全切术后3周左右，基本康复时开始治疗。像以往圣诞节怪物一样，这次治疗最让我恐惧。你总是担心对药物的反应——尤其是当你得知有一种是来自于紫衫且富含毒性的药物。我去当地医院的部门——Christie医院门诊接受"毒药"治疗。他们已经给我准备了一个冰帽来阻止脱发，我便要开始我的第一次治疗了。坦白地说，我很害怕，但是非常友好的工作人员让我放松了下来，他们在治疗的每一阶段都和我交谈。我戴上了冰帽——它极其冰冷。在尝试了两次后，护士成功地找到了静脉，注射开始了。大约在20分钟后注射停止了，不同的医务人员试了7次才找到了静脉。最后一次注射，他们选用了我做乳腺全切术的那一边的静脉，他们真的不想这么做，因为这会增加手臂淋巴水肿的风险。随着时间的流逝，我开始感觉怪怪的。我开始颤抖，并不像平常的那样，而是无法控制的摇摆。我原以为我会失去意识。医务人员意识到发生了什么事，他们测量我的脉搏和血压，但都很难测出。我体温过低。这时我告诉他们把冰帽拿掉——我并不介意脱发！这并不可能立刻实现，因为冰帽和我的头结合得很紧密！他们拿来了很多毯子给我取暖。他们非常关心我，在注射最后药物时尽最大可能让我感觉舒适。我整个人都很痛苦——戴着冰帽的那段时间，我的思绪已经远离了化疗。几天后，我的美发师建议在头发开始成块脱落前，我应该把头发剃掉。我打开所有心结，剪了一个朋克发型的头，剪发期间我们谈得很开心。我的假发是如此的可爱，很多人都夸它好看，比我自己的头发的赞美还要多。

　　我很幸运用这种治疗方法,因为我从未有过不适。在治疗后有一两天我感觉浑身无力。洗完澡后我必须躺下来才能恢复呼吸。以前错过的电影和书籍现在也有时间看了。这段时间很多人都很照顾我——尤其是把我们从做饭的苦差事里拯救出来的那位女士,她给我们做了好多派和蛋糕。朋友发来的短信和小字条鼓舞着我。其中许多朋友让我认识了曾经接受过同样治疗的其他人,我们互相联系,彼此鼓励。光是与幸存下来的人聊天我就觉得如此兴奋。短短 6 个月内 8 个疗程的化疗就结束了——医务人员帮我渡过了难关,尤其是当我害怕注射多西紫杉醇时,因为我知道多西紫杉醇能在最初 10 分钟内引发过敏反应。在开始注射之前,护士告诉我如果出现不适,可以注射已经准备好的氢化可的松,并且她一直跟我讲她在圣诞节的种种趣事。在我知道注射完之前,药物已进入我的体内,也没发生不良反应。

　　然而,在化疗时我真的经历了两次不明原因的感染。第 1 次我的体温慢慢升高到了 37℃以上,我打电话给 Christie 的护士,她友善地建议我:"亲爱的,你最好带上你的衣物开车到这儿来。"我无法相信病房入口处的人们是如此的脆弱。相比之下,我感觉相当好,只是有点"晕晕沉沉"的。第二次感染让我去了当地的急救中心。他们似乎对我的治疗有点困惑,也不知道我使用过一种会增加白细胞计数的药物(培非格司亭),这让我的血象比实际上看起来要好。我回家了,但体温开始进一步升高。在给 Christie 打电话时,他们希望我立刻住院。在两家医院,我都接受抗生素注射并很快就回家了。

　　接受完化疗并抗过最大剂量的所有不良反应,我是如此的轻松。接下来我要去 Christie 医院为 15 个疗程的放疗做准备。我完成了纹身(这个过程最痛苦),并且要连续 3 周每周一到周五来医院放疗。我经常碰到同样的放射技师,他们给我"交流"的机会。我要躺在一个不舒服的位置,他们不停地为这向我道歉——我

跟他们说,和我以前接受的治疗相比,这部分治疗算是上天赐福。在治疗结束前第二天,有一位放射技师来和我讨论治疗后的护理。她看了我的病理报告,并告诉我继续使用 E45 药膏涂在胸壁上治疗的那一侧以及锁骨上区域。那晚我被网络吸引了,我上网查阅了我所患癌症的类型。这是一种罕见癌,预后也不好。我了解到 40% 的患者 3 年内死亡。我很沮丧。到目前为止我还能应付。第 2 天一位朋友带我去做最后一次放疗。我向 2 位放射技师提到我所了解的信息。他们感觉到了我的悲痛,并说他们会请一位肿瘤医生和我谈谈。治疗结束后半小时内,1 位肿瘤专家和 1 位放射技师就来和我谈论互联网上的东西并不完全可信。肿瘤专家告诉我,这不是一个没有希望的病例,如果有这种情况他们会如实告诉我。她同时说数据没有意义。你可以是任一百分比中的一个。如果幸存者只有 5%,你完全可以成为其中的一个。她说:"苏珊,你得了癌症。我们已经治疗过了。就我们而言,它已经消失了。一心继续你的生活吧。"她极大地鼓舞了我。

　　那正是我打算做的。作为一个有挑战性学校的校长,我已经返回工作岗位 2 年多了。我享受着健康的身体——每一天都是上帝保佑,而且如果我感觉很好我会感谢每一天。Colin 继续支持我,我的女儿们似乎已经相对毫发无损地度过这场劫难。她们用自己的方式处理这种情况。经再三考虑,我宁愿她们更超然而不是在我身边崩溃不已。她们给我们一种淡定的感觉。我真的感觉到相比那些抱怨琐碎小事的人我忍耐力更少。自从生病后,我已经变成一个更快乐、更易感激的人,我也已经学到在面对人生挑战时,人们之间的互相支持有多么重要。尤其在护理行业更是如此——短短的几句话就能够对患者产生巨大的影响——或好或坏。

　　(杨锦洲　王骏　周桔　崔文静　吴虹桥　李开信
　　　高之振　陈峰　胡斌　刘小艳　译)

第 **10** 章

参与乳腺 X 线摄影普查的心理因素

Anne Pearson, Ashley Weinberg

引言

英国 NHS 乳腺普查计划确定的全国参与普查的女性比例最低为 70%[1]。2012—2013 年，232 万 50~70 岁的女性被邀请参与常规乳腺 X 线摄影检查，结果只有 72.2% 的女性参与。与往年相比，参与率进一步降低了（2010—2011 年参与率为 73.4%，2011—2012 年参与率为 73.1%[1]）。乳腺癌是英国女性最常见的癌症[2]，80% 以上的女性可以存活 5 年[3]。普查能够减少乳腺癌死亡率[4]，为何 2012—2013 年有 27.8% 的女性拒绝参与常规乳腺 X 线摄影这个最终可以挽救她们生命的检查呢？

心理学能够提供什么?

心理学模型试图解释隐藏在参与普查决定后面的个人观念和信念。但是，研究成果将这些模型转化为参与行为的预测因子取得了不同程度的成功[5]，表明该理论是相关的，但却不是全部原因。其他因素与人口统计学背景、个体心理的差异有关，还有那些提示有关乳腺 X 线摄影普查事件也可能使女性决定参与普查。

知道了检查的地点和其特定的受检群体，医师可以评估哪些因素影响到了这个过程。而单一的方法不可能适合所有潜在的参与者，应

该认识到存在一系列因素，如在本节中所讨论的，会鼓励或证实医师努力去了解女性决定参加乳腺 X 线摄影的背后因素。

心理因素对参与普查的决定是否有影响，应该分成特定的部分来考虑。健康信念模型[6]表明，我们评估一个特定的疾病引起的威胁，以此来考虑我们自己的易感性和感知一个潜在健康问题的严重性，计算哪些可能提示线索，如收到邀请函而来普查，或看到一个广告提高认识等。基于这点，该模型提示我们应该平衡未来预防行动的益处和障碍。对于乳腺 X 线摄影，这意味着当认为患乳腺癌的可能性很小时，她们就不可能来参加普查；但如果她们知道癌症在未被发现的情况下会大大增加死亡率，那她们则更有可能参加普查[7]。尤其是英国，近年来在提高公众对乳腺癌的认识方面做出了相当大的努力，导致对癌症威胁的信息的了解有所增加[3]。但是关于乳腺癌的心理影响和普查也被更仔细地考虑到了。

风险认知与痛苦

先前的研究已经证明，女性倾向于高估自己患乳腺癌的风险，导致她们对疾病的发展具有很大的焦虑[8,9]。有趣的是，Yavan 等[10]发现，在土耳其女性的一组样本中，她们真认为自己患乳腺癌的平均风险为 50% 以上，而且这个比

例随着年龄的增长而增加。其他研究,如 Jones 等[11]关于澳大利亚的大规模研究表明,恰恰相反,年轻女性对风险的认知度最高。无论高低,后果都是不准确的风险认知,相关焦虑可能影响女性定期普查的参与率。不知道是什么导致这种不准确性,风险沟通过程本身的有效性似乎是合理的。既往研究已经证明,各国在风险沟通上的差异,并不影响风险认知的不准确性[12-15]。

最近,英国独立乳腺癌普查审查小组给 NHS 乳腺普查计划[16]提了若干建议,其中一条是关于风险沟通和常规乳腺 X 线摄影的好处。清楚地向女性说明普查的好处和坏处是必要的。它是现代健康系统应该如何运行的核心[17]。但是,如果风险和危害讲得过于清楚,那些已经高估了风险的女性很可能会从这些信息中得出普查是不安全的结论,并拒绝参与常规乳腺 X 线摄影检查。德国有一项研究是关于大肠癌普查的风险;研究发现以传统方式讲解风险信息最有效:提供简单的建议和一般方针。相反,如果风险信息提出了以证据为基础的信息,考虑具体的标准,更可能导致一些不作为的理由,即人们倾向于贬低这一信息,减少他们的认知风险,以此为理由不参与普查[18]。

乳腺 X 线摄影的性质意味着个人的决定取决于生理和心理因素的结合。糟糕的是,这两组因素好像都由个人认知的变化支配。

然而,检查的尴尬、不适和疼痛对部分女性来说,过程本身就是对身体的挑战,而不会去想乳腺 X 线摄影潜在的好处[19]。当然,所有普查医师都会安慰受检者并帮她们消除疑虑,所以,参与者普遍看好这个领域工作的医师就不足为奇。甚至有人指出,对医师满意的话可以帮助参与者减少痛苦和尴尬[20]。

然而,任何经历过严重不适或疼痛的人可能都会记得这种感觉,把它与乳腺 X 线摄影的经历联系在一起。有人建议,在乳腺 X 线摄影过程中提高对受检者的控制力度可能会进一

步减轻不适[21]。同时,有些研究正在进行中,探讨对乳腺施加多大压力以获得一个清晰的图像(参见本章"风险认知与痛苦"一节和第 20~22 章)。需要在实践中进一步完善以便将检查中的疼痛和不适降到最低,这是决定是否参与和再次参与普查的关键。

健康信念模型之外的事

健康信念模型也强调了成本效益分析,由个人评估她们的个人风险后决定下一步的计划。在做出积极参与普查的决定时,应考虑到普查的好处要大于潜在的障碍。例如,要相信乳腺 X 线摄影能够检出乳腺癌,即使痛苦或令人不愉快的经历可能会让人忽略普查潜在的好处[7]。

计划行为理论[22]进一步探讨了当决定是否参与普查时的社会期望是什么,换句话说,家庭成员、朋友和同事是否也参与普查?然而,任何一种预测行为的方法都有局限性。例如,有研究指出,不同的民族均认可健康信念模型的作用;但也有研究表明在决定是否参与乳腺 X 线摄影时,不同的文化因素作用不同[23-25]。

先前的研究证明,被分在一些组别中的女性容易受到一些消极因素的影响,比如知识缺乏、语言障碍、医疗服务不到位以及专业医疗人员的消极态度[26]。但是社会支持所起的作用,包括亲密的友谊,家人的支持或者参加社会团体(比如当一名志愿者)能够积极地促进乳腺 X 线摄影的参与率;而与他人隔绝,比如独居、只跟孩子一起居住或者缺乏社交,不参与普查的可能性会显著增加[27]。

进一步讲,重要的是认识到乳腺 X 线摄影是应该鼓励女性采取行动预防乳腺癌的三种方式之一,另外两种是自我检查,以及出现体征和症状时应咨询临床医师。最近有关女性是否愿意参与以上三个方式的比较研究表明,在认识危险或是障碍方面民族差异较少,而更多的是由于对乳线 X 线摄影观念的差异,以

及自我效能评分和健康理念的不同[28]。个体差异取决于个人的忍受能力，如自我效能，这也被建议作为关键因素来预测健康相关行为的顺应性[29]。

以上所有发现综合表明，超出个人控制的个体认知因素，使得通过乳腺 X 线摄影来预防疾病的方法通常难以实行。瑞典的 Malmo 饮食与癌症的队列研究认为，不参与者的个人控制水平低，她们也许会积极地回答"事情不会如我所愿的[27]"这类问题。在英国的 Kent 乡村计划中，通过鼓励女性战胜微弱的信念控制力取得了积极的成效，乳腺 X 线摄影参与率随之提高。那些被要求参与的女性更容易在参与的过程中降低克服困难的信心，试着帮助她们解决问题的行为很有可能影响她们参与普查的积极性[30]。对执行意图的关注，即将计划付诸行动，为那些有意参与但有困难的人提供了帮助[30]。

Joffe[31]指出，"鼓励人们用自我保护的方式面对风险，并远离威胁"。与此一致的是，女性更有可能将乳腺 X 线摄影当作加强心理防御能力的方式，即个体和社会的安全防护意识。这显然是使某一特定行动方针合理化的人所共有的现象，可能意味着改变一个人的想法（例如参与乳腺 X 线摄影是个好主意），来判定自己的行为是否正确（例如：我不参与乳腺 X 线摄影预约），因此这个人就会有不同的想法（例如：朋友不参与乳腺 X 线摄影都很好，所以我也会没事）。这种认知失调的例子说明，参与乳腺 X 线摄影的决定逻辑可能被更改，迄今为止的理论方法均假定：这样的决定基于控制过程既没有受到负面情绪的影响，也没有受到与有利健康的理念相悖的信念的影响[32]。

人们已经认识到工作之外的压力使不参与乳腺 X 线摄影的机会增加[27]，但是先前的研究已经表明，恐惧和宿命论等心理社会因素会影响一个女性是否接受邀请参加常规普查[33]。

消极心理因素的作用

恐惧和焦虑很大程度上会阻碍普查，因为它们都对判断和行为有影响。当女性开始担忧有可能患乳腺癌时，对其可能的检测普查烦心，她可能会决定不参与普查[34]。"心理社会恐惧会影响并削弱一个人的认知行为，使认知失调和混乱，同时打乱人的决策逻辑性[33]。"因此，这种心态会有害地影响女性的逻辑推理，导致她们躲避常规乳腺 X 线摄影。

作为处理恐惧的策略，回避是可以理解的，但是对付（有人认为是认知失调）也可能对潜在无用的心理防御方面起一定作用。因此，不情愿去讨论乳腺癌的话题，是由于害怕患病率的提高[35]，或怕自找麻烦[36]，或担心因参加普查而挑战自己健康方面的信念[37]。"癌症宿命论表明一个人屈服于精神的绝望、无力、毫无价值和对社会的绝望[38]。"担心可能患乳腺癌的女性采用这种思维方式可能认为普查是毫无意义的，即癌症就"意味着"发生，没必要做普查；或者，即使乳腺 X 线摄影能检出癌症，但也已经迟了。认为乳腺 X 线摄影无用与某些人对普查过程中这项技术的想法是吻合的。不管这是否源于医学文化批判优先的思想"儿戏[39]"，还是在认知上把普查当作一个对女性道德的挑战[40]，乳腺 X 线摄影对女性情感上的影响，至少在短期内，通常是显而易见的。

大量的研究已经评估了乳腺普查不同阶段的焦虑水平。持续高估风险上文已经提到[10]，所以这就不奇怪，女性在受到邀请进行普查可能会经历最初的恐慌。这种方式推动乳腺 X 线摄影一直备受争议，除非这种水平的焦虑能够让人因为上述原因躲避普查[21]。一些可行的措施，如定期接触潜在的参与者——例如通过事先邀请和个人联系——意味着随着乳腺普查计划意识的提高，在某个时间女性参与普查会变得更容易接受[41]。

英国 2009—2010 年的数据广泛评估得

出，经过初步普查后,3.9%的女性被召回要求接受进一步的乳腺 X 线摄影检查。在81%假阳性的病例中,复查的结果令人满意,最终也有一个安全的结果[42]。自然,当收到再次检查的消息时焦虑的情绪上涨,被归类为假阳性病例报告中40%的人极度焦虑[43]。

在挪威的一项研究中发现,这种焦虑状态是短期的。筛选 4 周后,水平匹配的一般人群和初始便抑郁的症状都有所下降。不足为奇的是,被诊断出患有癌症的女性焦虑和抑郁水平超过了普通人的水平[44]。尽管受到复查的心理影响,挪威的这项研究表明,98%的女性还是愿意参与复查的[44]。

但是,回顾那些复查对心理的影响,发现除了普遍焦虑之外,对乳腺癌特有的焦虑、抑郁、恐惧和痛苦也显著增加[45]。值得指出的是,在英国普查项目中被认为假阳性长达 3 年后又被召回的女性会经历以上这些情绪[42]。被诊断为假阳性的经历可能会影响后续的普查。一项研究表明,3%的女性不敢参与下次的乳腺 X 线摄影预约[46]。相对而言,并没有发现有乳腺癌家族史的女性和被诊断为假阳性的女性会在消极情绪上有所增加,这反映了她们对于普查过程和结果的不同期待值[2]。

小结

关于参与和不参与乳腺 X 线摄影的心理因素,包括对乳腺癌的看法、自我感觉的控制、自我效能感、社会支持系统、人口学,乳腺 X 线摄影检查机构的宣传、过去是否有身体上或精神上参与普查的经历,以及心理方面是否有消极的情绪和表现。心理模型很可能会继续考虑这些因素,但最重要的是,执业医师要清楚地了解当地人口并考虑哪个才是影响因素。

考虑到负面经历对未来参与度的影响[47],以及受检者在她们应邀参与普查时认识确保情感控制的重要性,心理方面的因素依旧值得

仔细考虑。根据这种思想,英国国家健康研究所建议:"关于评估的原因和过程的信息措辞要清晰、谨慎(但不是这样的细节,如她们变得消极是由于没有参与筛查的医务人员支持)[42]。"针对乳腺癌普查的独立审查[48],人们越来越关注发展,"患者被邀请的支持材料……为更好地支持她们参与普查做出明智的选择"[16]。

(杨锦洲　王骏　周桔　李开信　高之振　陈峰
胡斌　刘小艳　崔文静　吴虹桥　译)

参考文献

1. Health and Social Care Information Centre. Breast Screening Programme, England: Statistics for 2012–13. 27 Feb 2014.
2. Tyndel S, Austoker J, Henderson BJ, Brain K, Bankhead C, Clements A, Watson EK. What is the psychological impact of mammographic screening on younger women with a family history of breast cancer? Findings from a prospective cohort study by the PIMMS management group. J Clin Oncol. 2007;25(25):3823–30.
3. Breast cancer campaign; breast cancer statistics. http://www.breastcancercampaign.org/about-breast-cancer/breast-cancer-statistics#./breast-cancer-statistics?&_suid=140065027052507587201572451888. Accessed 12 May 2014.
4. National Cancer Institute. Mammography. http://www.cancer.gov/cancertopics/factsheet/detection/mammograms. Accessed 12 May 2014.
5. Carpenter CJ. A meta-analysis of the effectiveness of health belief model variables in predicting behaviour. Health Commun. 2010;25(8):661–9.
6. Rosenstock IM. Why people use health services. Milbank Meml Fund Q. 1966;44:94–127.
7. Hyman RB, Baker S, Ephraim R, Moadel A, Philip J. Health beliefs model variables as predictors of screening mammography utilisation. J Behav Med. 1994;17(4):391–406.
8. Hopwood P. Breast cancer perception: what do we know and understand? Breast Cancer Res. 2000;2:387–91.
9. Haas JS, Kaplan CP, Des Jarlais G, Gildengoin V, Pérez-Stable EJ, Kerlikowske K. Perceived risk of breast cancer among women at average and increased risk. J Womens Health. 2005;14(9):845–51.
10. Yavan T, Akyü A, Tosun N, Iyigün E. Women's breast cancer risk perception and attitudes towards screening tests. J Psychosoc Oncol. 2010;28(2):189–201.
11. Jones SC, Magee CA, Barrie LR, Iverson DC, Gregory P, Hanks EL, Nelson AE, Nehill CL, Zorbas HM. Australian women's perceptions of breast cancer

risk factors and the risk of developing breast cancer. Womens Health Issues. 2011;21(5):353–60.

12. Cull A, Anderson EDC, Campbell S, Mackay J, Smyth E, Steel M. The impact of genetic counselling about breast cancer risk on women's risk perceptions and levels of distress. Br J Cancer. 1999;79:501–8.

13. Evans DGR, Blair V, Greenhalgh R, Hopwood P, Howell A. The impact of genetic counselling on risk perception in women with a family history of breast cancer. Br J Cancer. 1994;70:934–8.

14. Hopwood P, Long A, Keeling F, Poole C, Evans DGR, Howell A. Psychological support needs for women at high genetic risk of breast cancer: some preliminary indicators. Psychooncology. 1998;7:402–12.

15. Watson M, Lloyd S, Davidson J, Meyer L, Eeles R, Ebbs S, Murday V. The impact of genetic counselling on risk perception and mental health in women with a family history of breast cancer. Br J Cancer. 1999;79: 868–74.

16. NHS Breast Screening Programme. Annual review. Sheffield: NHS; 2012.

17. Cameron D. Reviewing the evidence for breast screening, NHS Breast Screening Programme Annual Review. Sheffield: NHS; 2012.

18. Steckelberg A, Kasper J, Redegeld M, Muhlhauser I. Risk information – barrier to informed choice? A focus group study. Soz Preventivmed. 2004;49(6): 375–80.

19. Keefe RJ, Hauck ER, Egert J, Rimer B, Kornguth P. Mammography pain and discomfort: a cognitive behavioural perspective. Pain. 1994;56:247–60.

20. Hamilton EL, Wallis MG, Barlow J, Cullen L, Wright C. Women's views of a breast cancer service. Health Care Women Int. 2003;24:40–8.

21. Marks DF, Murray M, Evans B, Willig C, Woodall C, Sykes CM. Health psychology: theory, research and practice. 2nd ed. London: Sage; 2005.

22. Ajzen I. From intention to actions: a theory of planned behaviour. In: Kuhl J, Beckmann J, editors. Action-control: from cognition to behaviour. Heidelberg: Springer; 1985. p. 11–39.

23. Wu TY, West B, Chen YW, Hergert C. Health beliefs and practices related to breast cancer screening in Philippino, Chinese and Asian-Indian women. Cancer Detect Prev. 2006;30(1):58–66.

24. Vadaparampil ST, Champion VL, Miller TK, Menon U, Sugg-Skinner C. Using the health belief model to examine differences in adherence to mammography among African-American and Caucasian women. J Psychosoc Oncol. 2005;21:59–79.

25. Consedine NS, Magai C, Horton D, Neugut AI, Gillespie M. Health belief model factors in mammography screening: testing for interactions among sub-populations of Caribbean women. Ethn Dis. 2005;15(3):444–52.

26. Thomas VN, Saleem T, Abraham R. Barriers to effective uptake of cancer screening among black and minority ethnic groups. Int J Palliat Nurs. 2005;11(11): 562–71.

27. Lagerlund M, Sontrop JM, Zachrisson S. Psychosocial factors and attendance at a population-based mammography screening program in a cohort of Swedish women. BMC Women's Health. 2014;14:33. doi:10.1186/1472-6874/14/33.

28. Hajian-Tilaki K, Auladi S. Health belief model and practice of breast self-examination and breast cancer screening in Iranian women. Breast Cancer. 2012;21(4): 429–34.

29. Rosenstock IM, Strecher VJ, Becker MH. Social learning theory and the health belief model. Health Educ Q. 1988;15(2):175–83.

30. Rutter D, Quine L, Steadman L, Thompson, S. Increasing attendance at breast cancer screening: Field trial. Final report. University of Kent 2007.

31. Joffe H. Risk and the 'other'. New York: Cambridge University Press; 1999.

32. Sarafino EP. Health psychology: biopsychosocial interactions. 4th ed. New York: Wiley; 2002.

33. Talbert PV. The relationship of fear and fatalism with breast cancer screening among a selected target population of African American middle class women. J Soc Behav Health Sci. 2008;2(1):96–110.

34. Phillips JM, Cohen MZ, Moses G. Breast cancer screening and African American women: fear fatalism and silence. Oncol Nurs Forum. 1999;26(3):561–71.

35. Blaxter M. The causes of disease: women talking. Soc Sci Med. 1983;17:59–69.

36. Russell KM, Swenson MM, Skelton AM, Shedd-Steele R. The meaning of health in mammography screening for African American women. Health Care Women Int. 2003;24:27–39.

37. Borrayo EA, Jenkins SR. Feeling healthy: so why should Mexican-descent women screen for breast cancer? Qual Health Res. 2001;11:812–23.

38. Powe BD. Cancer fatalism – spiritual perspectives. J Relig Health. 1997;36(2):135–7.

39. Kearney AJ. Increasing our understanding of breast self-examination: women talk about cancer, the health care system and being women. Qual Health Res. 2006;16(6):802–20.

40. Borrayo EA, Jenkins SR. Feeling indecent: breast cancer screening resistance of Mexican-descent women. J Health Psychol. 2001;6:537–49.

41. Zelenyanszki C. Maximising screening attendance: a reference guide. NHS: North West London Cancer Network; 2009.

42. Bond M, Pavey T, Welch K, Cooper C, Garside R, Dean S, Hyde C. Systematic review of the psychological consequences of false-positive screening mammograms. Health Technol Assess. 2013;17(13):1–170.

43. Schwartz LM, Woloshin S, Fowler FJ, Welch HG. Enthusiasm for cancer screening in the United States. J Am Med Assoc. 2004;291:71–8.

44. Bredal S, Kåresen R, Skaane P, Engelstad KS, Ekeberg Ø. Recall mammography and psychological distress. Eur J Cancer. 2013;49(4):805–11.

45. Salz T, Richman AR, Brewer NT. Meta-analyses of the effect of false-positive mammograms on generic and specific psychosocial outcomes. Psychooncology. 2010;19:26–34.

46. McCann J, Stockton D, Godward S. Impact of false-positive mammography on subsequent screening attendance and risk of cancer. Breast Cancer Res. 2002;4. doi:10.1186/bcr455. Accessed 1 June 2014.

47. Marshall G. A comparative study of re-attenders and non re-attenders for second triennial National Breast Screening Programme appointments. J Public Health Med. 1994;16:79–86.

48. Marmot M. The benefits and harms of breast cancer screening: an independent review. The Lancet. 2012;380(9855):1778–86.

第 11 章

情绪智力

Stuart J. Mackay

Sue 的故事(见第 9 章)非常感人,可能你也深受感动。她生动地描述了她所经历的一系列犹如坐过山车的强烈感受。但是,在我们讨论她的情感之前,我们需要定义这个术语——"情感"。问题在于,定义这个术语取决于你的世界观,例如行为主义者会用不同于哲学家的观点来定义"情感"。心理学中它是有用的且被广泛使用的术语,指一种复杂的感觉,导致身体和心理的变化,影响着思想与行为[1]。对 Sue 的故事中表现出的情感表示如下:

Sue 所表现的负面感情或者感觉包括:

- "我带着恐惧靠近机器"
- "我开始害怕了"
- "我有点反胃"
- "我感觉整个人都受到了沉重的打击"
- "我很震惊"
- "我忍不住哭了起来,我觉得这简直是一场噩梦"
- "我必须再次忍受等待结果带来的巨大的压力"
- "坦白地说,我很害怕"
- "这次治疗最让我恐惧"
- "我很沮丧。到目前为止,我还能应付"

Sue 所表现的积极感情或者感觉包括:

- "她极大地鼓舞了我"
- "我恢复了正常呼吸"
- "我的朋友都被我的放松和积极的忙碌骗过去了"

- "光是与幸存下来的人聊天我就觉得如此振奋"
- "这让我有了自信并感受到被人照顾"

此外,Sue 还陈诉了在这个困难时期身体和情感的需求及期望。

读者互动:请重读 Sue 的故事,试着找到她明确表达的身体或情感需求。

Sue 需要"握住护士的手",相信"需要通过闲谈和阅读等待室里的注意事项分散注意力"是有价值的。她还认可其他分散注意力的方法,"工作人员如此健谈——这正是我所需要的"。Sue 说到"而护士只是在旁边看着",这表明 Sue 期望护士应该对她有更多的照顾。护士是不是应该在某些方面做更多的帮助,或对患者更加关心,并表现足够多的照顾?

Sue 的故事说明了患者与医护人员的情绪智力(EI)。EI 被定义为,人们可以识别、处理和利用情感信息的能力[2]。EI 高的人能认识自己和他人的情绪,了解这些情绪及其可能带来的后果。他们能够执行一个战略性的设计以带来理想的结果。在 Sue 的故事中,她讲述了她在互联网上搜索她的疾病及预后信息。而她发现"40%的患者 3 年内死亡"这个消息时,她非常沮丧,无法接受。她在放射治疗的最后一天,向放射治疗人员提到她的这种沮丧与担忧。工作人员听到 Sue 的讲述,也认识到 Sue 表现出来的这种强烈的消极情绪。他们可能意识到,这种情绪一直并持续地对 Sue 产生负面的影响,影响着她疾病的治疗和生活的质量。他们采取措施，寻求肿瘤学家的帮助，并向治疗技师和肿瘤学家咨询 Sue 所发现的信息背景。他们对她解释说，医学统计是基于大样本人群，但无法预测个人疾病的水平，她应该认为癌症已治愈。这明显对 Sue 产生了积极的影响。

广义上 EI 的定义被巧妙地应用于这个真实场景，但要真正了解它我们需要深入到这个概念中，并探索在文献中所描述的不同模型。EI 基本上有 3 种模型，分别为能力模型、特质模型和混合模型。

能力模型[3]认为，情绪是有用的信息资源，其有助于了解、引导社会环境。在这个模型中，EI 被看作是智力、技能或能力的构成因素，与推理能力和增强思维的能力有关。该模型被分为几个分支，即情绪知觉、情绪整合、情绪理解和情绪管理。这些又被划分为若干的情感任务。评估这个模型所使用的古老的 EI 测量工具称为"梅耶-沙洛维-库索情绪智力测验"（MSCEIT），这是作者声称的唯一客观的 EI 测试。

特质 EI 模型将 EI 视为一系列的人格特征。人格特征通常当作一个分层系统概念，命名特征（如外倾）处于这个层次系统中的顶部。特质是由一个人的特点来定义的，其处于层次结构中的下一层次。这个特征来自人的一贯性行为特征。Petrides[4]将特质 EI 模式描述为一系列情绪的自我认知，位于人格层次中的更低层次。他使用已发表、经过验证的特质情绪智力问卷（TEIQue）来衡量该模型，并描述了全球性特质情绪智力模型由 4 个因素组成，分别为幸福感、自我控制、情绪、社交能力。每个因素被细分成若干个方面，总计有 16 个方面（表 11.1）。更多的信息可以浏览 www.psychometriclab.com 网站。

第 3 个模型称为混合模型，包括社会和情感能力。这个模型主要作家是 Goleman 和 Boyatzis；更多的信息可以浏览 www.eiconsortium.org 网站。他们提出了一个基于工作性能的 EI 理论[6]。这个理论包括的情感能力分为 4 个集

表 11.1 特质情绪智力模型所演示的 4 个因素和 16 个方面。自尊与社交能力、幸福感都有关

因素	方面	高得分者对自己的理解
幸福感	幸福特质	对他们的生活感到愉快和满意
	自我尊重	成功和自信
	乐观特质	自信，多半能看到生活光明的一面
自我控制	适应性	灵活、愿意适应新环境
	情绪调节	能够控制自己的情绪
	冲动性(低)	深思熟虑，不会一味满足自己的欲望
	自我激励	奋发努力，在逆境中不放弃
	压力管理	能够承受压力和调节压力
情绪	情绪感知(自己与他人)	明确自己和别人的感受
	情绪表达	能与别人交流自己的感情
	关系	能够拥有令人满足的私人关系
	特质共情	能够接受别人的观点
社交能力	社会意识	网络社交的能力很强
	自我尊重	成功和自信
	自信	直率、坦诚，愿意主张自己的权利
	情绪管理(他人)	能够影响别人的感受

Adapted from Petrides[5]

群和 22 个能力。4 个集群分别为自我意识、自我管理、社会意识和关系管理。用来测量这个模型的工具（问卷）是大学生情绪智力测量表（ECI-U）。

EI 对健康保健有价值吗？

EI 的提出只有 20 年，虽然在这个阶段有研究探讨 EI 在健康保健中的价值，但是这项工作仍处于起步阶段。然而，已有证据证明，EI 在药学、护理学、放射学、物理治疗和心理治疗中的作用。

Arora[7]就研究生医学教育认证委员会对 EI 与医师的核心竞争力关系进行了系统回顾。他们发现，高 EI 的医师对医患关系有着积极的影响，增强了同情心、团队精神、沟通技巧、压力管理、组织能力和领导才能。值得注意的是，许多研究是横向设计，需要更多的纵向研究来探讨 EI 的长期影响。

EI 护理的一个主要叙述性回顾得出结论是[8]：理解和认识情感是一项高端技能，对护理至关重要。作者还认为，理解、检测和传达情感对于一个需要在人际关系中保持敏感性的职业来说也是关键所在。EI 价值的进一步证据来自 Rankin[9]，他探索了护理学位课程中 EI 结果之间的关系，发现 1 年级的护理学生与 EI 实践绩效之间呈正相关关系。这只是对入职 1 年的护士的小范围研究，所以需要更进一步的研究。而 EI 在死亡事故和急诊护理中的作用在一个定性研究中得以明确[10]。他们发现，通过 EI 的提高，护士在照顾临终患者及其亲属时能够更好地管理情感。

物理治疗的研究还没有证据表明 EI 与物理治疗之间有积极关系。Lewis[11]探讨了 EI 与临床表现之间的关系，但没有发现显著相关性。他们的研究使用了 MSCEIT 和一种用于物理治疗的临床表现仪器。另一项研究[12]也未能显示 EI 与物理治疗专业学生之间的关系。从项目开始到物理治疗专业的学生们的第 1 次临床实践期间，他们的得分在统计学上并没有显著的差异。这个研究用了巴尔的 EQi——1 个混合模型仪器。这些研究规模都很小，需要更多的研究去探索 EI 在物理治疗中的作用。

放射学

在放射学领域，采用科学方法、Scopus 和谷歌学术为 EI 与临床表现之间的关系提供证据方面，还没有实证研究。但有两项基准研究[13,14]和三个叙述性综述[15-17]。一项采用特质 EI 模型的研究表明[13]，放射技师比一般的人群 EI 更高，他们在全球 EI 评分的 4 个总因素中，幸福感、自我控制和情绪性这 3 个方面的得分要更高一些。有趣的是，诊断医师和放射治疗技师之间并没有差异。对不同专业的放射技师（如乳腺 X 线摄影技师、MR 技师、核医学技师）的 EI 进行了比较。乳腺 X 线摄影技师在幸福感和情绪性上的得分比其他专科医师要高。从表 11.1 中可以看出，乳腺 X 线摄影技师作为一个群体，比其他放射科的技师更能感知自己，同时他们开朗、自信，有着积极的人生观，再加上他们能够感知自己和他人的感受，能够去交流这些感受，并具有同情心。这些特点在处理那些可能患乳腺癌的受检者，特别是在情绪紧张的交流环境中显得尤其重要。

叙述性综述讨论了 EI 在 X 线摄影检查中的理论价值。有一篇论文[15]采用个案研究的方法，以一个真实患者的经历来解释 EI 可以避免由健康保健中的疲劳和压力造成患者的客观化和非个性化[18]。随着年龄增长，希望参加乳腺普查的人数增多[19]，医师为每个受检者做影像检查的时间周期缩短，以上两者导致乳腺筛查的繁忙工作环境对医务人员带来了更多的压力。有助于医务人员减轻管理压力和提升幸福感的 EI 技能的发展可能解决以上问题。还需要进一步的研究证实 EI 和患者护理或放射临床表现是否有关联。

情绪智力能够传授和发展吗?

现在越来越多的证据表明,EI 技能可以传授和发展。研究心理学学生的两篇主要论文证实了这一点[20,21]。在 3 个单独的实验中采用对照实验设计。实验表明,在遵循训练方案的情况下,EI 是可以被改变的。这些课程持续了18~20 个小时,在几周内完成以使参与者将所学的理论应用于现实中去。教学大纲涵盖 EI 的整体技能,而不是聚焦于 EI 的某一个方面。结果表明,情绪功能持续改进,人格长期改变。在各种其他测试中,如生活满意度和熟练的社会关系方面也有重要的积极意义。一系列为了提高个人 EI 的教育活动可供选择。高等教育学术网站包含的活动[22]有提高自我意识、缓解压力、积极聆听。

进一步提高 EI 在面部和肢体语言识别方面的优秀资源,可以浏览加利福尼亚大学伯克利网站:Greater Good[23]。这个网站对面部和肢体语言识别做了多项选择测试。这个测试要求参与者根据所展示的一系列面部表情选择相应的情绪选项。然后对你的回答进行评分,并提供详细的解答,说明所证实的个人情感的面部表情或肢体语言的特点。

在乳腺 X 线摄影实践中应用情绪智力:焦虑的受检者

Ekman 和 Friesen[24]的开创性研究认为,6个面部表情(分别是快乐、愤怒、悲伤、焦虑、恶心和惊讶)都是跨文化而存在的,每个表情都由一个特定的面部肌肉控制。对于健康保健从业人员包括乳腺 X 线摄影技师来说,识别这些情感表达的能力是很重要的。认识到患者表现出来的这些面部表情,使你能够了解患者相关的情感,从而更好地理解患者的感受。这就是换位思考,被认为是情感功能和人际认知的一个基本要素,它让人特别注意别人的心境和

情感[25]。如果我们用焦虑的表达作为例子,乳腺 X 线摄影技师如何识别患者是否处于焦虑中呢? 为了解释这一点,我采访了 1 位乳腺 X 线摄影医师,他正在练习并查阅文献来识别实践中如何操作。

识别患者的焦虑

患者在长久的等待中可能会出现多症状、多特点的焦虑或者恐惧。与参与普查证实自己"正常"的患者相比,这对于目前可能存在病变的患者(乳腺筛查服务中早期互动之后)来说更糟糕。据乳腺 X 线摄影医师描述,当患者或者受检查初次来时,接待人员接待患者。在这一阶段,可以识别一些极度焦虑状态中的患者,并把这个信息告知乳腺 X 线摄影医师,可能需要一个高水平 EI 的医师与患者互动。

加利福尼亚大学[23]解释说,当我们焦虑或害怕时,我们的眉毛肌肉收缩,拉动眉毛向上、向内,并且下眼睑收缩、上眼睑提高,使我们的眼睛睁得比平常更大。唇角往外侧拉紧,使得嘴巴拉长,下巴往下,嘴巴张大。此外,我们感到恐惧时,眉毛是相对平整的。乳腺 X 线摄影的实践表明,患者对操作的焦虑或恐惧可以通过他们的行为和肢体语言来观察到。比如,有的患者会不停地说话,有些人会显得很激动,或表现出很热的样子。其他的人表现为分心、漠不关心或非常快且激动地讲话。

在实践中认识别人的情感并不总是一门科学。偶尔乳腺 X 线摄影医师会凭直觉确认女性的情绪,或偶尔寻求帮助的男性的情绪。当然,识别情绪的其他常用方法是询问受检者的感受。有时女性首次参加乳腺 X 线摄影筛查就已经听过那些令人焦虑的故事。朋友或家人已告诉她们检查有多痛苦,而且正如乳腺 X 线摄影医师接受采访时所说,他们把你"夹在了机器上"。或者,她们可能有乳腺癌家族病史,非常担心其检查结果,这也是高度焦虑的一个可能原因。

意识到患者的焦虑或恐惧,乳腺 X 线摄影医师的下一步行动是去尝试实施一些有助于减少焦虑或恐惧的行为或者行动。

减少患者焦虑:使其镇定和消除疑虑

乳腺 X 线摄影医师对待患者的行为表现,对于帮助患者减少焦虑、获得医从性,并进行高质量的 X 线检查至关重要。有证据表明,女性的乳腺 X 线摄影经历,对以后的普查有决定性的影响[26]。

为了实现上一段中的目标,在实践中所采用的技术多种多样的,而这只是目前已经尝试并成功的一项技术。还有很多未列在清单上的技术,甚至还有没有想象到的新技术。

分散注意力是一种常用的方法,乳腺 X 线摄影医师会和女性聊天,并鼓励她们谈话,尝试让她们想起某些事情,而让她们忘记目前的状况。在 Sue 的故事中,她谈到"需要通过闲谈和阅读等待室里的注意事项来分散注意力"。她很喜欢聊天,因为她发现这对她的治疗很有帮助。这种聊天经常发生在乳腺 X 线摄影医师进行定位、设置曝光和对乳腺施加压力的检查过程中。另一种注意力分散方法是要求女性在定位中帮忙,使她们感觉自己参与到检查过程中。这让她们只想到目前的状况,花较少的时间担心病变。

同情心被认为是能够帮助减少女性焦虑的一种方法。以下几种能够起到帮助作用:"是的,这真是一个伤脑筋的检查""这不是一个很好的检查","很多女性担心做乳腺 X 线摄影,这很正常。"对女性解释说检查很快就结束,这也被视为帮助受检者应对焦虑的一种方式。

很多担心的产生是因为女性感觉失控,不知道会发生什么。因而,医师的回答应该解释每个阶段的过程中做什么或接下来做什么。

那些所谓恐怖的故事也可以化解。可以向患者解释这个过程"可能不舒服,但不是很长"

"你在一家很好的医院,因为这里的检查非常彻底",你也可以告诉患者"来这进行检查是对的"。一些女性可能认为她们过于大惊小怪,但是你可以解释,她们不是大惊小怪,"这是检查的正常反应"。

总之,与受检者交谈可以使她们对检查或检查结果更有信心。

最后,我们重新回到 Sue 的故事中,以提醒我们自己,情感智能保健人员如何在情感上去安抚患者:Sue 描述道"令人愉快的医院接待员","工作人员永远的支持"。用 Sue 的话来总结本章是值得的,因为他们告诉我们,健康保健人员如何有力地支持患者:她告诉我们"在面对人生挑战时,人们之间的相互支持有多么重要。尤其在护理行业更是如此——短短的几句话就能够对患者产生巨大的影响——或好或坏。"

致谢:感谢 Mckillop Suzanne,乳腺筛查性乳腺 X 线摄影技师,Linda McCartney 中心,皇家 Liverpool 和 Broad Green 大学附属医院提供其乳腺 X 线摄影的技能和经验。

(杨锦泉　王骏　周桔　吴虹桥　李开信　高之振

陈峰　胡斌　刘小艳　崔文静　译)

参考文献

1. Cherry K. Theories of Emotion. http://www.psychology.about.com. No date. Accessed 09 May 14.
2. Davey G, editor. Encyclopaedic dictionary of psychology. London: Hodder-Arnold; 2005. p. 306.
3. Mayer JD, Salovey P. What is emotional intelligence? In: Salovey P, Slyter D, editors. Emotional development and emotional intelligence: implications for educators. New York: Basic Books; 1997. p. 3–31.
4. Petrides KV, Pita R, Kokkinaki F. The location of trait emotional intelligence in personality factor space. Br J Psychol. 2007;98:273–89.
5. Petrides KV. Technical manual for the trait emotional intelligence questionnaires (TEIQue) (1st ed 4th Printing). London: London Psychometric Laboratory; 2009.
6. Goleman D, Boyatzis RE, McKee A. Primal leadership: realizing the power of emotional intelligence. Boston: Harvard Business School Press; 2002.

7. Arora S, Ashrafian H, Davis R, Athanasiou T, Darzi A, Sevdalis N. Emotional intelligence in medicine: a systematic review through the context of the ACGME competencies. Med Educ. 2010;44(8):749–64.

8. Bulmer Smith K, Profetto-McGrath J, Cummings G. Emotional intelligence and nursing: an integrative literature review. Int J Nurs Stud. 2009;46: 1624–36.

9. Rankin B. Emotional intelligence: enhancing values-based practice and compassionate care in nursing. J Adv Nurs. 2013;69(12):2717–25.

10. Bailey C, Murphy R, Porock D. Professional tears: developing emotional intelligence around death and dying in emergency work. J Clin Nurs. 2011;20: 3364–72.

11. Lewis E. Emotional intelligence as a predictor for clinical performance in professional physical therapy students. Internet J Allied Health Sci Pract. 2010; 8(4).

12. Larin HM, Benson G, Martin L, Wessel J, Williams R, Ploeg J. Examining change in emotional-social intelligence: caring, and leadership in health professions students. J Allied Health. 2011;40(2):96–102 (7).

13. Mackay SJ, Hogg P, Cooke G, Baker RD, Dawkes T. A UK-wide analysis of trait emotional intelligence within the radiography profession. Int J Radiogr. 2012;18(3):166–71.

14. Mackay SJ, Baker R, Collier D, Lewis S. A comparative analysis of emotional intelligence in the UK and Australian radiographer workforce. Int J Radiogr. 2013;19(2):151–5.

15. Mackay S, Reason J, Fawcett T, Mercer C. Are radiographers emotionally intelligent? Synergy. 2010;9:24–26, ISSN 1360-5518, http://synergy.sor. org/may2010/research.

16. Mackay SJ, Pearson J, Hogg P, Fawcett T, Mercer C. Does emotional intelligence make for good leaders? Synergy. 2010;22–24.

17. Faguy K. EI in health care. Radiol Technol. 2012; 83(3).

18. Rimmer RB, Bedwell SE, Bay R, Drachman D, Tory A, Foster KN, Caruso DM. Emotional intelligence in the burn centre and surgical intensive care unit-A possible solution for improving employee satisfaction and reducing turnover and burnout. Eur Burn Assoc Congr. 2009;Supp 1:S29–30.

19. Age Extension Project Group. Guide to implementing the breast screening age extension; NHSBSP good practice guide. Sheffield: NHS Cancer Screening Programmes; 2010.

20. Nelis D, Quoidbach J, Mikolajczak M, Hansenne M. Increasing emotional intelligence: (how) is it possible? Personal Individ Differ. 2009;47:36–41.

21. Nelis D, Kotsou I, Quoidbach J, Hansenne M, Weytens F, Dupuis P, Mikolajczak M. Increasing emotional competence improves psychological and physical well-being, social relationships, and employability. Emotion. 2011;11(2):354–66.

22. Dudiak H, Pope D, Qualter P, Gardner K. Emotional intelligence within personal development planning: teaching EI in universities. Higher education academy website. http://www.heacademy.ac.uk/resources/detail/subjects/psychology/Emotional_Intelligence_within_Personal_Development_Planning_Teaching_EI_in_Universities&utm_source=All_Academy&utm_medium=email&utm_campaign=STEM-psychology-june-2012&utm_content=content3?dm_i=12ZA,UYF0,5DN4DO,2JREG,1. Accessed 4 April 2014.

23. University of California, Berkeley, The Greater Good Body Language Quiz. http://greatergood.berkeley.edu/ei_quiz/. No date. Accessed 4 April 2014.

24. Ekman P, Friesen WV. Constants across cultures in the face and emotion. J Pers Soc Psychol. 1971;17:124–9.

25. Davis MH. The effects of dispositional empathy on emotional reactions and helping: a multidimensional approach. J Pers. 1983;51:167–84.

26. Brett J, Austoker J. Women who are recalled for further investigation for breast screening: psychological consequences 3 years after recall and factors affecting re-attendance. J Public Health. 2001;23(4):292–300.

第 12 章

乳腺保健工作中医师与受检者的互动

Julie M. Nightingale, Fred J. Murphy, Rita M. Borgen

引言

英国乳腺保健服务采用了两种模式中的一种。有乳腺症状的受检者(发现症状的)在一家医院门诊进行"一站式"评估(全部在这家医院进行);年龄为 50~70 岁(普查)没有出现症状的受检者,被邀请参与每 3 年一期的英国国民医疗保健系统乳腺筛查项目(NHSBSP)。如果怀疑乳腺 X 线照片异常,后者中一部分人会被召回做进一步的检查(评估受检者)。世界上许多其他的医疗保健系统也提供了这 3 种乳腺保健方法(症状、筛选和评估服务),但是应邀筛选和普查服务的受检者年龄是不同的(见第 8 章)。

这些服务由一个多学科小组提供。该小组由卫生专业人员组成,还有其他重要人员,如接待人员和辅助工作人员。他们都需要有良好的沟通技巧。也许医务人员在每次乳腺检查中使用的沟通技巧已经很好了,但更重要的是要记住,对于单位受检者,每一次互动都是一次独特的体验,应该让受检者体会到自身价值和个人存在感。

NHSBSP 指南强调,健康保健专业人员认识和感知受检者的需求,进而为受检者提供满意的体验,这一点非常重要[1]。在英国的筛查中,健康保健专业人士可能是一名受过专业教育的乳腺 X 线摄影研究生或者经过培训的技师,或者是一名乳腺 X 线摄影助理医师。但是受检者

因症状或评估来到诊所,在 1 个临床诊室会遇到不同的医务人员,包括乳腺 X 线摄影医师、乳腺保健护士、临床医师(放射科专家或乳腺外科医师)、医疗助理和接待人员。对所有的这些医务人员来说,能够高效热心地交流是重要的;并且,英国要求那些直接接触怀疑癌症患者或癌症患者的医务人员的核心成员必须完成高级沟通技能培训[2]。然而,在数年的英国同行评审练习中,有人质疑这一模式不符合国家标准[3,4],因此不应该对这种模式自鸣得意。本章将探讨在常规筛查设置中和评估/症状的临床模式中,医务人员和受检者互动的性质和挑战。

乳腺筛查体验

有研究表明,参与乳腺筛查的受检者对她们的经历通常持积极的态度[5]。Clark 和 Reeves 在最近的文献评论中指出,女性在乳腺诊断过程中的体验是独特和多样的,他们确定了 5 个影响女性体验的常见因素:恐惧、痛苦和不安、等待、身体状况以及与医务人员的互动[5]。他们特别指出,技师缺乏沟通技巧或互动对患者的体验会产生负面影响,而这一结论也被 Davey 所支持[6]。重要的是,任何消极体验都应该被理解,包括这些消极体验对其他受检者和在广泛的社交网络中产生的影响(见第 7 章)。患者可能会将糟糕的经历告诉朋友和家人,这会增加那些后来被邀请进行筛查的人的焦虑情绪。

Sharp 等发现，通过社交媒体的传播，受检者会受到其他人检查体验的影响(见第 11 章)[7]。一些检查体验可能被加以修饰，但尽管如此这也是他们在那时"真实"的感受，这些描述都可能导致焦虑的增加。

受检者的体验可能会受到检查人员的信仰和价值观的影响[8]，这些医护人员从事复杂的涉及一系列人和技术层面的决策过程(见图 12.1)[9]。乳腺 X 线摄影在很紧迫的时间内进行(通常为 6min)，这潜在地影响受检者-医师互动，而这本该受到重视，但解决上述技术问题却超越了对受检者的关心和热情。

受检者在检查过程中可能会出现一系列情绪和机器压迫产生的不适感。虽然感觉疼痛的女性人数低于 6%[10]，但可能 50% 以上的女性感到中度疼痛[11]。而 Poulos 认为，"不适"而不是"痛苦"是乳腺 X 线摄影检查的一种更恰当的描述[12]，最近的一项定性研究指出，女性几乎无一例外地描述乳腺 X 线摄影检查是痛苦的[13]。据 Dibble 等估算，高达 8% 的女性因为先前检查的痛苦经历而考虑推迟或取消筛查预约[14]。

减少乳腺 X 线摄影检查疼痛或不适的干

预措施(如检查前痛苦舒缓)大多并未成功，但是一个系统回顾综述指出，书面和口头告知是对抗不适"经历"最有用的干预措施[15]。但负面的体验也与痛苦以外的其他因素相关，如缺乏对信息的认知，特别是关于乳腺良性状况、医师行为举止与态度的信息[16]。

社会人口学变量，如年龄、家族史和乳腺大小似乎与乳腺 X 线摄影期间的疼痛并无密切关系[6]。相反，紧张和焦虑已被发现是与乳腺 X 线摄影过程中的痛苦感受相关[6]，这表明疼痛和(或)疼痛的耐受力中有情感成分。这个关系给医护人员提供了一个小机会，通过采取措施减少紧张和焦虑，一定程度上可以缓解潜在的不适感。关于疼痛的更多信息，见第 14 章。

医师策略

南丁格尔等指出，医师在第一次见到受检者时应快速制订决策步骤，使一系列的降低焦虑的策略得以实施(图 12.2)[9]。医师采用各种方法获取高质量的诊断图像，同时表现出同情心和专业精神。这些措施包括通过鼓励受检者对机器压迫力度进行评价，或者至少在感觉不适时能够提出建议，促进受检者行使话语权[8,9]。

Clarke 和 Iphofen 认为，从患者的角度出发，在某一项检查中，受检者被鼓励说"停"是非常有话语权的[17]。Bruyninckx 等甚至还强调，这个话语权可以减少疼痛感知的水平[18]。然而一些受检者可能坚持停止压迫乳腺，但图片质量达不到要求，这使医务人员处于两难境地。医师是如何解决这一困境将影响图像质量或受检者体验，或同时影响以上两点，这些医师和受检者互动的困难在一定程度上受到医师个人的价值观和行为，以及筛查单位文化的广泛影响。Murphy 等在一些乳腺 X 线摄影筛查单位内发现，他们所描述的"部落"文化对乳腺 X 线摄影技师的影响，"压迫"实际上不需要证据支持，但它更多的与当地社会因素有关[8]。他们认识到，乳腺 X 线摄影医师和患者的互动是人文关怀

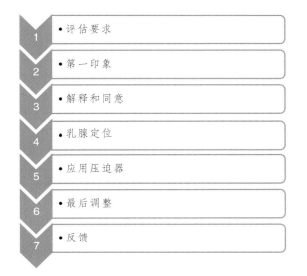

1 • 评估要求
2 • 第一印象
3 • 解释和同意
4 • 乳腺定位
5 • 应用压迫器
6 • 最后调整
7 • 反馈

图 12.1 乳腺 X 线摄影中复杂决策制订和解决问题——乳腺 X 线摄影检查的 7 个步骤。(Taken from Nightingale et al.[8] reprinted with permission from Elsevier)

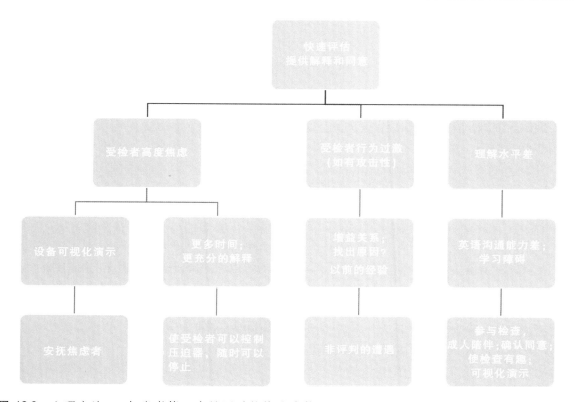

图 12.2　心理方法——与患者第 1 次见面时的快速决策。(Adapted from Nightingale et al.[8] reprinted with permission from Elsevier)

需求和成像技术需求之间的一个悖论，对于医师而言是艰难的挑战和决策[8]。因此，从 Murphy 等的研究来看，较合理的建议是，不同的医师或在不同的筛查单位，受检者的体验可能会有所不同[8]。

压迫技术

不同医师之间以及同一医师不同检查中压迫的力度是不同的[9]。由于机器压迫力的数值刻度在某些单位中很少被使用，但在另一些单位中却作为参考数值，乳腺组织的外观和感觉通常被认为是反映最佳压迫力的更好的指标[8,9]。Murphy 等研究中的医师把皮肤逐渐"热烫"等当作主观指标[8]，但他们也注意观察受检者口头和非口头反馈。当受检者似乎抗拒压迫时，为了应用更好控制的方式来控制压力，一些医师在适合的情况下使用"微调"的手段手

工控制压迫力(而不是仅仅依靠脚踏板应用程序)[8]。

受检者焦虑

虽然压迫力的应用使许多女性出现焦虑，但一些研究已经明确指出，引起焦虑的其他原因对整个受检者体验影响显著。这些原因包括隐私、尊严、检查过程本身以及发现乳腺癌的潜在可能等相关问题[5,6]。Murphy 等发现，在受检者参加第 1 次筛查(普通筛查)和参加后续筛查(重点筛查)之间，医师们在识别受检者行为和焦虑的水平方面存在差异，导致了医师们不同的回应[8]。第 1 次参加者常十分焦虑，需要更详细的解释，通常包括设备演示。复诊者由于之前"差"体验的影响，更需要医师温和地劝说[8,9]。在某些病例中，关于新的和改良设备的

"无关紧要的谎言"（告诉患者无害的谎言，相信对患者有好处）被告知于患者，这将减少她们以前检查时所经历的不适感[8]。

受检者预约

许多受检者会有更多的顾虑，导致筛查预约的患者减少。这一类人可能有不同的种族和文化背景[20]，有英语沟通障碍、学习困难[21]或活动困难[22]。与这些人群预约可能具有挑战性[23]，这些受检者和他们社交网络（家人和亲近的朋友）的人际关系，会影响乳腺筛查行为[24,25]。这需要与当地领导和个体护理员的密切合作，有可能需要提供明确的受检者信息宣传单（包括扫除学习能力障碍的语言翻译和可视引导），但是在这些场合下，除了以开放和友好的方法欢迎受检者到普查单位来普查，别无替代方法。然而，对于一些"难以接近"的受检者来说，地方、区域和国家的社会媒体鼓励参加乳腺筛查的积极作用可能会越来越大。关于社交媒体的详细信息见第 11 章。

乳腺诊所的经验

乳腺普查之后，受检者可能被召回重做一次乳腺 X 线摄影检查（技术召回），因为这些图像被认为是无诊断价值的。英国的医师们应该做到不超过 3% 的技术召回，并以 2% 的召回率为目标[1]。技术召回使用了更多的放射源，导致多余的辐射剂量，给受检者带来了不便，增加了他们潜在的诊断焦虑。

但一些受检者，包括有症状的受检者和筛查评估的受检者，因为被怀疑异常，所以被针对性地要求在一个乳腺门诊进行额外检查。这两个受检者群体不可避免地会表现出对潜在检查结果的高度焦虑。有症状的受检者会确认乳腺疾病的体征（如乳腺肿块、乳头溢液），她们的医师认为她们需要紧急转诊。虽然这显然会让有症状的受检者担忧，乳腺普查的受检者随后到乳腺评估的诊所，可能会再见经历"震惊"的感受

（见第 7 章）[26]。在美国的一项研究中，突如其来的评估门诊预约通知被低收入的少数民族女性批评为"很难理解"[27]。在英国，通知受检者进行乳腺诊断预约的时间与实际的预约时间之间可能会延误几天。其他国家延误的时间可能更长。这几天的延误可能会使受检者、她们的朋友和亲戚充满忧虑；虽然一些研究报告说从其他人那得到明确的支持令人欣慰，但并没有减少女性的焦虑[28]。在这段时间内，检查通知单和信息单的质量十分重要；并发现，在"等待"的早期，一个健康专业的电话联系也是十分有益的[28]。

完全可以理解，当受检者被要求去乳腺诊所时，将会对乳腺癌的潜在诊断充满焦虑。由于这是西方国家中最为常见的女性癌症，女性一生发生该病的风险为 1:8[29]，很可能许多女性在某种方面已被疾病"感染"，或受到朋友或亲戚状况的"影响"。家族史强、疾病跨越几代人的受检者可能经历更严重的焦虑，与实际的风险因素是不相称的[30]，因为她们可能不知道早期诊断、治疗方法的选择和近年来的生存率方面有了明显的改善。严重的忧虑被认为会阻碍乳腺 X 线摄影用于高风险女性，而在正常风险的人群中也这样[31]。再次强调对受检者预约的信息进行准确的口头和书面沟通的重要性。然而受检者经历焦虑的程度在进入诊所时为最高，因为她们已经有好几天在考虑潜在的结果。

受检者干预

参加评估普查或有症状的临床受检者在单独一次看病中可能会有一次附加的检查组合，包括：临床咨询和乳腺评估；标准乳腺 X 线摄影、额外的 X 线摄影、超声检查；介入操作如抽吸和活检。而"一站式"的检查可能信息丰富，并提供了更快速的诊断，不可避免地受检者可能会觉得她们是在诊断的"传送带"上，从一个检查间到另一个检查间几乎没有喘息。与此类似，受检者接收信息的速度可能很快，这可能没有给她们足够的时间处理诊断。然而在

Hodgson 等的调查(*n*=46)中,所有参与者同意或者强烈同意,在乳腺评估诊所内[32],她们已经得到丰富的信息和充足的讨论时间。

评估受检者的体验可能涉及许多医务人员与受检者在健康保健专业范围内的互动。虽然接待受检者时,医务人员应该是高度专业并具有同情心,但是存在信息超载,或某些情况下提供给受检者的信息不足等潜在可能。而医务人员可能会尽力去评估受检者的理解和信息需求,O'Connell 等认为,乳腺外科医师会诊时所用的许多医学术语难以理解,会影响患者的体验[33]。由于这个原因,预约时指定一名医师作为引导,通过临床经验为受检者护航,在资源允许的情况下可能有益。或者同一医师去"开始"患者的检查(最初的问候和检查程序的解释),最后再"结束"检查(对检查结果进行解释并说明后续流程),这最好是在愉快的、私密的环境下进行,有利于个性化保健。

介入操作

怀疑患有癌症的受检者很可能需要行活检,这些操作可能会产生不适甚至疼痛,不过在一项研究中此项检查归类为"轻度"不适[34]。在大多数情况下,活检结果可能需要几天的时间,要求受检者在几天后返回。这额外的等待会增加受检者的焦虑,虽然在许多中心受检者将由 1 名乳腺保健护士照顾,护士们将"护送"受检者渡过这一段时间,这是介入期间的一个接触点。在整个治疗中,受检者可能需要这个接触点。

艰难的受检者谈话

与受检者艰难的交流如告知不好的消息,是乳腺诊所必须完成的任务。通常期望最高级别的医务人员进行这些谈话,这可能会给受检者及陪伴的亲属留下持久的印象。Sasson 等发现,放射工作人员在向患者解释检查结果时有

压力,并与他们的情绪有关[35]。虽然有教育课程让医务人员更好地进行这些困难的谈话,但更需要同行的支持和帮助,以确保在这个具有挑战性的环境里医务人员持续工作的幸福感。

在大多数参加诊所筛选评估和有症状的评估,受检者会得到一份正常的诊断报告并出院。筛查者会被间隔地邀请参加下次常规普查。

提高再参率

虽然参加 1 次诊所筛查评估并不是影响受检者决定参与后续筛查的唯一因素,但评估临床经历是非常令人紧张的,伴有焦虑的增加,短期和中期内发生忧虑和侵入性思维[36]。一项研究还确认,假阳性的结果会有 6 个月的负面影响,而令人惊讶的是,这与收到癌症诊断的女性的经历一样[37]。甚至在 3 年后,与正常筛查结果的女性相比,这些女性仍有较大的负面心理影响[37]。这 3 年的时间,恰与下一次英国常规筛查的邀请时间一致——已证明接受这样的邀请就会增加负面影响。

筛查单位应该积极鼓励假阳性受检者,以及那些在筛查中诊断不足的人群再次参加,可以利用各种各样的方法,如提醒信件和电话随访等[38]。然而,鼓励受检者再次参加乳腺普查最重要的因素是良好的受检者体验。尽管有时间和资源上的限制,但这也取决于筛查服务医务人员的天赋。

(杨锦泉　王骏　周桔　李开信　高之振　陈峰
　　胡斌　刘小艳　崔文静　吴虹桥　译)

参考文献

1. NHS Breast Screening Programme. Quality assurance guidelines for mammography: Including radiographic quality control. April 2006. ISBN 1 84463 028 5. http://www.cancerscreening.nhs.uk/breastscreen/publications/nhsbsp63.html. Accessed 18 Aug 14.
2. National Cancer Peer Review Programme. Manual for cancer services: breast cancer measures version 1.1. 2014. http://www.cquins.nhs.uk/. Accessed 27 Aug 2014.

3. National Cancer Peer Review Programme. Report 2009/2010: Breast MDTs. http://www.cquins.nhs.uk/download.php?d=/resources/reports/NCAT_NCPR_Breast_Report_2010-11.pdf.

4. National Cancer Peer Review Programme. Report 2012/2013: Breast MDTs. http://www.cquins.nhs.uk/documents/resources/reports/2013/Breast%20NCPR%20Report%20September%202013.pdf.

5. Clark S, Reeves PJ. Women's experiences of the breast cancer diagnostic process: A thematic evaluation of the literature; Recall & biopsy. Radiography. 2015;21(1):89–92.

6. Davey B. Pain during mammography: possible risk factors and ways to alleviate pain. Radiography. 2007;13(3):229–34.

7. Sharp PC, Michielutte R, Freimanis R, Cunningham L, Spangler J, Burnette V. Reported pain following mammography screening. Arch Intern Med. 2003;163(7):833–6.

8. Murphy F, Nightingale J, Robinson L, Mackay S, Seddon D, Hogg P. Compression force behaviours: an exploration of the beliefs and values influencing the application of breast compression during screening mammography. Radiography. 2014. Accepted and in press. http://dx.doi.org/10.1016/j.radi.2014.05.009.

9. Nightingale J, Murphy F, Newton-Hughes A, Robinson L, Hogg P. Breast compression – an exploration of problem solving and decision making in mammography. Radiography. 2014. Ahead of print.

10. Poulos A, McLean D, Rickard M, Heard R. Breast compression in mammography; how much is enough? J Med Imaging Radiat Oncol. 2003;47(2):121–6.

11. Bai JY, He ZY, Dong JN, Yao GH, Chen HX, Li KA. Correlation of pain experience during mammography with factors of breast density and breast compressed thickness. J Shanghai Jiaotong Univ (Med Sci). 2010;30(9):1062–6.

12. Poulos A. Having a mammogram: how does it feel? The Radiogr. 2004;51:129–31.

13. Mathers SA, McKenzie GA, Robertson EM. 'It was daunting': experience of women with a diagnosis of breast cancer attending for breast imaging. Radiography. 2013;19(2):156–63.

14. Dibble SL, Israel J, Nussey B, Sayre JW, Brenner RJ, Sickles EA. Mammography with breast cushions. Womens Health Issues. 2005;15(2):55–63.

15. Miller D, Livingstone V, Herbison PG. Interventions for relieving the pain and discomfort of screening mammography. Database of Abstracts of Reviews and Effects (DARE). http://www.mrw.interscience.wiley.com/cochrane/clsysrev/articles/CD002942/frame.html. Accessed 26 July 2013.

16. Robinson L, Hogg P, Newton-Hughes A. The power and the pain: mammographic compression research from the service-users' perspective. Radiography. 2013;19:190–5.

17. Clarke KA, Iphofen R. Breast cancer: a personal reflective account. Synergy. 2006:12–16.

18. Bruyninckx E, Mortelmans D, Van Goethem M, Van Hove E. Risk factors of pain in mammographic screening. Soc Sci Med. 1999;49(7):933–41.

19. Mercer CE, Hogg P, Szczepura K, Denton ERE. Practitioner compression force variation in mammography: a 6-year study. Radiography. 2013;19(3):200–6.

20. Jafri NF, Ayyala RS, Ozonoff A, Jordan-Gray J, Slanetz PJ. Screening mammography: does ethnicity influence patient preferences for higher recall rates given the potential for earlier detection of breast cancer? Radiology. 2008;249(3):785–91.

21. Wilkinson JE, Deis CE, Bowen DJ, Bokhour BG. 'It's easier said than done': perspectives on mammography from women with intellectual disabilities. Ann Fam Med. 2011;9(2):142–7.

22. Liu SY, Clark MA. Breast and cervical cancer screening practices among disabled women aged 40–75: does quality of the experience matter? J Womens Health. 2008;17(8):1321–9.

23. Watson-Johnson LC, DeGroff A, Steele CB, Revels M, Smith JL, Justen E, Barron-Simpson R, Sanders L, Richardson LC. Mammography adherence: a qualitative study. J Womens Health. 2011;20(12):1887–94.

24. Kaltsa A, Holloway A, Cox K. Factors that influence mammography screening behaviour: a qualitative study of Greek women's experiences. Eur J Oncol Nurs. 2013;17(3):292–301.

25. Browne JL, Chan AYC. Using the theory of planned behaviour and implementation intentions to predict and facilitate upward family communication about mammography. Psychol Health. 2012;27(6):655–73.

26. Brett J, Bankhead C, Henderson B, Watson E, Austoker J. The psychological impact of mammographic screening. A systematic review. Psychooncology. 2005;14(11):917–38.

27. Marcus EN, Drummond D, Dietz N. Urban women's preferences for learning of their mammogram result: a qualitative study. J Cancer Educ. 2012;27(1):156–64.

28. Pineault P. Breast cancer screening: women's experiences of waiting for further testing. Oncol Nurs Forum. 2007;34(4):847–53.

29. Cancer Research UK. Cancer Statistics. http://info.cancerresearchuk.org/cancerstats/types/breast/. Accessed 02 Oct 2013.

30. Sauven P. Guidelines for the management of women at increased familial risk of breast cancer. Eur J Cancer. 2004;40(5):653–65.

31. Andersen MR, Smith R, Meischke H, Bowen D, Urban N. Breast cancer worry and mammography use by women with and without a family history in a population-based sample. Cancer Epidemiol Biomarkers Prev. 2003;12:314–20.

32. Hodgson L, Dixon A, Turley L. Vote of confidence. Imaging and Therapy Practice. 5–10 July 2013.

33. O'Connell RL, Hartridge-Lambert SK, Din N, St John ER, Hitchins C, Johnson T. Patients' understanding of medical terminology used in the breast clinic. Breast. 2013;22(5):836–8.

34. Brandon CJ, Mullan PB. Patients' perception of care during image-guided breast biopsy in a rural community breast center: communication matters. J Cancer Educ. 2011;26(1):156–60.

35. Sasson JP, Zand T, Lown BA. Communication in the diagnostic mammography suite: Implications for practice and training. Acad Radiol. 2008;15(4):417–24.

36. Rimer BK, Bluman LG. The psychosocial consequences of mammography. J Natl Cancer Inst Monogr. 1997;22:131–8.

37. Brodersen J, Siersma VD. Long-term psychosocial consequences of false-positive screening mammography. Ann Fam Med. 2013;11(2):106–15.

38. Costanza ME, Luckmann R, White MJ, Rosal MC, Cranos C, Reed G, Clark R, Sama S, Yood R. Design and methods for a randomized clinical trial comparing three outreach efforts to improve screening mammography adherence. BMC Health Serv Res. 2011; 11(145):1472–6963. Abstract only.

第 13 章

数字化医疗技术和社交媒体的应用对乳腺筛查的支持

Leslie Robinson, Marie Griffiths, Juile Wray, Gathy Ure, Juile R. Stein-Hodgins, Geraldine Shires

数字化医疗和促进医疗的社交媒体的概念

"数字化医疗"是一个包罗万象的概念,就目前而言,它还缺少理论上的定义和统一的专业术语。举个例子,这个宽广的新兴领域包括以下内容(包括其专用词):移动医疗、无线医疗、健康 2.0、电子医疗、电子患者、互联网医疗保健/互联网医疗、大数据、医疗数据、云计算、自我量化、可携带计算技术、游戏化以及远程医疗/远程医学[1]。然而,虽然有时很难下定义,但这篇综述认为,数字化医疗是利用数字媒体改变思考和传递医疗保健的方式。我们认为这通过以下三个特征得以实现。

首先,数字化医疗为个人提供一系列表格,表格信息易于获取,便于追踪、管理,提高个人与家人的健康;其次,数字化医疗涉及巩固它的能力科技的发展,以提供个人层面上的支持,其中包括互联网、社交媒体、无线设备和移动网络,以及软件传感技术和硬件传感器;再者,数字化医疗旨在寻找提高评价医疗保健的方法,同时提高服务质量、减少费用以及提供更人性化的服务。

对数字化医疗的兴趣依靠移动设备的普及,比如移动电话和平板电脑。更加方便的移动互联网的应用(移动宽带和无线网络)意味着数字化能使大众在任何时间、几乎任何地点获取医疗保健的信息。值得注意的是,在英国超过一半的成年人通过手机访问互联网,智能手机用户高达 86%。此外,每 3 台移动设备中就有 2 台正在上网,这占据了英国互联网流量的 1/3。更重要的是,这其中不仅仅是年轻人,根据 ComScore 的报道[2],目前统计发现,有超过 20.4% 网民是 55 岁以上的老年网络用户。

但是网民不仅仅从互联网上获取信息,同时他们越来越多地转向移动应用软件或应用程序"app"。2012 年,更多的人采用 app 和在他们的移动设备上使用应用程序、浏览网页[3]。2013 年,苹果公司报道称超过 5 百亿应用程序被下载,大约每秒钟 800 个应用程序被下载,每个月应用程序的下载量大约有 20 亿个。因此,应用程序作为新兴的健康信息和患者的自我管理工具的高需求来源而出现,每个月大约 1000 个新的与健康相关的应用程序发布,以及目前与健康相关的应用程序更新。为了提高这个新兴市场的质量,美国食品和药品管理局(FDA)出台了一些关于监管医疗应用程序的规章制度,并且这些制度也被 NHS 所接纳[4]。

社交媒体在影响个人健康水平中的作用还有待研究。社交媒体是一组基于互联网的应用程序，在 Web 2.0 的理念和技术的基础上，用户可以进行内容生成和内容交互[5]。这是一个为一系列用户生成的平台的概括性描述，其中包括：博客和微博（如 WordPress、Google Blog、Twitter），社交网站（如 Facebook、Pinterest、LinkedIn），合作项目（如维基百科），内容社区（如 YouTube、Pinterest、Instagram），虚拟社交世界（如 Second Life）和虚拟游戏世界（如 World of Warcraft）。利用这些应用，患者可以生成并使用与健康教育、信息、网络、研究、支持、目标设定以及追踪个人健康进展相关的内容[6]。估计在英国有 64% 的用户至少使用一个社交网站[7]。至少从理论上讲，如果临床医师、学者和普通公众可以有效地利用社交媒体，拓展患者的参与度，走出医师手术和医疗机构的物理空间是可以实现的。然而，社交媒体似乎看起来变成了一个高效率的数字化患者支持库的潜力股，但是目前来说，健康服务提供者使用社交媒体来更好地为患者服务，仍然是相对有限的[8]。

数字化社交媒体在乳腺筛查和症状表现上的应用

本节涉及乳腺成像中数字化医疗的概念。为了方便理解，如在乳腺筛查服务中，我们称无症状的服务用户为受检者；有症状的服务用户被称为是女性。在英国，有较少的证据表明，数字化医疗已经充分发挥其在医学成像和更具体的无症状乳腺成像服务中的潜力。在新闻发布中，在 NHSBSP 的网站中，数字化患者信息仍然是使用 Web 1.0 技术来驱动的。这提供了有用的信息来帮助女性做出决定，但是不支持创建用户生成的内容。因此，女性们不能通过用户论坛或网络和其他人交流，这导致缺乏支持，且只能以一个强制

的方式获得他们访问的信息。这违背了支撑数字化医疗议程的授权和初衷。除了英国外，特别是在美利坚联合国（USA），Web 2.0 技术已被广泛用于促进乳腺筛查性乳腺 X 线摄影。Pinky Swear 是一个 Facebook 的健康网站，旨在提醒 40 岁以上的女性定期参加乳腺 X 线摄影检查，并已经演变为"朋友之间的承诺，承诺每年进行一次乳腺 X 腺摄影筛查和提高对乳腺癌的防范意识"。这是由一个私人医疗中心创建和推广的，这个事实也许可以说明美国的女性能从改进后的数字化信息中受益，因为她们的公共医疗卫生服务的当务之急是吸引业务。这是目前英国不存在的。癌症慈善机构也是数字化医疗信息丰富的来源，并通过数字化医疗方式得到支持。例如，在英国，抗击乳腺癌协会发布了一个关于乳腺癌防范意识的应用程序，以此来提高和建议人们进行自我检查。

在英国，有症状的女性数字化信息的获取和支持略优于无症状的女性。但这主要还是由于外部提供资源的结果（即成像部门之外的）。比如一些慈善机构及数字化卫生资源就是专门为了乳腺癌患者服务的，大约有 10 个 Facebook 网站，如乳腺癌运动和乳腺癌防治。许多女性在 Twitter 微博上悄悄分享乳腺癌护理的有关内容，这在 Twitter 上很有影响。

一些乳腺成像中心利用数字化医疗的潜在影响通过短信服务预约和提醒来改善业务接入，但是最后结果尚未公开发布。

目前，影像专业要成为能在乳腺筛查服务中充分利用数字化医疗提高女性检查体验的健康专家，还有很长的路要走。

乳腺 X 线摄影医师如何利用数字化技术增强他们与患者之间的沟通

NHSBSP 有全国性的目标，其关键性能指标之一（KPI）是增加女性第 1 次参与和后续

预约筛查的人数。通过 BSP 使用数字化医疗技术的创新方法能增强女性的体验，从而积极影响这些关键性能指标。接下来的提议是带领读者穿越女性 NHSBSP 的旅程，确定贯穿这个旅程中隐藏的要点，其中可能会实现数字化医疗（信息、个人支持和访问方式改进）的三大好处。

检查前

首先,乳腺 X 线摄影医师必须明确他们在促进健康中的角色,要积极参与乳腺癌宣传活动。这样,数字化社交网络(DSN)可以用来提高参与筛查性乳腺 X 线摄影的价值。目前,第一次接触女性是通过邀请函。邀请函中有关于数字化资源的信息如 DSN,并提供受检者乳腺筛查机构的网站链接。这个初始接触点提供的信息,意味着所有的女性参与者与非参与者都会了解 DSN 和其他来源的支持。

许多女性都会有一些类似的常见问题(FAQ)。NHSBSP 列出了一些常见问题和 DSN 能够直接回答的常见问题。然而,如果 1 名女性需要和乳腺 X 线摄影医师对话,而她们的问题在常见问题中不能得到解答,数字化技术则提供了更多的选择和灵活的沟通。当前,女性必须在白天找一个时间致电乳腺筛查机构,乳腺 X 线摄影医师也必须在同一时间接听电话。有了 Web 2.0 技术,交流可以进行不同步的管理,因此效率更高;文本和电子邮件会在乳腺 X 线摄影医师方便时回答,不会延迟女性受检者的电话询问。此外,还可以在讨论区和论坛回答更多的用户问题,因此可以同时解决一部分女性的担忧。

预约

数字化医疗技术能够确保女性通过在线预约和重新安排系统管理自己的行程。这不仅方便了女性,而且也会减少拨打到办公室中的电话,工作人员可腾出时间支持那些参与者,答复电子邮件、文本和论坛上的问题。智能手

机技术可以通过短信预约提醒,并再次链接到有用的支持来源来继续服务。

检查期间

临床和令人讨厌的环境均已受到女性的批评[9]。在候诊室和 X 线室放置数字化屏幕来放松情绪可有效地解决类似的批评。这些都被认为对患者疼痛的阈值有积极的影响,并且减少了乳腺成像环境中的焦虑[10]。其他还有使用 DVD 来帮助那些第一语言不是英语的患者来准备他们的检查[11]。

检查后

检查后发送的内容包括具体的检查结果、随访评估预约和乳腺癌常规防范信息。这些功能会自动执行并链接到预约和病历系统。这样便可在生成检查报告的同时自动发送相关信息。

专业社交网络

乳腺成像专业人士将受益于数字化链接的 1 个跨专业的社交和专业网站。这种网站有助于分享最佳实践、学习、研究和创新,能够使从业者确保他们提供的服务是当前最适当的、以证据为基础的。

数字化社交网络的发展

上一节提出了女性参加乳腺癌筛查的 DSN。接下来,是这个想法的延伸,提供了理论基础和可能的方法,并考虑到这一举措可能带来的复杂性。

尽管乳腺 X 线摄影是改善健康结果的关键,但我们知道,对于剧烈疼痛、阳性诊断结果(即发现癌症)以及电离辐射的应用,也会产生强烈的焦虑。这些担忧带来的焦虑可能会导致不参加检查[12]。此外,研究表明,高焦虑状态下参加检查的女性会有很不舒适的体验[9],这可能导致她们拒绝随后的筛查邀请。

首次参加乳腺筛查的女性表示,她们不了

解检查流程,NHSBSP 的患者手册容易忘记,而且她们更喜欢听他们的朋友和亲戚的经验介绍。这在本章前面的讨论已提及,并不足为怪。其他的研究也支持这一发现,女性会在社交网络上通过口述来分享关于健康的故事[13-15]。

如前所述,互联网和 Web 2.0 技术的应用带来了数字化社交网络。2012 年,Brenner[16]发现,30~49 岁的女性中 73%使用 DSN,反映了首次参与乳腺筛查的人数。

针对无症状乳腺筛查人群的 DSN 可以了解女性的偏好,是口头收集有关乳腺 X 线摄影信息还是在线社交网络收集。这样的举措也反映了 NHS 的政策,即改善患者获取在线用户生成的数据,这是英国政府 2010 NHS 的白皮书上所阐述的[17]。

创建 1 个涉及所有女性需求的有效 DSN 需要女性各个阶段的全程参与,从开始、想法可行性、设计到原型测试至最终结果评估。这是因为 NHS 的乳腺筛查人群并不局限于社会的某个部门,还包括构成当今多元文化英国的全部社区中女性。此外,有研究表明,促使女性参加或拒绝乳腺癌筛查可能因种族、教育和社会经济群体而不同[18-21]。因此,DSN 的内容需要考虑以上所有这些团体所关心的事情。

不仅包括访问的内容,而且要包括访问的格式和方式。2013 Ofcom 的数据[7]显示,不同社会经济群体(SEG)在家访问互联网的差别。45~54 岁人群中有 84%访问互联网,但在低收入社会经济群体中降至 62%。然而,随着越来越多的数字化设备在所有年龄和所有社会经济群体的使用,这种差异正在迅速减少。因此,获取相关的技术可能在未来不是一个问题,特别是未来的乳腺筛查的更新,只要 DSN 的结构能够通过移动技术支持访问。

然而,健康行为不易受到关注。Ofcom[7]的数据显示,在网上搜索与健康有关的信息和支持,较少来自那些较低收入社会经济(SEG)人群;只有 7%的 C2DE 团队宣称每周访问,相比

较之下,SEG ABCI 团队为 12%。这反映一项研究[22]结果,较低社会经济水平人群(SEG)不太可能搜索与健康有关的交流和信息(不管什么形式,不仅仅在数字上)。在设计关系到社会所有成员的 DSN 时,就必须更好地了解 DSN 如何能改变搜索健康信息。这又可能会要求用户参与设计和开发过程,对于某些地区要有针对性地推广 DSN,因为有的女性不会自发地搜索信息。

最后,重要的是,在 DSN 中要考虑健康专家或乳腺 X 线摄影医师的作用。Web 2.0 不仅为患者提供了一个网络渠道,也使她们能够与医疗专家进行讨论。2007 年预计有 18%的欧洲人口能在未来与健康专家在线咨询[23],现在很多主流的在线患者论坛用户都可以与健康专家进行讨论。

需要仔细考虑乳腺 X 线摄影医师参与乳腺普查网络的程度。过度参与的网站将失去真实性。但缺乏乳腺 X 线摄影医师的参与,可能会导致负面报道的误解和强化。一个真实的 DSN 不应该只是审查提供"快乐"的故事。女性分享的故事应该是"真实生活",即描述乳腺 X 线摄影的现实。可以分享没有良好体验的女性故事(但要适度避免暴露部门或医务人员的名字),也鼓励其他女性给发帖叙述人提供支持。对女性来说,知道会发生什么很重要,也许她们参加其他地方的体验没受到正常的女性关爱。DSN 的纵向冲击会影响再次参与,而不是提供不准确的信息吸引女性参加服务,但一旦服务达不到她们体验的期望就会离开。

这些建议强调了数字化技术的潜力,特别是社交网络丰富了女性生活,但仍具有一定挑战。首先,重要的是,要思考 DNS 如何改变工作实践,特别是医师与女性的交流方式,以及她们对社交媒体的看法。参与患者在线讨论的影像检查医师和健康专家有时会沉默寡言,可能因为目前的工作系统使他们难以想象这种方法如何能结合到工作实践中来。但是数字化技

术允许非同步对话,这将允许医务人员在方便的时间与女性对话。医务人员可能面临的另一个障碍是担心诉讼,以及在相关领域暴露他们的专业知识水平。用 Facebook 进行专业的谈话往往是负面的[24],参照专业行为准则合理使用社交媒体进行交流,可潜在地建立一种对使用数字化技术与患者交流的文化恐惧。但是,忽视在线评论也可能更糟糕。口口相传的负面评论是今天数字化时代不可避免的特征[25-27]。乳腺 X 线摄影医师通过专门的乳腺筛查平台在线评论反应所带来的益处是他们可以回复女性的负面消息,同时消除可能受影响女性的其他疑虑。因此在女性和乳腺 X 线摄影医师之间 DNS 成为了一个公开交换意见的丰富来源。这个可能用于促进服务质量的提高,因为要求乳腺 X 线摄影医师去反映他们做什么、怎么做会影响女性体验。这个益处近日在社交媒体上发布的 NHS"基本指南"中得到承认,医院管理人员和人力资源管理层鼓励人们成为"社会媒体传播者"具有战略影响。希望机构管理者对社交媒体态度的改变将标志着整个服务文化的转变。

如果我们想确保整个群体有平等的访问服务,关于数字化健康技术的访问路径同样也是一个问题。然而,正如我们所看到的,智能手机和其他设备的普及意味着访问因特网的增加和科技不公平性的减少[7]。不过,这仍然会有一些科技使用的差距,第四、第五社会经济群体的使用率更低。乳腺筛查的参与率在她们这个群体中特别少,所以需要做更多工作去发掘其中的原因。数字化健康技术不是一个万能药,因此不能解决所有不参加检查的原因,但是一般来说他们可以提高女性体验。通过提供一个良好的体验,有可能提高第 2 次预约的参加率和正面故事的口头传播,无论是数字化还是其他方式。

（黄振环　王骏　周桔　高之振　陈峰　胡斌

刘小艳　崔文静　吴虹桥　李开信　译）

参考文献

1. Sonnier P. Story of digital health 2013. http://storyofdigitalhealth.com/definition/. Accessed 25 Feb 2014.
2. Comscore. Comscore releases '2013 UK digital future in focus' report'. 2013. https://www.comscore.com/Insights/Press_Releases/2013/2/comScore_Releases_2013_UK_Digital_Future_in_Focus_Report. Accessed 15 Mar 2014.
3. Handel MJ. mHealth (mobile health) – using Apps for health and wellness. Explore. 2011;7(4):256–61.
4. FDA. Mobile medical applications guidance for industry and Food and Drug Administration staff. 2013. http://www.fda.gov/downloads/MedicalDevices/DeviceRegulationandGuidance/GuidanceDocuments/UCM263366.pdf. Accessed 3 Mar 2014.
5. Kaplan AM, Haenlein M. Users of the world unite! The challenges and opportunities of social media. Bus Horiz. 2010;53:59–68. doi:10.1016/j.bush.2009.09.003.
6. Househ M, Borycki E, Kushniruk A. Empowering patients though social media: the benefits and challenges. Health Inform J. 2014;20(1):50–8. doi:10.1177/1460458213476969.
7. Ofcom. Adults media use and attitudes report. 2012. http://stakeholders.ofcom.org.uk/binaries/research/media-literacy/media-use-attitudes/adults-media-use-2012.pdf. Accessed 15 Mar 2013.
8. Sharma S, Reena K, Leung F-H. Health 2.0 – lessons learned. Social networking with patients for health promotion. J Prim Care Community Health. 2014. doi:10.1177/2150131914522061.
9. Robinson L, Hogg P, Newton-Hughes A. The power and the pain: mammographic compression research from the service-users' perspective. Radiography. 2013;19(3):190–5.
10. Moving Essence. 2014. www.movingessence.net/ArtisticOverview.pdf.
11. BMA. When poverty and ethnicity combine. 2012. http://bma.org.uk/news-views-analysis/news/2012/february/when-poverty-and-ethnicity-combine. 4 Feb 2012.
12. Dibble SL, Israel J, Nussey B, Sayre JW, Brenner RJ, Sickles EA. Mammography with breast cushions. Women's Health Issues. 2005;15(2):55–63.
13. Maclean U, Sinfield D, Klein S, Harnden B. Women who decline breast screening. J Epidemiol Community Health. 1984;38:278–83.
14. Bilodeau BA, Degner LF. Information needs, sources of information and decisional roles in women with breast cancer. Oncol Nurs Forum. 1996;23:691–6.
15. Poulos A, Llewellyn G. Mammography discomfort: a holistic perspective derived from women's experiences. Radiography. 2005;11(1):17–25.
16. Brenner Joanna. Pew-internet: social networking. 2012. http://pewinternet.org/Commentary/2012/March/Pew-Internet-Social-Networking-full-detail.aspx. Accessed 5 Feb 2013.

17. DOH. Equity and excellence: Liberating the NHS. TSO. 2010.

18. Sokal R. A critical review of the literature on the uptake of cervical and breast screening in British South Asian women. Qual Prim Care. 2010;18:251–61.

19. Chiu LF, Moore J, et al. Communicating risk information about breast and cervical cancer and cancer screening to women from minority ethnic and low income groups. DOH, NHS Cancer Screening Programmes. 2009.

20. Edgar L, Glackin M, et al. Factors influencing participation in breast cancer screening. Br J Nurs Oncol Suppl. 2013;22(17):1021–6.

21. Rogers A. Factors influencing participation in breast cancer screening. Br J Nurs Oncol Suppl. 2013; 22(17):1021–6.

22. Ackerson LK, Viswanath K. The social context of interpersonal communication and health. J Health Commun. 2009;14:5–17.

23. Santana S, Lausen B, Bujnowska-Fedak M, Chronaki C, Kummervold PE, Rasmussen J, Sorensen T. Online communication between doctors and patients in Europe: status and perspectives. J Med Internet Res. 2010;12(2):e20. doi:10.2196/jmir.1281. http://www.jmir.org/2010/2/e20/. Accessed 14 Apr 14.

24. Levati S. Professional conduct among registered nurses in the use of online social networking sites. J Adv Nurs. 2014;70(10):2284–92. doi:10.1111/jan.12377. Epub 2014 Mar 12.

25. Bach SB, Kim S. Online consumer complaint behaviors: the dynamics of service failures, consumers' word of mouth, and organization-consumer relationships. Int J Strateg Commun. 2012;6:59–76.

26. Huang J-H, Hsiao T-T, et al. The effects of electronic word of mouth on product judgment and choice: the moderating role of the sense of virtual community. J Appl Soc Psychol. 2012;42(9):2326–47.

27. Wu PF. In search of negativity bias: an empirical study of perceived helpfulness of online reviews. Psychol Mark. 2013;30(11):971–84.

第 14 章

乳腺 X 线摄影中的疼痛

Patsy Whelehan

疼痛的定义、描述和测量

什么是疼痛？自 1979 年以来，生理性疼痛被国际疼痛研究学会（IASP）定义为"真实或潜在的组织损伤或者相关的损伤引起的不愉快的感觉和情感经历"[1]。所以，即使是特殊生理性疼痛，也普遍认为是感知上的情绪化反应。

那么，什么是不适，以及疼痛与不适之间有什么差别？这很难确切地回答。有人认为生理性不适与生理性疼痛一样，只是不怎么严重。事实上，词典中"不适"的定义指"轻微的疼痛"。然而，"不适"可以被认为是与疼痛有所区别的不同的表现，因此用单一测量表评估疼痛和不适是不理智的，先前也有学者用单一测量表研究乳腺 X 线摄影中的疼痛。

对于疼痛的测量，自我评估通常是更好的方法，因为疼痛在本质上是主观的，因此最好的评估是通过个人去感受它。有时疼痛也可以采用行为指征让观察者评估，这通常要很高超的操作技巧，而且只有对婴儿或者严重痴呆的患者来说才是必要的[2]。

当我们着手测量疼痛程度时，我们必须避免犯一些在乳腺 X 线摄影文献中提到的错误：系统地操作和使用一种测量方法却无法首先保证证据的有效性和可靠性。有效测量是指结果与实际相符；可靠测量指相同条件的多种场合下测量结果相同或相似。被广泛接受、易于使用且有效的疼痛测试方法并不缺少。3 种最简单且最为大家熟知的疼痛强度的测量方法分别是 100mm 视觉模拟评分法（VAS）、数字评分法（NRS）和口头评分法（VRS）（见图 14.1）[3]。尽管这些方法很直接，但这些术语的命名法可能有点模糊不清。举个例子，VRS 不一定认为是"口头"或口述的，事实上更多的是书面的。NRS 也可以通过医师用数字 0~10 来询问患者状态，或者让患者在纸上或其他地方把数字写下来。VAS，正如其命名，必须让患者在一条线上标记的疼痛等级分数。标记的位置用毫米测量，等级的范围是 0~100。

一种更为复杂的方法是 McGill 疼痛问卷表，有详细问卷表和简化问卷表[4,5]。其优势是可获取有关疼痛体验的丰富数据，包括情绪反应，但这更难且耗时。最后，现在电子设备实时采集疼痛数据已成为可能，例如通过使用手部压力传感器反映疼痛的程度[6]。

乳腺 X 线摄影中的疼痛有多重要？

有多种方法来评估乳腺 X 线摄影中疼痛的重要性。可以询问有多少女性接受乳腺 X 线摄影时出现疼痛，或有多少女性的疼痛超过特定水平。这方面的文献报道差异很大，主要是因为方法的局限性。文献回顾发现，在乳腺 X 线摄影中女性出现疼痛的比例为 1%~92%[7,8]，

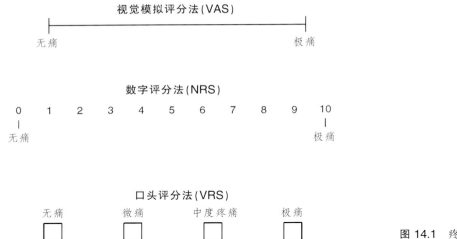

图 14.1　疼痛程度的测试方法。

或 6%~76%[9]，显然很难使用患病率来度量该问题的重要性。

　　评估乳腺 X 线摄影疼痛重要性的一个更合适的方法是看乳腺筛查中疼痛是否影响人们的行为，即它是否使女性以后不再做乳腺 X 线摄影筛查。各文献对该问题的报道不同，但最近的一项文献系统回顾发现[10]，25%~46% 的乳腺筛查者因疼痛不再继续。该文献还表明，当将疼痛作为乳腺 X 线摄影的一个指标时，比较后续的再参与率，与没有感到疼痛的女性相比，那些感到疼痛的女性不再参与的风险约高出 3 倍（风险比：1.34，95% 可信区间：0.94~1.91）。在对此前接受过乳腺癌治疗的女性进行的乳腺 X 线摄影监测中，2012 年的一项研究发现[11]，乳腺 X 线摄影疼痛与每年坚持乳腺 X 线摄影检查之间无关。然而，研究表明，对乳腺 X 线摄影的焦虑与疼痛恐惧却加重（例如，"我担心疼痛越来越重"）。

为什么乳腺 X 线摄影中一些女性感觉更疼痛？

　　这是许多作者试图解决的另一个问题。乳腺 X 线摄影中疼痛的风险因素已暗含许多影响因素，但许多证据并不确切。这部分是因为在一些研究中使用的方法有缺陷，包括使用未经验证的疼痛测量工具。此外，很难分离许多潜在的共同变量，并且很可能存在变量之间复杂的交互作用。

　　2007 年发表的非正式文献综述[8]将乳腺 X 线摄影中的疼痛风险因素分为生物性、心理性和医务人员相关性因素。生物性因素与较大疼痛有关，包括乳腺胀痛；心理性因素包括疼痛预期，与医务人员相关的因素包括受检者对医务人员态度的感知。

　　也许还有第 4 种重要因素——与技术相关的因素。很少有证据表明特定的设备模型对乳腺 X 线摄影的疼痛有影响，虽然许多医师会这样认为。然而，与疼痛相关的另一个技术是对乳腺施加的压力。1991 年，Sullivan 等的研究表明[12]，疼痛与施加的压力有关。众所周知，不同的医师施加的压力不同[13]，这项研究的特点是由同一位医师对所有参与 X 线检查的人进行检查。然而，Sullivan 研究未表明这些人是无症状的（年龄范围未提及），也未考虑存在的症状有任何差别。此外，用于评估疼痛的方法也不标准，未提供有效性或可靠性证据。随后，Poulos 和 Rickard 的一项研究发现，当医师故意压迫一侧比另一侧更轻时，两个轴位像之间在不适程度上未有明显差异[14]。显然，尚缺乏有力的证据来说明压迫与疼痛之间的关系,但是并不意味着不存在关系。数字乳腺 X 线摄影和技术数据自动提取工具的出现,可以更大规模和更明确促进这方面的研究。

压迫和其他方面的技术将在下文进一步讨论。

怎样减少乳腺 X 线摄影中疼痛的风险或程度?

显然,我们应该关注那些最有助于解决问题的潜在可变因素,但如上所述,令人惊讶的是,一直未能明确那些因素是什么。2008 年新版的 Cochrane 系统回顾[15]发现,缺乏有效的干预措施来降低乳腺 X 线摄影中的疼痛。随机对照试验表明,最有希望的干预措施是:在乳腺 X 线摄影前提供给女性关于检查程序的充分信息;提高女性对施加压迫水平的控制力;在乳腺 X 线摄影机上设置缓冲垫。然而,后两个干预措施有损害图像质量的风险,并且缓冲垫还会增加额外的成本。

一种可以显著减少潜在疼痛的干预措施是药物治疗,在这方面已经进行了许多项研究。一项易操作的多组别、随机、安慰剂对照试验[16],发表时间较晚而未列入 2008 年 Cochrane 的综述中。该研究评估了利多卡因凝胶的应用和术前口服布洛芬或乙酰氨基酚(扑热息痛)对乳腺 X 线摄影的不适和满意度的影响。作者们发现有统计意义,但非常小。因此,与安慰剂或无凝胶的利多卡因相比,报道的利多卡因凝胶的不适在临床上可能是微不足道的。

虽然研究人员继续寻找可行、有效及成本效益高的干预措施,以减少乳腺 X 线摄影的疼痛,但所有医师在日常工作中可以使用的措施,也许会减少疼痛或不适和(或)增加患者的满意度,而且没有造成伤害或导致额外成本的风险。当然提供足够的信息和解释始终是标准实践的一部分。此外,一项研究还表明,如果受检女性知道放射技师会告诉她们,如果不太舒服可以要求"停止"检查,也可以和技师谈话,可以减少乳腺 X 线摄影中女性报告疼痛的风险[17]。该文献中没有明确描述评估疼痛的方法,并且没有关于问卷调查有效性测试的任何证据。但是,已有研究发现在持续性压迫时与女性口头交流能够减轻疼痛风险,这与随机对照试验结果是一致的,即对女性提供更多的控制可以减少疼痛[18]。

2008 年由 Lambertz 等发表的术前用药试验[16]也在第二次分析中发现了重要结果。结果显示女性觉得技术专家(医师)听她们讲话,并按照要求有所调整,用可以理解的术语解释检查过程,女性会觉得技师关心她的感受,会感到较低的不适感和较高的满意度。反过来,是否会再次参与下一次筛查也与这次检查的满意度有关。这就强调了医师优秀的人际交往能力和个人行为的重要性。

决定使用"适当"的压迫时间对医师具有挑战性。传统上,我们都被教导说乳腺应有拉紧的感觉,或者在压板下皮肤应该会变得苍白[14,19]。同时,不应该施加超过女性可以承受的力度。医师人际交往能力同样重要,能够迅速地发现患者肢体语言暗示的不适感增加(参见第 9~13 章)。有些科室试图最大限度地提高图像质量而规定了最小的压迫力度。作为个体的整体需求这并不尊重女性,也不尊重女性乳腺组织弹性差异的事实。继续增加压迫力度而没有进一步造成厚度的减少是徒劳的,并且这只会增大痛苦的风险和疼痛水平。必须记住,组织弹性(可压迫的程度)在女性之间以及该部位不同区域的组织之间具有差异。最近的研究重点是施加的压力(单位面积上的力)及其是如何分布在不同女性的压迫组织上[20]。这样工作潜在地影响压迫机械的设计[21](见第 22 章)。然而,医师的任务仍然是,谨慎地判断应用适当的压力水平,同时要考虑到乳腺组织的外观、触感和女性的反应,以及压力的读取。

尽管发表的研究证据表明,如何定位对于将疼痛降低到最小很关键,经验和推理都表明确实如此。 比如,内外侧斜位(MLO)的中心定位太高,可能引起胸肌和乳腺的纵向张力,导致需要更多的压力来保持乳腺向前,结果导致更大的疼痛风险。除了正确地确定中心以外,对于 MLO 摄影最大限度地调动内侧乳腺也是重要的,使组织厚度尽可能相同,从而减少对局部组织的过度施压。整个内侧的移位因压迫板下降也会减少而造成皮肤牵拉。在头尾位摄影中,在较好的方位中适当的移位也将使皮肤牵拉最小化(见第 15 章和第 21 章)。

小结

疼痛在乳腺 X 线摄影中是一个重要且棘手的问题。然而,出色的乳腺 X 线摄影操作既可以将疼痛最小化,也可以减少女性由于体验不佳而不愿再次参加筛查的风险。

(黄振环 王骏 周桔 陈峰 胡斌 刘小艳
崔文静 吴虹桥 李开信 高之振 译)

参考文献

1. IASP Subcommittee on Taxonomy. Editorial: the need of a taxonomy. Pain. 1979;6(3):247–52.
2. Curtiss C. Challenges in pain assessment in cognitively intact and cognitively impaired older adults with cancer. Oncol Nurs Forum. 2010;37:7–16.
3. Jensen M, Karoly P. Self-report scales and procedures for assessing pain in adults. In: Turk D, Melzack R, editors. Handbook of pain assessment. 3rd ed. New York: The Guildford Press; 2011. p. 19–44.
4. Melzack R. The McGill pain questionnaire: major properties and scoring methods. Pain. 1975;1(3):277–99.
5. Melzack R. The short-form McGill pain questionnaire. Pain. 1987;30(2):191–7.
6. Schaffner N, Folkers G, Käppeli S, Musholt M, Hofbauer GFL, Candia V. A new tool for real-time pain assessment in experimental and clinical environments. PLoS One. 2012;7(11):e51014.
7. NHSBSP. Acceptability to women of full-field digital mammography (Equipment Report 0603). Sheffield: NHS Cancer Screening Programmes; 2006.
8. Davey B. Pain during mammography: possible risk factors and ways to alleviate pain. Radiography. 2007;13(3):229–34.
9. Armstrong K, Moye E, Williams S, Berlin JA, Reynolds EE. Screening mammography in women 40 to 49 years of age: a systematic review for the American College of Physicians. Ann Intern Med. 2007;146(7):516–26.
10. Whelehan P, Evans A, Wells M, MacGillivray S. The effect of mammography pain on repeat participation in breast cancer screening: a systematic review. Breast. 2013;22(4):383–94.
11. Shelby RA, Scipio CD, Somers TJ, Soo MS, Weinfurt KP, Keefe FJ. Prospective study of factors predicting adherence to surveillance mammography in women treated for breast cancer. J Clin Oncol. 2012;30(8):813–9.
12. Sullivan DC, Beam CA, Goodman SM, Watt DL. Measurement of force applied during mammography. Radiology. 1991;181(2):355–7.
13. Mercer CE, Hogg P, Lawson R, Diffey J, Denton ERE. Practitioner compression force variability in mammography: a preliminary study. Br J Radiol. 2013;86(1022):20110596.
14. Poulos A, Rickard M. Compression in mammography and the perception of discomfort. Australas Radiol. 1997;41(3):247–52.
15. Miller D, Livingstone V, Herbison GP. Interventions for relieving the pain and discomfort of screening mammography. Cochrane Database Syst Rev. 2008;(1):CD002942.
16. Lambertz CK, Johnson CJ, Montgomery PG, Maxwell JR. Premedication to reduce discomfort during screening mammography. Radiology. 2008;248(3):765–72.
17. Van Goethem M, Mortelmans D, Bruyninckx E, Verslegers I, Biltjes I, Van Hove E, et al. Influence of the radiographer on the pain felt during mammography. Eur Radiol. 2003;13(10):2384–9.
18. Kornguth PJ, Rimer BK, Conaway MR, Sullivan DC, Catoe KE, Stout AL, et al. Impact of patient-controlled compression on the mammography experience. Radiology. 1993;186(1):99–102.
19. Bassett LW. Diagnosis of diseases of the breast. Philadelphia: Saunders; 2005.
20. Dustler M, Andersson I, Brorson H, Fröjd P, Mattsson S, Tingberg A, et al. Breast compression in mammography: pressure distribution patterns. Acta Radiol. 2012;53(9):973–80.
21. de Groot JE, Broeders MJM, Branderhorst W, den Heeten GJ, Grimbergen CA. Mammographic compression after breast conserving therapy: controlling pressure instead of force. Med Phys. 2014;41(2):023501.

第 **15** 章

乳腺 X 线摄影中组织活性和皮肤撕裂

Melanie Stephens

引言

在乳腺 X 线摄影中,有些女性对乳腺操作及压力比其他人更敏感[1],这已是共识。这种敏感度包括疼痛感觉加大、皮肤变红、麻刺感和挫伤[2],这些被视为可接受的风险。然而,有少部分女性在乳腺 X 线摄影后数日乳腺持续疼痛,有的会发展成压疮和皮肤撕裂伤。但报道的压疮和皮肤撕裂伤极少。

在英国,因为对患者更安全的护理[3],并报道了通过 NHS 安全体温计可避免伤害[4],因此需要重视组织活性问题。

乳腺 X 线摄影的风险

为了确保高质量的乳腺 X 线摄影图像,必须区分不同的组织结构,减少放射线剂量,降低乳腺压迫[5]。然而,对乳腺施加压迫力也增加了由压力、剪切力和摩擦力造成的组织损伤的风险,从而导致医源性伤害。美国国家压疮咨询委员会(NPUAP)和欧洲压疮咨询委员会(EPUAP)[6,7]关于剪切应力和摩擦力的定义清楚地解释了乳腺 X 线摄影中来自以上任一种压迫乳腺力量导致的风险,这会导致两个相邻的组织(皮肤和皮下结构)在横切面上扭曲,或在两个表面之间产生摩擦。这种损伤会表现为水泡(摩擦)、溃疡或表皮撕裂,甚至发生在

乳腺 X 线摄影几天后(压迫和剪切力)的皮肤破裂。

当患者进行乳腺 X 线摄影检查时,因为某些风险因素,比如年龄、性别、干燥或脆弱的皮肤,或者患者已有皮肤擦烂、皮肤擦伤或病变,均被认为会增加风险,因此会增加皮肤破裂的风险。

皮肤撕裂伤和压疮的定义

根据 NPUAP 的定义[8],压疮是:"皮肤或皮下组织的局部损伤,常发生在骨嵴部位,由压力或压力与剪切力共同导致。有许多因素与压疮有关,包括混合性因素。"

皮肤撕裂被认为是外伤,可以是较小的伤口或复杂伤口,可以导致部分或全部深层损伤,表皮从真皮中或从皮下结构中分开[9]。由剪切力和摩擦力造成的损伤比较麻烦,随后发生的损伤类型可以分为压疮或皮肤撕裂伤。为改进对这些损伤类型的诊断,需要进行更多的研究。

好发部位

许多压疮通常发生于骨嵴处;然而Fletcher等报道[10],与设备相关的压疮可能发生在身体的其他部位,比如乳腺。皮肤撕裂伤可发生在任何解剖部位,但与乳腺 X 线摄影相关的皮肤撕裂伤通常发生在乳腺下方或上方(内部或外

部)的褶皱处。

易感风险因素

有许多易感风险因素可造成压疮和皮肤撕裂伤的恶化；它们可能有内在的或外在的关联。外在因素可以与直接作用力、剪切力和摩擦力相关。内在因素就是那些影响患者身心健康和社交方面的因素。在乳腺 X 线摄影中这些因素包括：

年龄：随着年龄增大，皮肤会变薄、变平。同时，血流、神经末梢、胶原蛋白的数量也会减少。这会导致感觉减弱、水分失衡、弹性和温度调节减弱。真皮层的萎缩和收缩会引起皱纹和折皱的出现，同时皮脂腺分泌水平会降低，导致皮肤干燥。所有这些变化会使皮肤变得脆弱、皮肤开裂和出现皱纹[11-13]。

先前的皮肤损伤、挫伤、磨损和擦烂的病史：一些患者可能已有挫伤、皮肤磨损、溃疡或撕裂，这些都会增加皮肤进一步破裂和恶化的风险[14]。对于这些患者，乳腺成像中心应告知患者继续筛查以排除风险。

根据 Wingfield[15]的报道，干燥、脆弱的皮肤与皮肤疾病(湿疹)、其他病变(甲状腺功能减退)或环境因素(中央空调)有关。一旦皮肤干燥，更可能导致皮肤破裂和损伤。继而导致伤口感染和溃疡。

药物治疗：可影响皮肤结构和功能，增加皮肤破裂的风险。比如，类固醇可以使皮肤变薄；非甾体类抗炎药可以导致刺激性皮炎[16]。

饮食和体重：缺乏足够的脂肪、碳水化合物、蛋白质、电解质、维生素、纤维素和水，会使患者皮肤损伤的风险增大，延迟伤口修复。因此，肥胖或瘦弱的患者都有高风险，由于缺乏人体必需营养和水合作用来提高细胞的饱和度、弹性和功能[17]。

感觉障碍：有认知和感觉障碍的患者皮肤破裂的风险会增大，因为她们不能感知压力、剪切力和摩擦力引起的疼痛。

合并症：许多患者患有会影响皮肤状况的合并症，包括心血管疾病、肾病、内分泌疾病和呼吸系统疾病，这些疾病会影响血流、氧供和营养水平，以及来自皮肤的有毒废物的排泄。

预防乳腺 X 线摄影引起的撕裂或溃疡

在乳腺 X 线摄影中防止压疮和皮肤撕裂伤比较复杂，因为潜在导致损伤的设备是诊断检查中的必要部分。然而，参加乳腺 X 线摄影时，患者的皮肤和风险因素评估至关重要。乳腺 X 线摄影医师应关注乳腺 X 线摄影前后患者的报告，观察皮肤反应等相关因素。结果应该记录在患者的病历中。如有必要，要与患者讨论皮肤进一步损伤的风险，例如存在皮肤擦伤、撕裂或病变。

由于缺乏预防及治疗压疮和皮肤撕裂伤的研究，目前最好的措施包括：

● 减少或消除压力、剪切力和摩擦力；

● 在乳腺 X 线摄影过程中正确定位和校准乳腺(见第 17 章)；

● 在乳腺 X 线摄影前获取皮肤护理、营养和水分、病变和皮肤撕裂伤的当前治疗信息；

● 在乳腺 X 线摄影中，可能需要对易感皮肤采取保护措施。

如果患者在乳腺 X 线摄影中或之后发现压疮或皮肤撕裂伤，必须精确记录伤口，咨询医疗保健专业人士，并进一步治疗。

压疮和皮肤撕裂伤分类系统

压疮

为了在欧洲建立一个压疮护理和治疗的共识，EPUAP 在 2009 年制订了一个分类系统，如下：

● Ⅰ期：非苍白性红斑；

- Ⅱ期：局部偏厚，浅度开放性溃疡；
- Ⅲ期：全层皮肤缺失，皮下脂肪可见，但骨骼、肌腱或肌肉不暴露；
- Ⅳ期：全层组织缺损伴骨、肌腱或肌肉外露。

美国的附加分类/分期包括不可分期/无法归类：

全层皮肤或组织缺失——深度未知疑似很深。

组织损伤——深度未知。

皮肤撕裂伤

Payne 和 Martin[18]制订了第 1 个皮肤撕裂伤分类系统，按照撕裂的严重程度划分总类别和子类别：

- 第 1 类：皮肤撕裂而没有组织缺失；
- 第 2 类：皮肤撕裂伴部分组织缺失；
- 第 3 类：皮肤撕裂伴全层组织缺失。

自 1993 年以来，后续的研究探讨了分类系统可靠性概率及其在临床实践中的普遍使用，从而产生了更为广泛接受的皮肤撕裂伤咨询小组（STAR）分类系统[19,20]。这个系统包含皮肤撕裂伤的三大类和两个子类别。STAR 分类系统在澳大利亚普遍使用，以及在英国报道了早期适应证。

- 1a 类：皮肤撕裂伤的边缘可以调整到正常的解剖位置（无需过度拉伸），皮肤或皮瓣颜色不是苍白色、暗黑色或黑色；
- 1b 类：皮肤撕裂伤的边缘可以调整到正常的解剖位置（无需过度拉伸），且皮肤或皮瓣颜色苍白、暗黑或黑色；
- 2a 类：皮肤撕裂伤的边缘不能调整至正常解剖位置，且皮肤或皮瓣颜色不是苍白色、暗黑或黑色；
- 2b 类：皮肤撕裂伤的边缘不能调整到正常解剖位置，皮肤或皮瓣颜色是苍白色、暗黑或黑色；
- 3 类：皮肤撕裂伤，皮肤、皮瓣完全缺失。

处理方法和其他考虑因素

如果乳腺 X 线摄影医师在乳腺 X 线摄影操作前后发现有压疮、皮肤撕裂伤、擦烂或乳腺擦伤，必须与患者讨论后续处理。这可能包括医师进行一些简单的伤口处理和（或）转诊到其他科室。简单步骤包括：

1. 根据当地处理意见控制伤口的出血，并清洗伤口；
2. 如果伤口是皮肤撕裂伤且具备可行性，可以重新调整任何皮瓣或撕裂；
3. 依据当地的处理意见评估患者、伤口和伤口的周围部分，以评估组织损伤或损失的程度。根据诊断，可能包括使用一个压疮或皮肤撕裂伤分类工具；
4. 根据当地的处理意见进行相应的包扎；
5. 为后续换药包扎推荐合适的卫生保健医师；
6. 与患者探讨病情、健康教育与改进措施；
7. 完成所有临床事件或安全温度计报告表格。

（黄振环　王骏　周桔　胡斌　刘小艳　崔文静
吴虹桥　李开信　高之振　陈峰　译）

参考文献

1. NHS Breast Screening Programme. Information and advice for health professionals in breast screening. Sheffield: NHS Cancer Screening Programme; 2002.
2. Cancerbackup. NHS breast screening: helping you decide. 2011. http://www.cancerscreening.nhs.uk/breastscreen/publications/nhsbsp.pdf.
3. Department of Health. NHS 2010–2015: from good to great. Preventative, people-centred, productive. London: DH; 2009.
4. NHS Quality Observatory. NHS safety thermometer. 2013. http://www.safetythermometer.nhs.uk/.
5. Dustler M, Andersson I, Brorson H, Fröjd P, Mattsson S, Tingberg A, Zackrisson S, Förnvik D. Breast compression in mammography: pressure distribution patterns. Acta Radiol. 2012;53(9):973–80.

6. National Pressure Ulcer Advisory Panel. Friction induced skin injuries – are they pressure ulcers? A National Pressure Ulcer Advisory Panel White Paper. 2012. https://www.npuap.org/wp-content/uploads/2012/01/NPUAP-Friction-White-Paper.pdf.

7. National Pressure Ulcer Advisory Panel. Shear Force Initiative Presentation. 2012b. http://www.npuap.org/wp-content/uploads/2012/03/Shear_slides.pdf.

8. National Pressure Ulcer Advisory Panel and European Pressure Ulcer Advisory panel. NPUAP Pressure Ulcer Stages/Categories. 2009. http://www.npuap.org/resources/educational-and-clinical-resources/npuap-pressure-ulcer-stagescategories/.

9. LeBlanc K, Baranoski S. Skin tears: state of the science: consensus statements for the prevention, prediction, assessment, and treatment of skin tears. 2011. http://www.skintears.org/pdf/SkinTearsConsensus-Statements.pdf.

10. Fletcher J. Device related pressure ulcers made easy. 2012. http://www.woundsinternational.com/pdf/content_10472.pdf.

11. Voegeli D. Factors that exacerbate skin breakdown and ulceration, Skin breakdown, the silent epidemic. Hull: Smith and Nephew Foundation; 2007.

12. Baranoski S, Ayello EA. Wound care essentials, practice principles. Springhouse: Lippincott, Williams and Wilkins; 2004.

13. Mistiaen P, van Halm-Walters M. Prevention and treatment of intertrigo in large skin folds of adults: a systematic review. BMC Nurs. 2010;9(12):1–9.

14. Stephen-Haynes J, Carville K. Skin tears made easy. Wounds Int. 2011;2(4):1–6.

15. Wingfield C. Managing dry skin conditions. Wound Essent. 2011;6:50–9.

16. British National Formulary. British National Formulary online. 2014. http://www.bnf.org/bnf/index.htm. Retrieved from 04 Apr 2014.

17. Johnston E. The role of nutrition in Tissue Viability. 2007. http://www.woundsinternational.com/pdf/content_182.pdf.

18. Payne RL, Martin ML. Defining and classifying skin tears: need for a common language. Ostomy Wound Manag. 1993;39(5):16–20, 2.

19. Carville K, Lewin G, Newall N, Haslehurst P, Michael R, Santamaria N, Roberts P. STAR: a consensus for skin tear classification. Prim Intention. 2007;15(1):18–28.

20. White W. Skin tears: a descriptive study of the opinions, clinical practice and knowledge base of RNs caring for the aged in high care residential facilities. Prim Intention. 2001;9(4):138–49.

第 **3** 部分
检查设备

第 16 章

乳腺 X 线摄影设备

C.John Kotre, Cláudia Sá dos Reis

引言

乳腺 X 线摄影是放射科对技术要求最苛刻的检查之一,它需要专门为此项检查设计的 X 线技术。成像的病变范围从高密度微小钙化 ($20\sim100\mu m$) 到界限不清的低对比团块。这些都必须以混合密度的背景来成像。这使显示病变部位具有挑战性。由于其在无症状性筛选检查时使用,乳腺 X 线摄影也必须采用尽可能低的辐射剂量。

背景

在过去的 20 年中,乳腺成像技术已经取得了进一步的发展[1,2]。其中一个里程碑式的发展是在 20 世纪 90 年代引入的数字化乳腺 X 线摄影系统。乳腺 X 线摄影设备制造商一直致力于开发实用、价廉、对人体无损伤的设备来服务患者,并有效地识别、定位和鉴别异常组织和乳腺内病变的征象[3-5]。

目前现有的乳腺成像技术主要用于识别肿瘤之间的结构或形态上的差异,如微钙化、组织肿块、血管生成、不对称和结构畸形。一些近期开发的技术,可以提供关于肿瘤与正常组织之间的生物方面或功能方面的差异信息。但直到现在也没有一种单一的方式可以同时实现所有上述目标,即解剖生理学和病理学相关

的目标[1,3]。

乳腺 X 线摄影是基于 X 线光子在乳腺组织的衰减差异,当使用低能量光子时可以优化。脂肪、腺体组织的不同成分和密度在乳腺 X 线摄影图像上产生明暗对比。然而,腺体组织的成分和密度与癌类似,它们的差异需要使用 $10\sim20keV$ 的低能光子辨别。当能量超过 28keV 时,两种组织的线性 X 线衰减系数重叠,将不能区分癌与正常腺体组织,而且不良的图像对比会严重影响诊断[6,7]。

正常组织与癌组织之间细微的 X 线衰减特性和与电离辐射相关的风险要求成像技术最大限度地减少剂量、优化图像质量(IQ)。这促进了乳腺 X 线摄影专用 X 线设备的精细化(专用的 X 线管、足够的 X 线谱系统)[6]。

在过去的几十年间技术的进步大大提高了乳腺 X 线摄影的诊断敏感性。

乳腺 X 线摄影系统

进行乳腺 X 线摄影通常使用带有便于乳腺定位的"C"形臂的专用设备。C 型臂可在高度和角度方向进行调整,以调节患者站立或坐姿时压迫板和乳腺托的位置。

X 线管和数字接收器工作台组件反向安装:产生光子束的 X 线球管在顶部,面部保护器、压迫板、图像接收系统在下臂(图 16.1)。

乳腺 X 线摄影图像产生的各个步骤分别

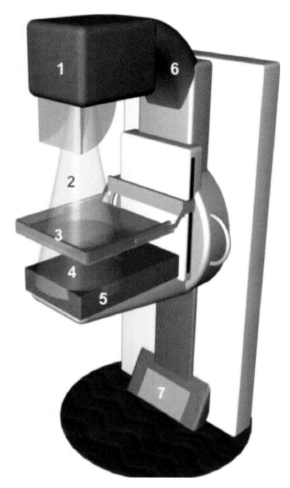

图 16.1　集成直接数字化乳腺 X 线摄影系统。1:X 线管,2:X 线束,3:压迫板,4:乳腺托,5:探测器,6:C 形臂,7:角度,乳腺厚度和压力监测器。(Image is courtesy of Mário Oliveira)(见彩图)

是采集、处理、显示、判读和存储后处理。在数字乳腺 X 线摄影中,每个步骤可由单个的可独立评估和优化的系统执行。而图像采集系统则是由 X 线管、乳腺压迫板和影像接收器系统构成。

从 X 线焦点到乳腺支撑平台的距离通常约为 60cm。移动式滤线栅一般置于低衰减(通常为碳纤维)的台面后、影像接收器前。在一些设计中,工作时不使用滤线栅,而是使用一个软件校正图像中散射线的大范围影响。

由于对高分辨率的需求,X 线焦点的尺寸必须要小。传统乳腺 X 线摄影采用的焦点约为 0.3mm×0.3mm, 而放大摄影则采用 0.15mm×0.15mm 的焦点,将乳腺从影像接收器提高到一个特殊的放大台上,以产生几何放大图像。

X 线管置于机组内,使其阳极足跟效应用来减少照射野中乳腺组织较薄的乳头侧的 X 线强度。高度依赖的是现代乳腺 X 线摄影装置的自动曝光系统。这些系统能够感知被压迫乳腺的厚度和组成,然后自动选择所需的管电压、靶面与滤线器组合及曝光时间,以期在限制患者的剂量内得到最佳成像曝光。

乳腺 X 线摄影的 X 线光谱

传统的钨靶、玻璃封装的铝滤过的 X 线管产生的 X 线光谱都不是乳腺 X 线摄影的最佳选择。而且认为,正常组织与恶性组织之间的最佳对比是在使用比正常 X 线摄影更低的 20keV 左右的光子能量下产生的。提高光子能量会降低对比度,降低光子能量则会导致乳腺穿透力不足,且患者剂量大量增加,所以 X 线光谱至关重要。宽泛的乳腺 X 线摄影光谱用于数字化乳腺 X 线摄影。X 线管靶面可以在钼靶与铑靶,或者铑靶与钨靶之间切换(取决于设计),球管还带有一个低衰减量的铍输出窗口。这样,光子束将被钼、铑、银或铝过滤器过滤。X 线管工作电压范围为 25~35kV。

图 16.2 显示了铑靶的光谱,在 30kV 管电压下经铑滤过的光子束。铑在 20.2keV 和 22.7keV 具有特征 X 线峰,构成了范围有限的频谱。铑被再次用作滤过器是因为,由于 K 边缘吸收,使其在略超过自身 K 特征峰处能量强烈衰减,以及衰减较低的能量。最终导致大多数光子频谱处于一个狭窄的能量频带中。

虽然这是最常用的光谱,但并不是对所有乳腺厚度都有效。对于较大的乳腺,应使用更高穿透力的光子束,以避免长时间曝光,否则会造成运动模糊、球管超载和高辐射剂量。图

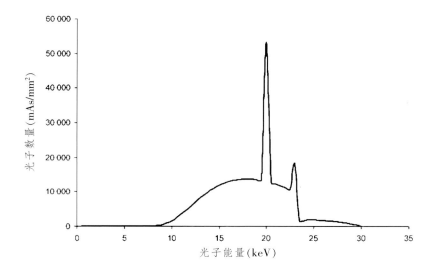

图 16.2 典型的铑靶 X 线谱，30kV 的乳腺 X 线摄影 X 线束被铑滤过。20keV 附近的频谱峰是由于铑滤过器的 K 边缘过滤产生的。这个频谱适于中等大小乳腺成像。

16.3 显示了钨靶的光谱，经铝滤过的光子束再次处于 30kV 管电压下，并且 X 线管再次具有铍输出窗口。虽然钨阳极与铝过滤器的组合不用于屏–片乳腺 X 线摄影，但它非常适合于现代数字乳腺 X 线摄影接收器的响应，并将成为更加常用方法。

即使管电压相同，频谱的形状与图 16.2 也完全不同，并且其峰值处于更高的能量上。钨靶在此能量范围内没有 K 特征 X 线峰，并且在此能量范围内，铝滤过器不具有 K 吸收边缘，不会优先衰减频谱的高能量端。

压迫板的设计

在乳腺 X 线摄影中，要采用 1 块用马达驱动的可透 X 线的塑料压迫板来压迫乳腺。施加压力可减小乳腺的厚度，并使其固定，该方法优点如下：

● 更好的空间分辨率。使乳腺更接近影像接收器，以降低放大率和焦点模糊；

● 减少运动模糊，即使在乳腺 X 线摄影中常见的相对较长的曝光时间（通常为 1s）；

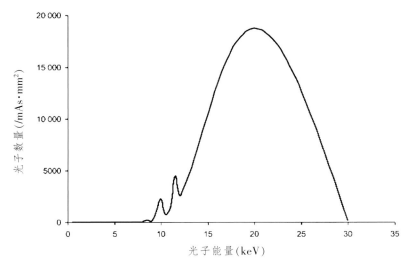

图 16.3 典型的钨靶 X 线频谱，乳腺摄影 X 线束在 30kV 被铝滤过。

● 减少图像中的散射线。通过乳腺的光束路径长度较短,因此,只有较少的组织受到散射。减少图像中散射辐射的比例可改善图像对比度,并降低图像噪声;

● 改善图像均匀性。压迫会使乳腺组织展开,更均匀地分布在图像上,使病变更容易被检测;

● 减少受压迫的乳腺厚度可降低曝光时间,从而减少传递到乳腺的辐射剂量[8,9];

● 光程减少可以采用较低能量(穿透性低)的 X 线光谱。这样产生的对比度更大;

● 隐藏在腺体组织内的较小病灶可以更好地显示,因为恶性组织往往更坚实。

乳腺 X 线摄影中的压迫技术是放射检查中少见的几种技术之一,即在获得技术优势的同时,对图像的其他方面毫无损害;虽然被检查者会感到不适。现代乳腺 X 线摄影装置可以采用一个系统来测量压力的增加量,开始时以给定的较小的压迫力逐渐加压,当达到指定压迫力时停止加压。许多装置有一个马达驱动组件,可由医师施加一定的压迫力;医师可以直接控制施加的压迫力的大小。有人建议,压迫板在压迫的最后阶段必须手动控制[8]。乳腺 X 线摄影系统中,设定的压迫力最大值为 200N。数字乳腺 X 线摄影系统采用不同压力范围的压迫板,可完成不同类型的摄影。典型的类型有以下几种。

● 平面刚性压迫板:

这是基本的平面压迫板,覆盖数字影像接收器的整个部位。压迫板保持其形状平行于接收器平面,在施压时仅有轻微变形。用于全视野内外侧斜位和头尾位。

● 倾斜平面压迫板:

这是一种平面压迫板,可以通过旋转克服弹簧阻力,使得在压迫乳腺时胸壁边缘高于乳头侧。其优点是该设计能使乳腺更稳固地保持在适当的位置。这种压迫板也可用于全视野内外侧斜位和头尾位。

● 滑动压迫板:

该板适合于较小的乳腺成像,此时不需要

影像接收器的整个区域。通过将压迫板滑向一侧,采用乳腺支撑台的边缘改善定位来获得内外侧斜位图像。

● 点压迫板:

这种压迫板有一个凸起的圆柱,可对小范围额外施压(图 16.4)。点压迫板的优点是可以对较小的感兴趣区更好地施压,此外,周围实质扩展还会使肿块轮廓更好地显示。而重叠的组织形态会分散开,形态上较硬的恶性组织将趋于其固有形状。局部点压摄影是评估中常用的补充检查。

● 放大压迫板:

放大成像时,采用不同的乳腺支撑台,使乳腺抬高远离影像接收器平台约 30cm(取决于放大倍数及焦点到接收器的距离),因此图像成几何放大。这种类型的压迫板比较小,因为 X 线照射野小,靠近焦点,故通常在支撑臂有 1 个台阶,可以在低于放大支撑台的某个点上固定压迫系统(图 16.5)。见第 25 章。

● 活检压迫板:

活检系统可能需要各种专用压迫板,压迫板上有孔以便容纳活检针或器件(图 16.6)。见第 33 章。

进一步发展

最近美国乳腺 X 线摄影领域已经研发出用于乳腺 X 线摄影筛查的名为 S.O.F.T 的压迫板。这种新的压迫板用于替代常规平面压迫

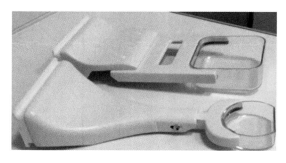

图 16.4　点压迫板:这种板有 1 个凸起的圆柱形,用于小范围额外施加压力。(见彩图)

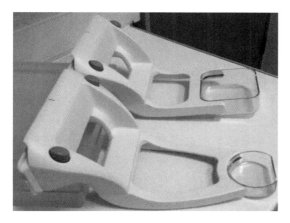

图 16.5　放大压迫板：这种压迫板较小，因为靠近焦点，X 线照射野较小，故通常在支撑臂有 1 个台阶，使其固定到压迫系统。（见彩图）

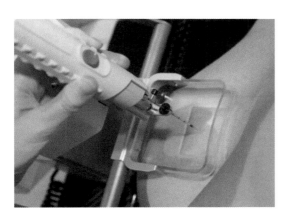

图 16.6　专门用于活检的压迫板。（见彩图）

板，可以有一定的倾斜，以便对前部和中部乳腺更好地施压，而患者的不适感较轻。

另一种压迫板的开发也是为了减小乳腺最厚部位的压力和不适。当压迫板接触到乳腺时会沿着乳腺弯曲。此外，压迫板的正面与左右两侧板上有 3 个狭缝，可以使压力分散。

虽然女性对压力的耐受性不同，但患者的不适感是压迫乳腺的负面影响（见第 14 章）。考虑到乳腺的特点，即可压缩性、成分与厚度，没有关于适当压力的建议。有几项研究[10-15]从剂量、图像质量和患者的耐受性方面探讨最合适的压力。其中一项研究得出结论：压力的大

小对图像质量有明显影响。此外，更高的图像质量率往往与较高的压力有关。在数字系统中产生一幅"完美"的图像所需的压力，头尾位为 121.3N，内外侧斜位为 134.2N，而在模拟系统中，头尾位和内外侧斜位压力分别为 112.2N 和 129.7N。在本组 1200 例患者中，2%的患者对承受的压力表示不满[10]。

第 22 章论述了一种乳腺压迫的新方法，采用气压而不是施力系统。

数字乳腺 X 线摄影影像接收器

数字图像捕捉首次引入乳腺 X 线摄影中是作为"小视野数字乳腺 X 线摄影"，一般使用 15cm 大小的探测器引导针芯活检。而 24cm×30cm 以上的等效探测器的全视野数字化乳腺 X 线摄影是在这之后发展起来的。

数字乳腺 X 线摄影的成像优点包括宽的动态范围、图像捕捉和图像显示功能的分离，以便图像显示可以改变，最佳显示所记录的 X 线强度的所有范围。当对致密乳腺和年轻女性成像时，可以提供皮肤线和乳头的良好显示。对数字乳腺 X 线摄影图像捕捉技术尚存在一定的竞争，技术的选择在一定程度上取决于成像是用于筛查还是已经有症状的检查，以及医院或诊所的大小与运行模式。在本书编写时，下面所描述的各种技术贴近于当时的市场状况，但这一领域进展仍然较快。

数字乳腺 X 线摄影图像的一般特征

数字图像不是连续分布的明和暗，而是由有限数量的点（或像素）组成，其中每个像素有一个亮度值，取决于所存储的数值。数字图像的优点是，可以通过计算机增强和处理，提取最大量的诊断信息。利用计算机的海量数据存储技术，数字图像可以存储、传输、无损复制和

有效检索。其缺点在于因像素大小有限,空间分辨率受限。数字乳腺 X 线摄影接收器通常在像素值与像素入射剂量之间非常宽的动态范围内存在线性响应,典型因子为 10 000:1。数字乳腺 X 线摄影所要求的患者剂量的选择是根据诊断图像所要求的信噪比而定,而不是接收器的特定辐射剂量。

直接数字探测器:非晶硒

直接转换探测器采用非晶硒(a-Se)层将 X 线作用直接转换成电信号,非晶硒层后面是一个由刚性基板支撑的非晶硅微电路层(图 16.7)。硒是一种光电导体,所以在黑暗中是电绝缘体,在光或 X 线照射时是导体。非晶硒以薄层(0.5mm)的形式用作乳腺 X 线摄影图像接收体,在顶层电极和每个像素集电矩阵之间施加电压。将这些连接到电容器用来收集曝光时释放的电荷。这些依次与薄膜晶体管开关相连,提供一种逐线读出配置,为各个像素存贮的电荷沿此线逐个像素地通过,直到能被成像传感器外部的电子测量。入射 X 线光子在硒层发生光电作用,产生电子和"空穴"(电子空穴对)。因为薄非晶硒层两端高电压梯度,电子移向正极表面电极,而空穴移向负电荷收集电极。电子和空穴不会偏移,因为它们必须遵循电场梯度的方向,所以极

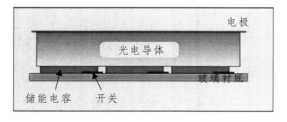

图 16.7 直接数字化乳腺 X 线摄影图像接收器的剖面图。光电导体是非晶硒层,当曝光于 X 线光子时,允许电子流动。电容器积聚的电荷与像素 X 线曝光成比例。电荷经此开关在曝光结束时迁移出装置,并转化成数字像素值。

少会产生图像模糊,且探测器的空间分辨率良好。曝光结束时,可通过薄膜晶体管开关和数据线读出每个像素的电荷信号(与检测到的射线成正比)。通过电荷放大器和模数转换器,将电荷信号转换为数字信号并发送到计算机形成图像。

非晶硒层在乳腺 X 线摄影能量范围内具有良好的光子捕获特性,携带图像信息的电子和空穴没有偏移,使得非晶硒层相对较厚,从而形成了一个有效的探测器。由于接收器被严格地安装在乳腺 X 线摄影装置的乳腺支撑台上,它总是在同一位置对 X 线束反应,所以允许进行"平场校正"。这是一个重要的图像校正,接收器在测试条件下是对未衰减的 X 线束进行曝光,所以,穿过照射野的 X 线强度的变化和像素到像素敏感性的变化可以从后续的图像中消除。这些固定噪声源的去除进一步提高了接收器的效率。

间接数字探测器:闪烁体和非晶硅

间接数字乳腺 X 线摄影探测器分两步进行 X 线探测[6,16,17]。这类接收器与数字 X 线摄影常用的接收器相似,一个薄晶体闪烁体层紧密耦合到由 1 个刚性基板支撑的非晶硅微电路层。间接转换探测器工作原理是,首先通过将入射的 X 线转换为可见光,然后再将可见光转换成探测器上像素位置可寻址的电信号,见图 16.8。最常用的闪烁体是铊活化的碘化铯。这种材料具有优异的 X 线吸收特性,并且可以在通道形晶体结构内生长,该结构的作用类似于光纤向导,以防止光向两侧播散,从而使探测器的空间分辨率得到提高。它类似于 X 线影像增强器的输入荧光材料。闪烁体层沉积到非晶硅光敏光电二极管微电路阵列,由各个光电二极管测试相关的电子信号。X 线曝光后,薄膜晶体管和相关数据线的开关阵列使得来自光电二极管的信号有序地输出到接收器阵列。然后

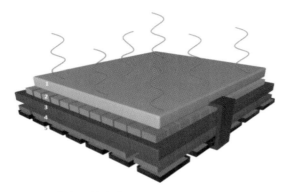

图 16.8　集成系统中数字乳腺 X 线摄影探测器的基本结构。第一层——探测器材料：碘化铯闪烁体＋透光电极或 a-Se（非晶硒），第 2 层——a-Si 阵列（非晶硅），第 3 层——基板，第 4 层——驱动板－读出板－驱动板，第 5 层——玻璃衬底。（Courtesy of Mário Oliveira）（见彩图）

将这些信号数字化并传送到计算机以整合成一幅图像。

这类接收器也被固定安装在乳腺 X 线摄影装置的乳腺支撑台上，所以上面所述的重要的平场校正也可以使用，也具有相同的去除固有噪声模式和由此产生的效率改进。

计算机 X 线摄影

计算机 X 线摄影（CR）基于光激励发光现象。当 X 线照射掺杂 2 价铕离子的氟卤化钡晶体时，它们产生的高能量光电子反过来产生电离，导致大量的较低能量电子空穴对的产生。在传统的屏－片乳腺 X 线摄影中，上述现象发生在一个与胶片密切接触的增感屏上，在屏上电子空穴对复合后发光，然后使胶片曝光。光激励发光中，只有小于 50% 的电子空穴对复合，其余的由于荧光中掺杂位点的存在而被捕获。这些电子陷阱是规则晶格中卤素离子空缺发生的晶格缺陷。这些所谓的 "F 心" 或 "色心" 是成像板在长时间使用高强度的 X 线和紫外线照射过程中产生的。曝光后，虽然存储的图像随时间逐渐变淡，但电子仍可以在这些缺陷中被困数小时或数天。捕获电子的浓度与入射

X 线剂量成比例。这些电子在这种状态下被束缚，直到它们被 CR 成像板阅读器中合适波长的光激发，由此它们可以自由地在空穴中运动、复合和发光。发射光的强度与入射 X 线的强度成正比，然后被光电倍增管检测并数字化从而形成图像。

CR 暗盒装有成像板，看起来很像屏－片暗盒，并且基本采用同样的使用方法。图像在成像板判读仪上读出，当成像板下降缓慢通过时，强激光束逐行扫描成像板。一种红色激光用来给被束缚的电子传递足够的能量以使它们脱离受束缚的状态，并到达材料的传导带上。然后，它们可以移动并与正离子复合，回到基态能量状态，并在此过程中以蓝光光子的形式释放多余的能量。这个微弱的光信号被导光器拦截，并用蓝色过滤器（以防激发激光器的红光）发送到测量光量的光电倍增管。然后将此信号数字化，以产生与成像板上特定位置相关联的原始 "像素值"。

扫描激光聚焦直径约为 0.1mm，以确定图像像素（尽管看上去成像板是连续的，并没有划分为物理像素）。图像读取后，用高强度光照射影像板，以彻底清除先前图像的任何痕迹，然后影像板从阅读器弹出重新装入暗盒，准备再次使用。

因为 CR 暗盒没有被紧密地安装就位，并且通常许多暗盒要轮流使用，所以在乳腺计算机 X 线摄影中不可能应用平场校正，因此检测器效率被非均匀结晶光激励荧光体所产生图像的固定模式噪声所降低。另外在荧光体中，读出激光器中有光传播元素而导致一些模糊。新研发的 "针板"（溴化铯）荧光体有 1 个类似于碘化铯（上图）通道的晶体结构，可改善 CR 乳腺 X 线摄影的效率，前提是这些敏感荧光要足够耐受日常使用。

狭缝扫描线性探测器

一种完全不同类型的数字乳腺 X 线摄影

装置的市场份额正在迅速增加,它是将 X 线扇形扫描光束耦合到移动一维探测器。这种几何结构的特点是,在探测器上采用狭缝准直器以去除散射光子,因此不需要使用防散射滤线栅。另外,一维探测器可制作得相对复杂,其信号传送到外部电子器件比薄膜二维阵列更加直接。有一种商业设计采用基于高能物理实验中使用的那些光子计数探测器。使用这种方法,单个光子将在图像的每个像素中计数,像素的亮度由 X 线束向下扫描所有像素位置的时间计数的总光子决定。这样做的好处是,可以去除放大器和电子的热激发引起的低水平波动,只留下高能量的光子数,所以可以消除图像的噪声源。这种扫描电子束的机动运动比较复杂,X 线管的负载往往较高,且扫描时间一般比二维接收器的曝光时间长,但这项技术的总体性能强于更常用的非晶硒探测器。

电荷耦合器件

电荷耦合器件(CCD)很少用于全视野数字乳腺 X 线摄影,这是由于传统硅晶片上的图像接收器阵列的尺寸限制。然而,在用于"小视野乳腺 X 线摄影"的器件设计中这又很常见,其最初应用于活检操作时提供影像引导。将一层闪烁物,如碘化铯,在小视野器件内直接耦合到感光 CCD 阵列。具有更大的视野,可将更大的闪烁体层耦合到 CCD,采用光纤处理或反射镜和透镜系统的设计已生产出来,但由于这些耦合系统有光损失,通常会降低效率。

自动曝光控制系统

在 20 世纪 80 年代,自动曝光控制(AEC)系统已应用于乳腺 X 线摄影设备[18],目的是不论其厚度或组成,均可对乳腺组织进行均一、重复的曝光和穿透。

现代乳腺 X 线摄影装置大量使用 AEC 计算曝光时间。管电流往往是固定的,或在带宽范围内变化。乳腺 X 线摄影自动曝光模式十分复杂,可以控制乳腺的衰减、光束的能量,并能在最先进的设计上自动选择最佳靶/滤过器组合及千伏。

AEC 器件测量到达图像接收器的 X 线量,探测器中获得足够的曝光水平时终止 X 线曝光。这个系统是由一个(或多个)辐射探测器、信号放大器、密度选择器、比较器电路、终端开关以及 1 个备用定时器组成。AEC 系统也称为摄影计时器。在最典型的乳腺 X 线摄影系统中,穿过患者的 X 线在图像接收器后面的 AEC 传感器中产生较小的信号。放大器放大上述信号,然后反馈到电压比较器和集成电路中。当所积累的信号等于预选基准值时,输出脉冲结束曝光。如果探测器或电路发生故障,"备用计时器"安全装置便在预先设定的时间后终止 X 线曝光。AEC 设备需要进行校准,以利于在各种 X 线曝光条件下设置探测器适当的参考水准。

在现代数字系统中,可以设置自动曝光控制,以便在乳腺压迫厚度增大时提供恒定的对比噪声比,或提供折中的"低剂量"的配置,以便在乳腺压迫厚度增大时,缓慢降低对比噪声比,以使最大乳腺组织的剂量降低。这些功能是通过使用一组复杂的千伏峰值、靶/滤过器组合和摄影计时器之间的关联得以实现,其中利用来自压迫板的位置输入,以及透过乳腺的辐射能量敏感测定。一些设计采用从图像接收器本身的输出,以提供一个信号给自动曝光控制,这可以使用很多方法配置的软件,提供一系列的传感器模式,或自动定位乳腺最密实的部位,以提供一个参考信号。

在数字乳腺 X 线摄影系统中,灰阶值并不依赖于入射 X 线曝光,而是依赖于图像处理和显示。在数字乳腺 X 线摄影中,AEC 校准不使用光密度,尽管它是用在屏-片乳腺 X 线摄影系统中。如今,AEC 器件被校准以适应图像接收器的能量响应[19]。该 AEC 设置了 1 个适合每幅图像接收器通用的标准曲线,可提供足够的图像质量,并考虑到潜在的和确保的最低剂量[7,8]。

在集成数字系统中,AEC 传感器是探测器本身或其组件的一个部分。图像采集从被称为乳腺预曝光的短低剂量曝光开始,由此产生的信号将自动采样以识别乳腺最为密实的部位。此信息用于选择优化设置(例如:靶/滤过器、千伏峰值、毫安秒,以及靶/滤过器组合、管电流、曝光时间)[7]。

数字乳腺 X 线摄影的优化

数字乳腺 X 线摄影接收器的线性响应和宽动态范围是指在一个大的剂量范围可以成功地获取图像。这提供了一些优化和减少剂量的可能性,但同样也允许次优系统在较高的超过患者所必需的剂量时获取图像。普通的数字 X 线摄影中已经确定了"曝光微变"的现象,其中患者平均剂量上升,归咎于人们自然地倾向于使图像看起来更好,且图像不会因为"太好了"而遭拒的事实。数字乳腺 X 线摄影中,普遍的剂量优化方法仍然是遥远的目标(尽管许多研究正在进行中),但适当校准自动器件装置的良好的控制方案的初步研究发现,新的数字化装置中患者平均剂量低于那些被它们替代的屏–片系统。现代自动曝光控制软件可以提供可供选择的自动曝光因素的组合,或优化对比(以剂量为代价)或剂量(以较差的对比噪声比为代价)。

显示设备

每个像素大小 0.05~0.1mm,典型的照射野大小为 24cm×30cm 的全视野数字乳腺 X 线摄影,数字乳腺 X 线摄影图像可以由 1000 万以上的像素组成。专门的医疗级显示器需要为初始报告提供充分的显示。低规格显示器可以在乳腺 X 线摄影室作为医师"审查"显示器,以确认图像采集的质量,但这些不应用于初始报告。现在大多数数字乳腺 X 线摄影显示器是液晶平板显示器,当然一些基于阴极射线管的旧式设备还在使用。

尽管在报告时同步显示图像的格式有一定的灵活性,一个报告工作站常需要 2 幅图像比较,一般需要 2 个高分辨率纵向显示器;但其他显示器可以与先前筛查的乳腺 X 线图像进行同步比较。另外还需要低分辨率显示器,以显示患者信息、工作列表和其他文本诊断报告。

一般不期望显示器能够高清显示整帧图像,但当需要时,可以对图像进行放大、全景、电子放大显示所有像素。目前推荐 5M 显示器(约 2000×2500 像素),以便在整个分辨率内显示乳腺图像。

医疗级显示器的重要特性在于其最大亮度。理想的显示器为 450cd/m^2 或更高(比标准计算机显示器更高),所以最大值与最小值之间可以保留大比率,并减少环境灯光的影响。但需要仔细考虑观片室的设计,因为显示器自身的亮度会使观片室变亮(还有更多明显光源如门、窗打开)。房间周围结构的影响以及附在观片图像上的观察者身影将减少其对比并可产生分散特性。

医学数字成像和通信灰度标准显示功能

DICOM 是医疗影像交换标准,允许供应商在他们的成像系统和 PACS(图像存档与通信系统)之间传输图像。从放射报告角度上对 DICOM 尤为重要的一个因素是灰度标准显示功能 (GSDF)。这是基于人类视觉系统的心理物理学模型,目的是使给定显示可以重复出现,使"最小可觉差"的数量最大化,并且给出一个可感知的线性灰阶,而且在图像的黑暗部分与明亮部分对比显示有相同的较小改变。通常 GSDF 增强白色的信号,但是对于阴极射线管(GRT)、平板显示器和硬拷贝胶片 (如果使用) 会有不同。对于给定的显示器如果 GSDF 实施正确,显示器能够在使用的观片条件下给出最佳显示。

GSDF 试图做出最佳的显示功能,但观片条件差时使用的廉价显示器的显示效果不能与观片条件好时使用的昂贵兆级灰阶显示器一样好。

显示工具

显示工作站提供一个用户界面,以提供图像的有效显示和一系列显示工具,通常包括:

- 放大、全景、平移(漫游);
- 对比度和亮度调节(窗口);
- 图像翻转和旋转;
- 黑/白反转;
- 空间测量;
- 边缘增强和降噪(空间频率滤波)。

其中的一些功能将在下文进一步解释。

窗口

运用窗宽技术对数字图像进行后处理是数字成像一个非常强大的功能, 也适用于 CT、MR 和放射性同位素成像。因为在数字图像中像素的亮度由 1 个整数("像素数量")决定,亮度水平有确定的数量值。数字乳腺 X 线摄影系统通常可能数字化到 2^{12}(4096 灰阶),而显示器只能显示 256 级灰阶(2^8)亮度的能力。此外,人类的视觉系统即使在理想的观片条件下只能区分图像中约 100 个灰阶。因此,如果一个数字图像中所有的信息都同时在显示器上显示,对比小的差异,虽然被成功地记录,也不会被区分。解决这个问题的办法是只显示选定范围的像素值, 从而增加显示的对比度子集的水平。这个"窗口"的像素数值被定义为窗口的"宽度"和"窗位"(图 16.9)。通过改变显示窗口的窗宽和窗位设置, 观察者可以优化正进行诊断工作时灰阶范围的显示,图像中的任何对比度都可以显示,但在报告大容量图像中, 需考虑到做许多这样的调整所需的时间。窗宽和窗位调整的用户界面通常相当直观,使用计算机鼠标或轨迹球,预

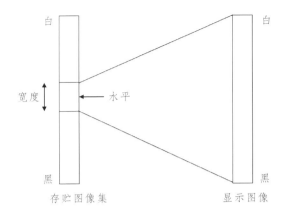

图 16.9 图像显示窗口的图示。显示宽度和显示水平定义存储图像的灰阶子集,将其扩展以适应显示设备的全部亮度范围。

设窗口参数可以节省时间。

空间频率滤波

图像可被视为空间频率的集合并进行分析。一般来说,低空间频率与均匀的灰度或缓慢变化梯度有关,高空间频率则与亮度的突然变化相关,如锋利的边缘、点或线条的图案。通过应用空间频率滤波器,可以增强或衰减空间频率的范围。增强高空间频率可提高锐利边缘的对比度,如微钙化和线性结构以及通常"锐化"图像。可惜的是,高频增强是以提高位于此频带的噪声为代价的,所以细微的增强是最有效的。大幅衰减高频会使图像模糊,在某些情况下可用来降低出现的量子噪声。各图层的图像处理,包括空间频率滤波,在数字乳腺 X 线摄影中经常使用。虽然这种处理可以改善临床图像,但它也会造成质量控制假象问题,因此图像处理通常不得不取消选择。

显示设备的质量控制

显示器的性能会随时间老化,所以需要定期进行质量控制校对。定期用户校正应包括测试模式的系统视觉校正, 例如 SMPTE 模式或

AAPM TG18 模式(图 16.10)。

合适的图像模式应该从报告工作站中获取,并用于影像监视器。显示器性能的定量测试,包括在灰阶范围内的亮度测量和评估该显示器在照明条件下可显示的"最小可觉差"的数量。一些医用显示器支持自我校准,显示器对自身亮度输出进行测量,并相应地调整校准。校准还应考虑室内照明条件,一旦用于报告时与自行校准时房间的照明不一样,可能会出现问题。显示器质量控制的一个因素是显示屏的清洁,因为灰尘和手指印等会影响房间内光线,可降低图像的对比度。

融合体层摄影

数字乳腺融合体层摄影(DBT)是一种三维成像技术,可以用来帮助克服传统的二维成像的主要问题,即 X 线衰减的三维分布被重叠在

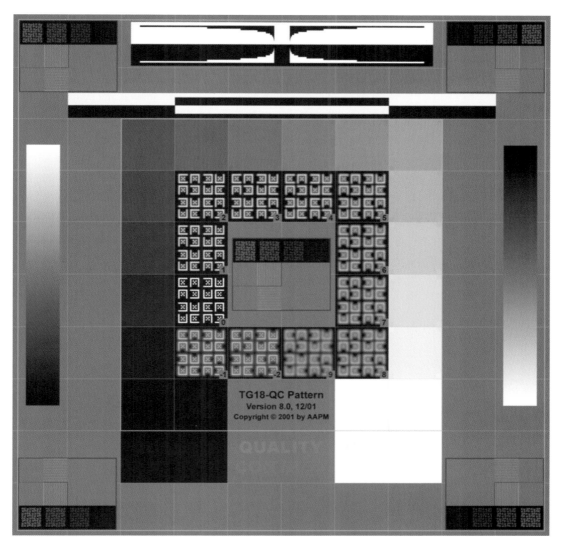

图 16.10 一种常见的用于显示器测试的质量控制测试物。这就是 AAPM TG18 测试模式。模式功能:灰阶、图像对齐、高空间分辨率和低对比测试。

二维图像平面。重叠的结果是,不可能区分上层和下层的特性,或者显示物体之间的深度关系。内外侧斜位和头尾位显示一起使用在一定程度上有帮助,但最理想的是 X 线衰减的三维阵列,可以显示任意想观察的图像平面。DBT 离理想状态还有一定的距离,但确实提供了有用的深度信息。融合体层摄影的更多信息可阅读第 30 章。

图像采集

　　DBT 可以对常规的数字乳腺 X 线摄影系统进行适当的调整,使该技术附加到最现代的设计上。通常将乳腺压迫在图像接收器上,但是,不是 X 线束垂直于图像平面一次成像,而是球管机架以一定的角度移动进行的一序列较短时间的曝光。得到一系列图像,是 X 线源通过摆动角度步进时形成的,通常与正常垂直位置成±15°。投影将有细微的不同,因为 X 线焦点移动时,物体的 X 线影接近乳腺的顶部将出现相对运动的图像框,但物体靠近支持台将在同一个部位成像(图 16.11)。

重建

　　为了产生体层图像,必须将投影系列重建成一个单一图像,强调的是乳腺内某一特定深度的特征。在最简单体层摄影形式中,通过移动投影图像的相应图像框进行,在某个特定深度该特性均出现在图像框内的相同部位。然后再将这些移动的图像叠加在一起。在选定平面内,这将强化同一部位的对比度特征,但在其他平面内往往会使物体模糊。

　　模糊的程度(或技术性条纹影,当模糊出现在 X 线管运动方向时)随着与选定平面的距离而增加(图 16.12)。因此,图像重建的结果是一幅犹如屏−片体层摄影的图像,观察者可以关注所期望图像平面内的物体,但在其他平面内趋向于"看穿"模糊特性。这不同于真正的体层摄影(如 CT),其中每幅图像是物体真正的横断面,没有上下重叠的结构。基于滤波反投影(CT 重建转化的)或迭代技术更复杂的 DBT 图像重建方法用于商业 DBT 设计,但在 DRT 中所记录的投影由于角度范围十分有限,仍不能重新获得足够的信息以产生纯粹的体层片。

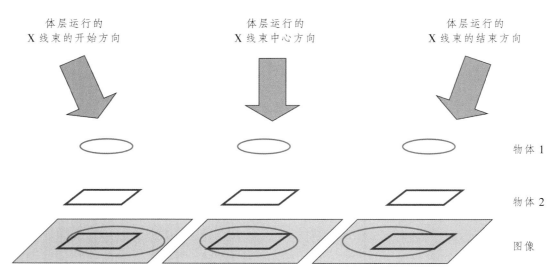

体层运行的　　　　　体层运行的　　　　　体层运行的
X 线束的开始方向　　X 线束中心方向　　X 线束的结束方向

物体 1

物体 2

图像

图 16.11　融合体层摄影图像采集:将乳腺压迫在固定的支撑台上,随着球管机架移动一定的角度,X 线曝光 1 个小序列。(见彩图)

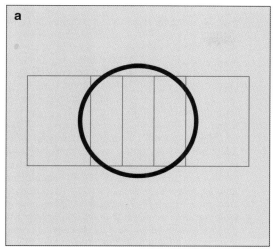 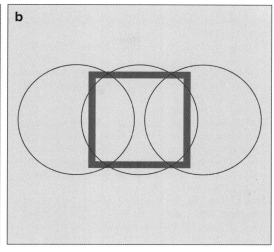

图 16.12 图像(a)中的单个投影图像已经移位并叠加以增强该圆的阴影,接近乳腺的顶部,使正方形模糊。图像(b)中叠加之前图像移位较少,导致正方形阴影增强,靠近支撑台,使圆模糊。(见彩图)

图像判读

要创建适合乳腺 X 线摄影报告的 3D 图像集,必须重复进行融合体层摄影重建过程,将计算出的聚焦平面从先前的平面位下移数毫米,而且该循环过程要重复进行直到最终产生一个 50 张或 60 张融合体层摄影图像的图像集。整个融合体层摄影图像集可以仅从一组投影进行重建。

报告图像时,阅片者要控制在显示屏上显示的所选定的聚焦平面,这样可以由上而下迅速预览图像集。通过显示器上步进图像可以使观察者对乳腺体积内的特征建立相关位置的三维印象。例如,小的细节特征,如微钙化簇,当显示焦点内平面接近其真实深度时,焦点将逐渐锐利,而焦点之外将淡出,因为所要显示的图像已离开。

融合体层摄影辐射剂量

融合体层成像照射到患者的放射剂量预计略高于传统的二维图像,因为在角度摆动的极限内形成投影图像的 X 线必须穿过加压乳腺内更大的厚度。大多数商业目标是使体层摄影图像的剂量与传统 2D 图像的剂量相当。基于 DBT 检查降低患者检查辐射剂量的一个提议是,使用另一种重建投影的方法,但现在用它们重建的是融合的二维图像,即图像接近于常规的内外斜位和头尾位图像。存在的争议是,这些图像的实用性可允许整个乳腺检查只用两次 DBT 采集每侧乳腺,而不是传统的 2D 成像。这个提议很可能会在适当的时候推荐 DBT 成为乳腺癌筛查的主要方法,但由于涉及其重建,目前重建的二维图像的质量并不像常规乳腺 X 线图像一样好。

(莫秋润 王骏 周桔 刘小艳 崔文静
吴虹桥 李开信 高之振 陈峰 胡斌 译)

参考文献

1. Thierry-Chef I, Simonb SL, Weinstockc RM, Kwonb D, Linetb MS. Reconstruction of absorbed doses to fibroglandular tissue of the breast of women undergoing mammography (1960 to the present). Radiat Res [Internet]. 2012;177:92–108. http://dx.doi.org/10.1667/RR2241.1.

2. Gold H, Bassett W, Widoff E. Highlights from the history of mammography. Radiographics. 1990;10:1111–31.

3. Institute of Medicine – National Research Council. In: Nass SJ, Henderson IC, Lashof J, editors. Mammography and beyond: developing technologies for the early detection of breast cancer. 1st ed. Washington, DC: National Cancer Policy Board – Institute of Medicine; 2001. p. 1–311.

4. Joy JE, Penhoet EE, Petitti DB. Saving women's lives – strategies for improving breast cancer detection and diagnosis [Internet]. In: The National Academies, editor. Econ Policy. The National Academies; 2005. p. 1–385. http://www.ncbi.nlm.nih.gov/books/NBK22315/pdf/TOC.pdf.

5. Fass L. Imaging and cancer: a review. Mol Oncol [Internet]. 2008 [cited 25 Jul 2011];2:115–52. http://www.ncbi.nlm.nih.gov/pubmed/19383333.

6. National Breast Screening Quality Assurance. In: Moore AC, Dance DR, Evans DS, Lawinski CP, Pitcher EM, Rust A, et al., editors. The commissioning and routine testing of mammographic X-ray systems. York: Institute of Physics and Engineering in Medicine; 2005. p. 1–146.

7. Bushberg J, Seibert JA, Leidholdt Jr E, Boone J. In: Snyder A, DeGeorge T, editors. The essential physics of medical imaging. 2nd ed. Philadelphia: Lippincott Williams & Wilkins; 2002. p. 1–956.

8. Andolina V, Lyllé S. In: Sabatini P, editor. Mammographic imaging – a practical guide [Internet]. 3rd ed. Baltimore: Wolters Kluwer Health-Lippincott Williams & Wilkins; 2011. p. 1–610.

9. Bassett LW, Hoyt AC, Oshiro T. Digital mammography: clinical image evaluation. Radiol Clin North Am [Internet]. Elsevier Ltd; 2010 [cited 19 Jan 2012];48:903–15. http://www.ncbi.nlm.nih.gov/pubmed/20868893.

10. O' Leary D, Teape A, Hammond J, Rainford L, Grant T. Compression force recommendations in mammography must be linked to image quality. In: European Society of Radiology, editor. Eur Congr Radiol. 2011 [Internet]. Vienna: ECR 2011; 2011. p. 1–19. www.myESR.org4.

11. Poulos A, McLean D. The application of breast compression in mammography: a new perspective. Radiography [Internet]. 2004 [cited 2011 May 16];10:131–7. http://linkinghub.elsevier.com/retrieve/pii/S1078817404000434.

12. Poulos A, Llewellyn G. Mammography discomfort: a holistic perspective derived from women's experiences. Radiography [Internet]. 2005 [cited 5 Aug 2011];11:17–25. http://linkinghub.elsevier.com/retrieve/pii/S1078817404001002.

13. Spuur K, Poulos A, Currie G, Rickard M. Mammography: correlation of pectoral muscle width and the length in the mediolateral oblique view of the breast. Radiography [Internet]. Elsevier Ltd; 2010 [cited 19 Jan 2012];16:286–91. http://linkinghub.elsevier.com/retrieve/pii/S1078817410000581.

14. Bentley K, Poulos A, Rickard M. Mammography image quality: analysis of evaluation criteria using pectoral muscle presentation. Radiography [Internet]. 2008 [cited 29 Apr 2011];14:189–94. http://linkinghub.elsevier.com/retrieve/pii/S1078817407000090.

15. Spuur K, Hung WT, Poulos A, Rickard M. Mammography image quality: model for predicting compliance with posterior nipple line criterion. Eur J Radiol [Internet]. Elsevier Ireland Ltd; 2011 [cited 19 Jan 2012];80:713–8. http://www.ncbi.nlm.nih.gov/pubmed/20621431.

16. Smith A. Fundamentals of digital mammography: physics, technology and practical considerations. Hologic [Internet]. 2005; R-BI-016:1–12. http://www.ncbi.nlm.nih.gov/pubmed/14603590.

17. Yaffe MJ, Rowlands JA. X-ray detectors for digital radiography. Phys Med Biol [Internet]. 1997;42:1–39. http://www.ncbi.nlm.nih.gov/pubmed/9015806.

18. Thierry-Chef I, Simon SL, Weinstock RM, Kwon D, Linet MS. Reconstruction of absorbed doses to fibroglandular tissue of the breast of women undergoing mammography (1960 to the present). Radiat Res [Internet]. 2012 [cited 29 July 2012];177:92–108. http://www.ncbi.nlm.nih.gov/pubmed/21988547.

19. Mackenzie A, Doylo P, Honey I, Marshall N, O'Neil J, Smail M. Measurements of the performance characteristics of diagnostic X-ray system: digital imaging system – IPEM report 32 Part VII. York; 2010. p. 1–125.

第 17 章

设备的质量控制

Cláudia Sá dos Reis

引言

乳腺 X 线摄影设备必须进行评估，以确保图像能达到可接受的诊断质量且辐射剂量最低。质量保证(QA)的目标是，通过技术、临床和培训方面的反馈机制提供系统性持续的改善[1,2]；与乳腺 X 线摄影设备相关的质量控制(QC)，包括一系列的测试，用来确定设备的性能特性。数字技术的引入促进了 QC 测试和协议的改善，而是其中的一些测试是每个厂家特有的[2]。每个国家具体的 QC 测试均应符合监管要求和指南[1]。理想情况下，乳腺 X 线摄影操作者，包括具有实际 QC 检测责任的所有操作者，在一次工作中都应该对 QC 测试负责任。所有的 QC 结果都必须记录，以便于检修、内部审计和外部评估[3,4]。

一般来说，乳腺摄影操作人员的职责包括 QC 测试的执行、判读和记录，以及向上级汇报超出其服务范围的任何情况。他们必须接受附加的持续专业培训，以保持他们的质量控制能力[3]。这些专业培训通常由技师和内科医师提供；有些国家强调必须由后者提供。技师和(或)内科医师通常要进行本章所提出的许多项测试。

本章重点讲述欧洲各所进行的主要测试项目。读者应该熟悉并坚持运用与自己工作相关的专项测试。

质量控制测试

本章中的 QC 测试依据的是不同组织和文件的建议,具体为:医学物理与工程学会(IPEM)；英国 NHSBSP[5,6]；欧洲协议(EP)(EUREF[4,7,8]；内科医师欧洲组织联盟(EFOMP)[9]以及国际原子能机构(IAEA)。

EP 和 EFOMP 指南也包括在内,因其旨在促进欧盟内部乳腺 X 线摄影操作的协调一致。EP 指南遍布整个欧洲, 迄今已有 15 个以上国家采用[10-17]。NHSBSP 指南(英国)已在世界范围内被许多国家采用[1,18]。

IAEA 和 EFOMP 指南是数字乳腺 X 线摄影 QC 最先进的文件[3]。对于常规的 QC 测试,上述所有文件都提供有定期测试指导,重点说明图像采集、检测系统、图像处理、图像显示和其他测试(如:电动和机械测试)[3-6,19-21]。

本章论述所有指南文件中推荐的检测。

采集系统的测试

X 线管和发生器

可进行各种测试(再现性和精确度、焦点尺寸、球管输出、半价层等),以评估该部分设备。然而,随着数字技术的引入,由于当前使用的 X 线发生器性能稳定, 多数测试乳腺 X 线摄影操

121

作人员已不再进行。仍在应用的 QC 测试是与剂量球管输出和半价层(HVL)相关的测试[9]。

程序和材料

X 线系统的性能是通过测量 X 线管的输出(在空气中)来评估的。测量应采用校准后的剂量计进行[9]。

剂量计应定位在外侧距胸壁边缘 4cm 处,位于图像接收器中心(有机玻璃不要位于图像接收器上,而在乳腺支撑平台的顶部),并用校准后的辐射光束照射。测量时应移除施压板[4]。要对临床实践应用的所有靶滤过器组合(如钼/钼,钼/铑,铑/铑,钨/铑,钨/银)测量其球管输出。如果想确定该施压板进行剂量测定的衰减,要用该施压板重复进行这项测试。

输出测量需要重复进行,将 2mm 铝过滤器(或 4.5cm 有机玻璃 PMMA)附着在球管端口,用宽的 X 线束几何模拟乳腺的衰减和散射。mAs 值的全范围(10、20、40、80、120 和 180)测试输出。需要用这些数据来描述探测器响应函数[信号传递函数(STP)]的特性。

频率

在设备验收和年度检查时进行。在英国,每 6 个月检查一次。

预期结果

对于靶过滤器"钼/钼"来说,28kVp 时的输出,EUREF 所推荐的 X 线球管输出可接受的参考值和实际值分别为 >30μGy/mAs 和 >40μGy/mAs。

检测系统的测试

X 线场对光学场的校正

本检测的目的是评估 X 线场与光学场的一致性。胸壁边缘是最重要的参考点。错位可能导致乳腺组织被漏掉或对非乳腺组织成像:后

者增加剂量,毫无益处;前者可能意味着漏诊。

程序和材料

必须用不透射线标记物来识别光学场边缘,然后产生 X 线图像进行评价。评价 X 线场与光学场的差异。

测试频度

在设备验收和年度检查时进行。在英国,每 6 个月检查一次。

预期结果

沿着任何边缘偏差值均应小于 5mm[4,6]。

压迫力和层厚的精度

某些系统采用压迫乳腺厚度来自动选择 kVp 和 T/F,因此必须评估层厚指标的精确度;通过施加压力来减小层厚[3]。

程序和材料

在测试施压力度之前,应检查压迫板的物理损伤情况(如裂纹)。施压力度可以通过把称重秤放在乳腺支撑平台上,压迫板下方对准中心进行评估。压迫板应移动到系统支持的最大施压力度(通常为 180N 或 200N)。必须小心,不能损害乳腺 X 线摄影设备。对乳腺 X 线摄影机和称重秤的结果应进行比较。接下来的测试应将施压力度保持 30s 以上或 1min,以便确定施压力度会随着时间的推移而下降[3,4]。

为了验证乳腺层厚读数的显示精度,应使用 3 种不同层厚(20mm、45mm 和 70mm)的矩形多甲基丙烯酸酯(PMMA)体模。将其对准胸壁并位于乳腺平台中心。通常施加 80N 的力,并记录机器给出的层厚读数。然后比较体模和机器给出的层厚读数。

测试频度

按照指南的要求,需要每个月或更频繁地

进行。

预期结果

乳腺 X 线摄影机上显示的施压力度读数值与称重秤上显示值之差应在 ±20N 以内；如果称重秤上的显示值高于 200N，则此机器不能用，并应立即报告。乳腺层厚的指示器误差应为 ±5mm[3,4]。

信号传递函数

程序和材料

信号传输性能确定探测器入口空气比释动能和预处理后图像像素值之间的关系。它有助于了解探测器如何将输入信号转换成输出信号。

可以通过将 2mm 厚的铝板附着到球管端口来模拟标准乳腺的衰减，产生的衰减线束所形成的图像进行 STP 测试。图像采集时，应去除压迫板（可选）和滤线栅。未经处理的（原始）图像可以用以下方法采集：(a) 全范围口空气比释动能值（正常值为 12.5、25、50、100、200 和 400μGy）的标准管电压（28kVp）；(b) 在英国，曝光标准乳腺时，依据 AEC 选择的因素。产生目标接收器空气比释动能值所需的 mAs 值是由先前进行的输出测量值确定的[22]。

每个图像的平均像素值和标准差的测量必须在距胸壁图像边缘 6cm 处的 1cm² 感兴趣区（ROI）进行[4]。

对于线性 STP 响应的乳腺 X 线摄影系统（DR 系统），平均像素值应对照入射空气比释动能描绘出曲线图；用软件评估其直线性[22]。

测试频度

设备验收时，此后每 6 个月进行一次。

预期结果

相关系数应 $R^2 > 0.99$[4,22]。

自动曝光控制（AEC）系统

AEC 控制探测器的曝光；其性能测试至关重要，因为它直接影响图像质量和患者剂量（见第 15 章）。推荐这项测试是因为它能提供有关乳腺 X 线摄影设备的整体性能信息[1]。

提出了多种测试方法，并研发出多项指标，如探测器空气比释动能、探测器剂量指数、像素值、信噪比（SNR）和相当于对比噪声比（CNR）的信号差噪声比（SdNR）。

程序和材料

下面来解释 SdNR 方法。SdNR 是由 PMMA 体模和低对比物（0.2mm 厚的铝，纯度 > 99.9%）产生的图像测量的，见图 17.1[22]。

SdNR 和剂量应至少在 3 种不同层厚（20mm、45mm 和 70mm）进行测量，分别模拟薄的、中等和大的乳腺所产生衰减和散射。PMMA 乳腺体模由 0.5cm 或 1cm 厚的不同板组成，将它们堆积在一起形成所需的厚度。必须将一块小的铝制方块（1cm×1cm，0.2mm 厚）放置在距胸壁边缘下方 6cm 处顶板的下方。在英国，其放置于底板的顶部，然后在上面添加额外的 PMMA。

PMMA 体模放在有机玻璃上，不要定位在图像接收器上，而要放在乳腺支撑平台上，距胸壁边缘 5cm 处外侧在图像野中心。就校准辐射场尺寸使其覆盖整个体模。

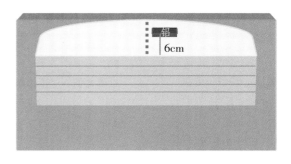

图 17.1　用于 AEC 检测的 PMMA 体模。

压迫板必须放置在与 PMMA 板接触的地方，建议施加衡定压力，如 60N。对于带有定位 AEC 附件（附加有 CR 系统和一些 DR 如 Hologic Dimensions 的 X 线机组）的 AEC 系统，应选择中线位置，所在位置应不受铝方块的影响。

图像应采用 AEC 以及临床实践中通常用的曝光设置来获取。要对 3 种 PMMA 层厚分别获取图像。对于标准厚度（45mm 的 PMMA）则应重复操作 3 次。

对于 ≥40mm 的层厚，可以将低衰减材料垫片放置在体模边缘，便达到预定的等效 [乳腺]厚度。这一点很重要，因为一些乳腺 X 线摄影系统要根据检测到的乳腺厚度或施压力度来调整 X 线设置。

处理算法关闭时只能使用原始图像，根据所使用的系统获得"原始"、"未处理"或 DICOM "处理"格式。

对于每一幅图像，其平均像素值和标准偏差的测量要在铝的感兴趣区（1cm²）及周围背景下进行。使用 STP 数据校正像素值，并按如下公式计算 SdNR：

$$SdNR = \frac{平均像素值(信号) - 平均像素值(背景)}{背景标准偏差}$$

测试频度

在英国，每 6 个月或根据需要更频繁：放射技师每天在 4cm 处测试，每月 2 次在 6cm 或 7cm 处测试。

预期结果

使用 SdNR 方法，可以应用 IAEA 参考值（表 17.1）。

探测器的均匀性和伪影

图像接收器的均匀性至关重要，因此应定期进行均匀性检测。数字系统均匀性问题可能来自于不恰当的图像视野校准或由于探测器上有缺陷产生的伪影[19,23]。如果在系统中寻找，而不仅仅检查探测器，还会发现靶、滤过器、滤线栅和压迫板的问题。

程序和材料

将 2mm 的铝箔附着到球管口，衰减后的 X 线束产生平坦的均匀图像，用该图像可评估均匀性。大多数生产商提供一块大面积的 PMMA，可以将其安置在乳腺支撑平台上以替代球管上的铝箔。可以采用临床曝光参数使影像接收器产生图像，以便使影像探测器达到大约 100μGy 的空气比释动能。可用以下两种方式获得图像：(a)没有滤线栅、没有压迫板，也未经处理（原始图像），或(b)有滤线栅以便临床评估系统。在临床应用中，通常应该使用 1 个大的辐射场（宽线束）。

在进行 ROI 测量前，应该利用 STP 数据校正像素值。对 5 个 ROI（每个 1cm²）测量平均像素值，其分布见图 17.2：一个在图像中心，其他

表 17.1 对于 20mm、45mm 和 70mm 的层厚，IAEA 提出的可接受和可达到乳腺 X 线摄影的 SdNR 参考水平[3]

乳腺 X 线摄影系统	施压后乳腺厚度[mm]					
	20		45		70	
	可接受值	可达到值	可接受值	可达到值	可接受值	可达到值
GE 2000D-DR	8.9	12.9	7.9	11.5	6.9	10.0
GE DS-DR	8.9	12.9	7.9	11.5	6.9	10.0
GE Essential-DR	12.7	18.4	11.3	16.5	9.9	14.4
Fuji Amulet-DR	6.1	8.7	5.5	7.8	4.8	6.8
Siemens Inspiration-DR	4.4	6.3	3.9	5.7	3.4	5.0

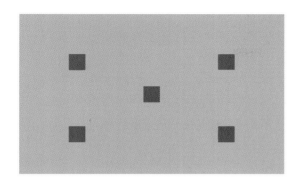

图 17.2 用于均匀性测量的 ROI 的参考图。

4 个在每个象限的中心[22]。

测试频度

依据协议要求，对球管和探测器进行设备维护，还可以根据需要更频繁地实施。在英国：每 6 个月由技师/医师进行一次，每个月由放射影像师进行一次。

预期结果

5 个 ROI 计算出的平均信噪比，其最大偏差应≤15%[4]。

可以评价图像伪影。图像伪影有不同来源，包括被检者、医务人员和相关设备。

与被检者相关的伪影，可能由运动或解剖特征所致[例如：施压过程中可能出现的薄乳腺伪影(<20mm)，压迫板边缘可能被包含在图像边角中而产生伪影][24]。

给乳腺定位时医师可能产生伪影。不恰当的探测器处理(CR 系统)和不适当的屏幕清洁操作(CR 系统)，可因暗盒的灰层和局部涂层产生白斑[25]。

与设备相关的最常见伪影与软件处理错误以及那些由探测器的特定结构造成的几何畸变有关，归咎于不正确的子图像拼接和图像外侧的不均匀性。探测器未校准也可能导致伪影，归咎于探测器每个片段在增益上会有缺陷和差异。滤线栅线也可能导致伪影，归咎于滤线栅的停止或速度减慢，以及滤线栅的错位和振动[23-25]。

测试频度

每周对图像采集系统进行一次设备维护，或者使用校正软件[9,23]，每 6 个月进行一次。

预期结果

图像应该没有伪影。重要的是，坏点、缺行或缺列不应该显示在临床相关区域。

评估图像残影(鬼影)的测试

在一些数字成像系统中，图像接收器上的信号残影可能在辐射曝光后观察到，例如：重叠在后续图像的重影。这样可能造成伪影并降低图像质量。

程序和材料

图像的残影可以被检测出来，其方法是用临床上常用的含有滤线栅的曝光装置，照射尺寸为 18mm×24mm×45mm 的矩形 PMMA 体模。

产生第一张图像时，体模最长的边应该与胸壁边缘垂直，盖住有机玻璃的一半，它不是放在图像接收器上，而是在乳腺支撑平台的顶部。第二张图像，则需将体模重新定位，将体模放在乳腺平台中心，尽量用一块 0.1mm 厚的铝片将它覆盖住，放置(置于中央)在上面，产生低对比度信号。两次曝光时间间隔为 1min，而且两幅图像都要以原始格式(未处理)获取。

平均像素值是在 3 个 ROI (1cm²) 中测量的，位于铝箔的衰减区域内，并有周围背景，如图 17.3 所示。测量出的像素值需要用 STP 数据校正，然后用于残影因素的计算：

$$图像残影因素 = \frac{平均像素值(ROI 3) - 平均像素值(ROI 2)}{平均像素值(ROI 1) - 平均像素值(ROI 2)}$$

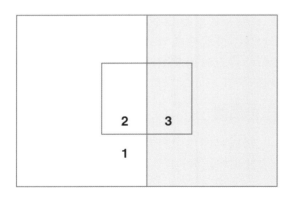

图 17.3 残影——ROI 定位测量，以确定残影因素。白色区域表示第 1 次曝光期间用 PMMA 衰减的区域。

测试频度

每年一次或在更换探测器后进行测试，此后每 6 个月进行一次。

预期结果

可将结果与 EP 建议的参考值 0.3 进行比较[4]。

采用体模的图像质量评价

评价图像质量(IQ)的常用方法使用的是测试对象和体模所产生的图像。由于使用的是模型，所以该方法具有局限性。模型并不能完美地体现乳腺特征，因此很难确定可以接受的且与临床图像相关的 IQ 诊断水平。但可接受的是，当技术图像提供可以接受的质量时，临床图像质量也是可以接受的[9]。因其有可重复性，使用测试对象来监视质量实施技术方法会更容易一些。

有几种体模可用于 IQ 监控。每一种的分析细节会有所不同；同样，其方法和参考值/允许值也各不相同[1]。

IQ 可以由观察者和软件评估。观察者用的方法在第 16 章概述。观察者研究的一个受限因素涉及变异性；而采用以软件为基础的方法则可以消除变异性。观察者的培训非常重要，以便尽量减小观察者本身和观察者之间的变异性；培训也能提高结果的有效性。观察者研究和软件分析在 IQ 分析中都占有一席之地。

EFOMP 指南概述了用于乳腺 X 线摄影图像质量(IQ)分析的 7 种不同体模：美国放射学会(ACR)乳腺 X 线摄影认证体模，CIRS 体模(型号 011A)、TORMAS、TORMAX、TORMAM、CDMAM 和 MAM/ DIGI。这些指南在辅助选择操作体模时很有用，并能确定测试方法[9]。还有其他一些体模，包括 DMAM2 和 QUART，以及那些专用于其他乳腺检查的体模，如 VOXMAX 和 CIRS (用于融合体层系统的模型 020 BR3D)[26,27]。不管何种体模，都必须确定一条基准线，以确定随时间的变化[9]。

接下来我们将考虑用于评估体模所产生图像的方法，由 2 部分组成：①技术，②临床(TORMAM)。

采用 TORMAM 评估图像质量（低对比细节的评估）

TORMAM 皆在依据常规快速而便捷地提供定期评估 IQ。

体模的一部分包括细丝、微粒和低对比的广泛细节，旨在模拟乳腺的病理特征：6 组全方位细丝，6 组在 $100\sim300\mu m$ 范围内的微钙化点和 6 组 3 个低对比细节亚组。这些细节对乳腺 X 线摄影的动态范围、噪声和不明显性均很敏感，因此可用于获取 IQ 值。

体模的另一部分包括模仿乳腺组织外观的结构；其中包括微钙化簇、纤维材料和结节。这部分可提供更真实的乳腺图像。

程序和材料

应在乳腺支撑架上使用 3cm 长矩形 PMMA 或 D 型 PMMA，并将 TORMAM 放在 PMMA 上产生图像。在临床实践中应施加 60 N 的压力，采用 AEC 模式获取图像(图 17.4 和图 17.5)。

复查 TORMAM 图像时，观察者环境光线

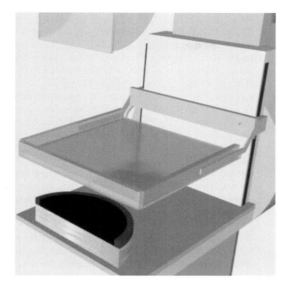

图 17.4 采集图像时，TORMAM 体模放在 D 型 PMMA 上。（Courtesy of Mário Oliveira）

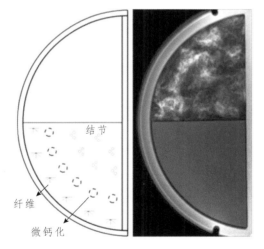

结节

纤维

微钙化

图 17.5 TORMAM 体模：体模的示意图和 X 线影像图[28]。

要低，而且显示器不能有反射光。

测试频度

检查者：每周。

物理学家/技术人员：每 6 个月。

预期结果

对于这种体模尚未确定可接受的标准，但

已确定了乳腺 X 线摄影系统的各项参数，用于比较其随时间的下降。

纤维成分的最大可能值为 72，微钙化为 18，结节为 54。最大检测数值为 144。

一般认为更高的检测数值对应更好的 IQ。使用 CDMAM 体模也可以进行 IQ 的软件分析，因此给正在操作的观察者提供了一种客观、可重复性更高的替代方案。

（莫宗明　王骏　周桔　崔文静　吴虹桥　李开信

高之振　陈峰　胡斌　刘小艳　译）

参考文献

1. Reis C, Pascoal A, Sakellaris T, Koutalonis M. Quality assurance and quality control in mammography: a review of available guidance worldwide. Insights Imaging [Internet]. 2013 [cited 2014 Jan 28];4:539–53. http://www.ncbi.nlm.nih.gov/pubmed/23912879.
2. Andolina V, Lyllé S. In: Sabatini P, editor. Mammographic imaging – a practical guide [Internet]. 3rd ed. Baltimore: Wolters Kluwer Health-Lippincott Williams & Wilkins; 2011. p. 1–610. http://wk-trusted-auth.ipublishcentral.com/services/trusted-auth/reader/isbn/9781605470313?partnerKey=w1WcOVItAWsvkr2CoOOemMyBXE6EFM/yNbWMX+Gkk7o=&userID=eswyJCiLE26c9Aec0R7noM3XN0JfIOReRnBtBC7nuadNdiW+8BB4hEt48lhJ1KPcjPMg40qOlB3jRFAxfyjAng==.
3. International Atomic Energy Agency. Quality assurance programme for digital mammography. Young. Vienna: International Atomic Energy Agency; 2011.
4. European Communities/EUREF. In: Perry N, Broeders M, de Wolf C, Törnberg S, Holland R, von Karsa L, editors. European guidelines for quality assurance in breast cancer screening and diagnosis [Internet]. 4th ed. http://www.euref.org/european-guidelines. Luxembourg: European Communities; 2006 [cited 19 Jan 2012]. p. 1–432. http://www.euref.org/european-guidelines.
5. National Health Care Breast Screening Programme. Commissioning and routine testing of full field digital mammography systems – NHSBSP equipment report 0604. London; 2009. p. 1–58.
6. National Breast Screening Quality Assurance. In: Moore AC, Dance DR, Evans DS, Lawinski CP, Pitcher EM, Rust A, et al., editors, The commissioning and routine testing of mammographic X-ray systems. York: Institute of Physics and Engineering in Medicine; 2005. p. 1–146.
7. Bosmans H, Engen R van, Heid P, Lazzari B, Schopphoven S, Thijssen M, et al. EUREF type testing protocol. Nijmegen: European Communities/EUREF; 2011. p. 1–20.

8. Lelivelt H, Ongeval C van, Jacobs J, Bun P, Bosmans H, Engen R van, et al. EUREF type testing – clinical evaluation protocol. Nijmegen: European Communities/EUREF; 2010. p. 1–12.

9. European Federation of Organisations for Medical Physics: Working Group on Mammography. Quality Control in Digital Mammography [Internet]. Press. 2014. http://www.efomp.org/index.php/ct-menu-item-3/112-science/246-working-group-on-mammography.

10. Ciraj-Bjelac O, Faj D, Stimac D, Kosutic D, Arandjic D, Brkic H. Good reasons to implement quality assurance in nationwide breast cancer screening programs in Croatia and Serbia: results from a pilot study. Eur J Radiol [Internet]. Elsevier Ireland Ltd; 2009 [cited 19 Jan 2012];78:122–8. http://www.ncbi.nlm.nih.gov/pubmed/19896314.

11. Thierens H, Bosmans H, Buls N, De Hauwere A, Bacher K, Jacobs J, et al. Typetesting of physical characteristics of digital mammography systems for screening within the Flemish breast cancer screening programme. Eur J Radiol [Internet]. 2009 [cited 16 May 2011];70:539–48. http://www.ncbi.nlm.nih.gov/pubmed/18374533.

12. Ng K-H, Jamal N, DeWerd L. Global quality control perspective for the physical and technical aspects of screen-film mammograph--mage quality and radiation dose. Radiat. Prot. Dosimetry [Internet]. 2006 [cited 16 May 2011];121:445–51. http://www.ncbi.nlm.nih.gov/pubmed/16709704.

13. Avramova-Cholakova S, Vassileva J. Pilot study of patient and phantom breast dose measurements in Bulgaria. Polish J Med Phys Eng [Internet]. 2008 [cited 5 Aug 2011];14:21–32. http://versita.metapress.com/openurl.asp?genre=article&id=doi:10.2478/v10013-008-0003-3.

14. Zdesar U. Reference levels for image quality in mammography. Radiat Prot Dosim [Internet]. 2008 [cited 30 Mar 2011];129:170–2. http://www.ncbi.nlm.nih.gov/pubmed/18375465.

15. Nikodemová D, Horváthová M, Salát D. Implementation of QA and QC standards in radiology in Slovakia. Radiat Prot Dosim [Internet]. 2005 [cited 16 May 2011];117:274–6. http://www.ncbi.nlm.nih.gov/pubmed/16461525.

16. Shannoun F, Schanck JM, Scharpantgen A, Wagnon MC, Ben Daoud M, Back C. Organisational aspects of mammography screening in digital settings: first experiences of Luxembourg. Radiat Prot Dosim [Internet]. 2008 [cited 20 Dec 2010];129:195–8. http://www.ncbi.nlm.nih.gov/pubmed/18448438.

17. Hemdal B, Herrnsdorf L, Andersson I, Bengtsson G, Heddson B, Olsson M. Average glandular dose in routine mammography screening using a Sectra MicroDose Mammography unit. Radiat Prot Dosim [Internet]. 2005 [cited 14 Dec 2011];114:436–43. http://www.ncbi.nlm.nih.gov/pubmed/15933152.

18. Committee on New Approaches to Early Detection and Diagnosis of Breast Cancer; National Cancer Policy Board; Board on Science, Technology and EPP and GAD. Saving Women's Lives: Strategies for Improving Breast Cancer Detection and Diagnosis. In: Joy JE, Penhoet EE, Petitti DB, editors. Economic policy. Washington: The National Academies Press; 2005. p. 1–362.

19. National Healthcare System Breast Screening Programme (NHSBSP). Guidance notes for equipment evaluation: protocol for user evaluation of imaging equipment for mammographic screening and assessment NHSBSP equipment report 0703. Sheffield; 2007. p. 1–54.

20. International Atomic Energy Agency. In: International Atomic Energy Agency, editor. Quality assurance programme for screen film mammography. Vienna: International Atomic Energy Agency; 2009. p. 1–158.

21. The National Cancer Screening Service. In: The National Cancer Screening Service Board, editor. Guidelines for quality assurance in mammography screening [Internet]. 3rd ed. Natl Cancer Screen Serv Dublin: Members of the Quality Assurance Committee/The National Cancer Screening Service Board; 2008. p. 1–163. http://www.ncbi.nlm.nih.gov/pubmed/21586679.

22. Mackenzie A, Doylo P, Honey I, Marshall N, O'Neil J, Smail M. Measurements of the performance characteristics of diagnostic X-ray system: digital imaging system – IPEM report 32 Part VII. York; 2010. p. 1–125.

23. Bick U, Diekmann F, editors. Digital Mammography [Internet]. Berlin/Heidelberg: Springer; 2010 [cited 19 Mar 2014]. p. 1–222. http://www.springerlink.com/index/10.1007/978-3-540-78450-0.

24. Ayyala RS, Chorlton M, Behrman RH, Kornguth PJ, Slanetz PJ. Digital mammographic artifacts on full-field systems: what are they and how do I fix them? Radiographics [Internet]. 2008 [cited 20 May 2012];28:1999–2008. http://www.ncbi.nlm.nih.gov/pubmed/19001654.

25. Van Ongeval C, Jacobs J, Bosmans H. Artifacts in digital mammography. JBR-BRT. 2008;91:262–3.

26. Leeds. Leeds test objects. TOR MAs TOR MAX [Internet]. North Yorkshire; 2011;1–3. www.leedstestobjects.com.

27. Brunner CC, RJ, Acciavatti MB, Bakic PR, Maidment ADA, Williams MB, Kaczmarek R, Chakrabarti K. Breast Imaging. In: Maidment ADA, Bakic PR, Gavenonis S, editors. 11th Int. Work. IWDM 2012, Philadelphia, 8–11 July 2012. Proc. Pennsylvania: Springer; 2012. p. 284–91.

28. Leeds Test Objects Ltd. Products Mammography TOR MAM [Internet]. Leeds Test Objects. 2014 [cited 3 Mar 2014]. http://www.leedstestobjects.com/modules/products/product_setup/file_library/TORMAMproductspecifications.pdf.php?module_name=products/product_setup&product_name=TOR MAM&group_name=Mammography.

第 18 章

乳腺 X 线摄影的放射剂量

Ingrid Helen Ryste Hauge

引言

　　X 线球管产生的一部分放射能量将穿过乳腺，形成一幅基于乳腺组织密度变化的图像（乳腺 X 线图像）。未穿过乳腺和达到探测器的 X 线束将以不同的形式作为放射剂量被乳腺吸收。乳腺内的放射剂量会随着深度的增加而迅速降低。到达探测器的穿越 X 线光子携带有诊断信息。

　　测量放射剂量的目的如下：①评估乳腺 X 线摄影成像设备的性能；②比较各种成像系统；③按照规范和技术要求；④为了进行效益-风险分析；⑤回答患者与医师提出的有关剂量水平问题；⑥作为乳腺 X 线摄影成像质量控制的一种重要手段[1-3]。

　　乳腺 X 线摄影普查中对质量保证是有严格要求的，其原因是，要求做 X 线检查的是一些表面上健康的女性。此时应折衷考虑，既要尽可能保持较低的放射剂量，又要能获得符合要求的图像质量[4,5]。在放射防护中，尽可能保持较低放射剂量的原则称之为 ALARA 原则（可合理达到的低剂量）。

　　辐射对女性乳腺癌患病率的影响已进行了广泛研究[6-14]。一方面是因为乳腺组织似乎是对射线相对敏感的组织；另一方面是因为乳腺癌是世界各地女性中最常见的癌症[15]。

比释动能与吸收剂量的定义

　　比释动能（Kerma，单位质量释放的动能）定义为某感兴趣区内，单位体积内由不带电粒子释放的所有继发带电粒子的初始动能[16]。对于医用成像的 X 线，常用空气比释动能（Ka）来表示。

　　吸收剂量 D 定义为单位质量的物质（媒介）与电离辐射相互作用后存储（或被传递）的平均能量。吸收剂量的国际单位是 J/kg，该单位定名为戈瑞（Gy）。在乳腺 X 线摄影中，该剂量多在 mGy（$0.001Gy$）范围。吸收剂量在生物效应的预测中是一个十分有用的量，在放射生物学、放射学和放射防护中是一个基本物理量[17]。而且，其适用于各种类型的电离辐射。

　　在一些特殊情况下，例如测量乳腺 X 线摄影的辐射剂量时，比释动能在数值上等于吸收剂量[16]。规定医学成像所用的 X 线球管输出（辐射剂量）的最常用方法是测量 X 线束中心线上距焦点某一特定距离处的自由空气中的比释动能。

球管输出与放射剂量

　　X 线发生器的输出（辐射剂量）与其千伏（kV）、管电流（mA）和曝光时间（s）有关；对于各

129

个千伏值设定，辐射输出与时间电流乘积（mAs）之间呈线性关系[18]。辐射剂量随 kV 和 mAs 的增加而增加。

乳腺 X 线摄影中的患者剂量：平均腺体剂量（MGD）的定义

乳腺终末导管小叶单元中的增殖组织或干细胞是对辐射最敏感的组织[19-22]。所以认为，到达腺体组织的平均剂量，即平均腺体剂量（MGD）是预测致癌风险最适合的剂量测定量[22,23]。MGD 可以预测 X 线曝光后乳腺中腺体组织的电离程度。

为了测定 MGD 做了如下设定：①施加压力；②乳腺外围有脂肪组织包绕；③乳腺内有均匀混合的脂肪组织与腺体组织[1]。乳腺的腺体组织分数，或称乳腺 X 线摄影图像密度指的是腺体组织（辐射敏感成分）和脂肪组织之间的简化分区。包括一半脂肪组织和一半腺体组织的乳腺，其腺体组织分数为 50%。

MGD 受以下因素影响：
- 受压乳腺的体表入射深度
- 施压乳腺的厚度（压力）
- 乳腺构成（纤维腺体组织/腺体含量/脂肪组织等）
- 射线的质量（阳极靶，滤过器，kV）
- 球管电流（mAs）
- 探测器特性

评估屏片乳腺 X 线摄影（SFM）和全视野数字乳腺 X 线摄影（FFDM）的平均腺体剂量（MGD）

MGD 不能直接测量，而需要依据入射体表空气比释动能和所谓转换因子来计算：

MGD=入射体表空气比释动能×转换因子

在实践中，在每次曝光中，入射体表的空气比释动能是由置于乳腺表面的剂量仪测定的，不包括反向散射。而转换因子，或标准化腺体剂量，是单位入射体表空气比释动能的乳腺有效电离量。这些因子依据的是组织的光子迁移模型，称之为 Monte Carlo 技术[1,2,23,24]。

为了估计转换因子应采用施压乳腺的体模[25]。电脑程序模拟的每个光子和转换因子，是依据光子的运动路径和能量沉积确定的。随着新的阳极靶/滤过器组合的出现，技术参数和成像协议多年来已发生改变，因此需要测定新的转换因子。不同的研究组制订了不同的转换系数[22,25-29]。EUREF[1] 使用的是由 Dance 等在 1990 年、2000 年和 2009 年发表的转换因子来测定 MGD[25,28-30]。

转换因子取决于受照射乳腺的物理特性（施压后乳腺的厚度，乳腺量）和腺体剂量[用测量值的半价层（HVL）表示]。HVL 用 mm 铝元素计量，必须在女性在放射曝露时对所应用每一种射线质量（阳极靶，滤过器，kV）进行测量。表 18.1 示出典型的阳极靶/滤过器组合。

根据 Dance 等的规定，MGD 可表达为：

$$D = Kgcs$$

K 是在空气中受压乳腺入射体表处测试的比释动能，不包括反向散射（入射体表处的空气比释动能），g、c 和 s 均是转换因子，在已发表的文献中列表示出[25,28]。

表 18.1　乳腺 X 线摄影应用的典型的阳极靶/滤过器组合

		阳极靶		
		钼	铑	钨
滤过器	钼	钼/钼	钼/铑	
	铑		铑/铑	钨/铑
	铝			钨/铝
	银			钨/银

[1]EUREF，欧洲乳腺普查与诊断服务质量保证参考组织，其成员来自世界多个国家，是一个非营利组织。现其行政办公室位于奈梅多（荷兰），内备设施与行政人员。EUREF 的目标是在欧洲推广高质量的乳腺关怀。

对一特定的乳腺厚度(45mm)测试辐射输出，然后用反比平方定律计算出各乳腺施压厚度下的比释动能。辐射输出用 mGy/mAs(或 $\mu Gy/mAs$)计量，每次曝光的辐射输出均乘以该次曝光所用的 mAs，即可算出入射剂量。

g 是将空气中测出的比释动能转换成 MGD 的转换因子[28]。g 因子的大小取决于施压乳腺的厚度和 HVL(图 18.1)。HVL 需测量，而施压乳腺的厚度可在乳腺 X 线摄影机上显示。显示的施压乳腺厚度与实际测量的厚度可

能并不一致，这将导致 MGD 估算值的不确定性[31-36]。

c 是用于校正腺体含量与50%差值的转换因子[25]。c 因子取决于施压乳腺的厚度、HVL 和腺体含量。为了简化计算，已将 40~49 岁和 50~64 岁两个年龄组的平均腺体含量的 c 因子列表示出[25]。图 18.2 示出 50~64 岁年龄组的 c 因子，图 18.3 示出 g 因子和 c 因子的乘积。开始时先假定乳腺由 50%的纤维腺体组织和 50%脂肪组织组成，但实际上不然，因此需要一个

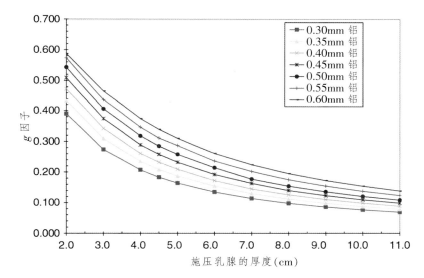

图 18.1　作为半价层(HVL)和施压乳腺厚度(cm)函数的 g 因子。(见彩图)

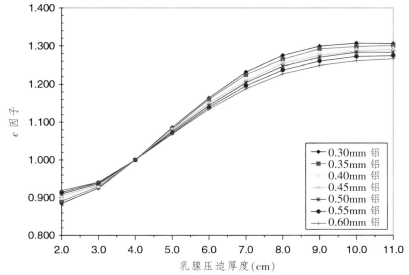

图 18.2　作为半价层(HVL)和施压乳腺厚度(cm)函数的 c 因子，受检体为 50~64 岁年龄组女性的平均乳腺厚度。(见彩图)

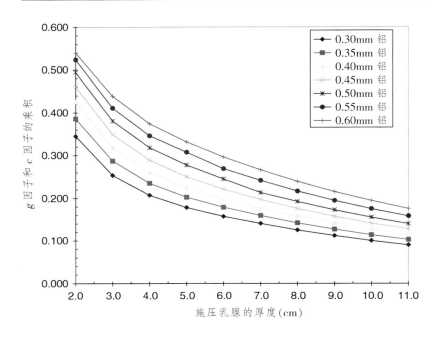

图 18.3　作为半价层（HVL）和施压乳腺厚度（cm）函数的 g 因子和 c 因子的乘积。c 因子的数据来自 50~64 岁年龄组女性的平均乳腺厚度。（见彩图）

因子（c 因子）对女性间腺体含量的差异进行校正。研究显示，腺体含量随着年龄的增长而减少[25,37,38]。为了确定乳腺腺体组织分数，采用 X 线机的自动曝光控制（AEC）对不同厚度和成分的乳腺及其组织的等效材料进行曝光[25]。然后对比乳腺及其组织等效材料的曝光系数，以确定施压厚度为某一给定值的乳腺的腺体组织分数。研究发现，腺体组织分数随着施压乳腺厚度的增加而减少[25]。

　　一项关于乳腺容积密度的研究发现，乳腺平均组成，用纤维腺体组织（包括皮肤）的百分比来表示，介于 13.7%~25.6%，总平均值为 19.3%（BI-RADS[2] 的 1 类）[37]。95%女性的乳腺容积密度低于 45%（BI-RADS 2 类）。因此，腺体和脂肪比为"50–50"的乳腺组成模型并不具有代表性。

　　s 因子是用于校正不同于钼/钼（Mo/Mo）组合的阳极靶/滤过器组合的转换因子[25,29]。有的

乳腺 X 线摄影机根据施压乳腺的厚度选择阳极靶/滤过器/kV 组合，而有的则根据乳腺成分（纤维腺体/腺体含量，脂肪含量等）选择阳极靶/滤过器/kV 的组合。s 因子随所选择阳极靶/滤过器/kV 组合的不同而变化，但钨/铝组合例外，因为在该组合中 s 因子也随施压乳腺厚度而变化（表 18.2）。

估算数字乳腺融合体层摄影（DBT）机的放射剂量

　　DBT 采用在不同角度多次低剂量 X 线曝

表 18.2　Dance 等列出的 s 因子[25,28,29]

靶	滤过器	s 因子
钼	钼	1.000
钼	铑	1.017
铑	铑	1.061
铑	铝	1.044
钨	铑	1.042
钨	银	1.042
钨	铝	1.069~1.212[a]

[a] 取决于施压乳腺的厚度[29]

---

[2] BI-RADS 是乳腺成像–报告和数据系统的缩写，由美国放射学会规定。乳腺腺体组织密度低于 25%的属 1 类。属 1 类的乳腺几乎完全由脂肪组成。腺体组织密度为 25%~50%的属 2 类，此类乳腺含有散在的纤维腺体组织。

光来产生数据组。用些数据组来重建三维图像。单张 DBT 的放射剂量[(2.39±0.60)mGy]约等于 FFDM 中 CC 和 MLO 视野的 2 幅图像的剂量[(2.50±0.05)mGy][39,40]。换言之，一次 DBT 检查的曝光剂量约等于 FFDM 机标准检查曝光剂量的 2 倍。

DBT 计算公式引入了 t 因子，用于计算单次照射的乳腺剂量，引入 T 因子用来计算完整的曝光系列的剂量。Dance 等提出了下面的公式：

$$D(\theta)= K \ gcst(\theta)$$

该公式依据乳腺二维摄影剂量的估算公式，如上一节所述。剂量(D)和 t 因子是投影角 θ 的函数。剂量 $D(\theta)$ 代表投射角为 θ 的单次照射的剂量。入射空气比释动能(K)是在投射角为 0°(无成角)时测量的。$t(\theta)$ 是完全独立于乳腺腺体组织分数和 X 线能谱的设定，但会随着投射角和施压乳腺厚度而发生明显改变。因为几何形状的变化，投射角的增大，将导致 $t(\theta)$ 的减小。因子 $t(\theta)$ 随施压乳腺厚度的变化量会随着投射有所增大而增大。Sechopoulos 等也用过类似的公式[41]。

对于一次完整的检查，Dance 等将 3D 剂量 D_T 表达为[3]：

$$D_T = K_T \ gcs \ T$$

T 是全部照射以及检查不同照射之间球管负荷的部分辐射量的总和。如果使用相同的球管负荷和 X 线能谱，按照定义 T 因子的定义是传统乳腺 X 线摄影的剂量与 DBT 所用剂量的比率。

上述公式对 Hologic Selenia Dimen-sions 系统和 Siemens Inspiration 有效，T 因子的值在 Dance 等(2011 年)文献中列出[3]。[3]

对于采用窄束扫描形成的 Sectra 系统，要在采用患者曝光时相同的球管负荷进行系统完整扫描时确定入射空气比释动能。通过下面

的方程式求出 3D 剂量：

$$D_S = K_S \ gcs \ T_S$$

入射空气比释动能 K_S 是在 Sectra 系统单次扫描中计算的。T_S 因子的值由 Dance 等列表示出[3]。

乳腺 X 线摄影机的入射剂量和平均腺体剂量

有的 SFM 和 FFDM 系统会显示 MGD 的值。不同的乳腺 X 线摄影机制造商可能会使用 Dance 等以外其他研究组所得出的转换因子[25,28,29]。这样产生的 MGD 值可能与用 Dance 等的转换因子计算出的 MGD 值有所不同。

辐射剂量的全国普查

剂量计算可依据所报道的患者曝光参数(施压乳腺厚度、阳极靶、滤过器、kV 和 mAs)进行，这些参数由英国乳腺普查项目研发的软件测量的[42]。另外，还需要测量球管输出和 HVL。这些测量一般是由内科医师进行。

测定乳腺 X 线摄影剂量时，通常要测定 CC 位和 MLO 两个体位的 MGD。每次检查的 MGD 被定义为所有体位总剂量的一半，因为双侧乳腺在定义上属于一个器官。

辐射剂量的全国普查是在 20 世纪 70 年代后期开始的[43]。从 1960 年至今，女性乳腺在乳腺 X 线摄影时的腺体组织辐射曝光剂量已从平均约 12mGy 下降至 2mGy[44]。

在乳腺 X 线摄影中，SFM 和 FFDM 系统现在均在使用。FFDM 系统的辐射剂量比 SFM 系统低 25%~35%，取决于乳腺厚度[5,45-49]。为了能提供比 SFM 系统更低的剂量，还需要时 FFDM 系统继续优化[50]。

一项由英国NHSBSP 于 2007—2009 年开展的患者剂量调查显示，FFDM 系统所拍摄的 MLO 位的平均 MGD 为(1.46±0.02)mGy，约比 SFM 系统低 32%[51]。

---

[3] T 取决于各次投照的次数、部位和重量，所列出的数值仅用于各次投照的球管负荷相同时。

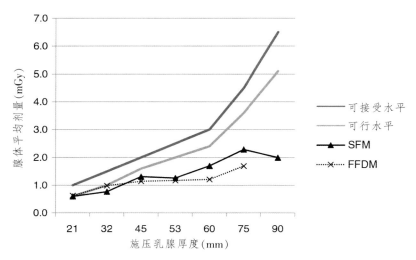

图 18.4　平均腺体剂量关于乳腺压迫厚度的函数,体位为头尾(CC)位,数据来自挪威乳腺癌筛查项目(NBCSP)所用的屏片乳腺 X 线摄影系统(SFM)和全视野数字化乳腺 X 线摄影系统(FFDM)[50]。同时示出由 EUREF(欧洲乳腺普查与诊断服务质量保证参考组织)定义,对于等效乳腺 PMMA 乳腺厚度,最大平均腺体剂量可行值和可接受值水平。(见彩图)

　　在组织的普查项目中进行 SFM 和 FFDM,不同施压乳腺厚度的 CC 位剂量水平显示在图 18.4 中。这些辐射剂量均低于 EUREF 提出的可接受水平。

（黄楚曦　王骏　周桔　吴虹桥　李开信　高之振
陈峰　胡斌　刘小艳　崔文静　译）

参考文献

1. Rothenberg LN. AAPM tutorial. Patient dose in mammography. Radiographics. 1990;10(4):739–46.
2. Rothenberg LN. Exposures and doses in mammography. In: Haus AG, Yaffe MJ, editors. Syllabus: a categorical course in physics. Technical aspects of breast imaging. 3rd ed. Presented at the 80th scientific assembly and annual meeting of the radiological society of North America, 27 Nov – 2 Dec 1994. Oak Brook: RSNA Publications; 1994. p. 113–9.
3. Dance DR, Young KC, van Engen RE. Estimation of mean glandular dose for breast tomosynthesis: factors for use with the UK, European and IAEA breast dosimetry protocols. Phys Med Biol. 2011;56(2):453–71. doi:10.1088/0031-9155/56/2/011.
4. Beaman SA, Lillicrap SC. Optimum x-ray spectra for mammography. Phys Med Biol. 1982;27(10):1209–20.
5. Fischer U, Hermann KP, Baum F. Digital mammography: current state and future aspects. Eur Radiol. 2006;16(1):38–44. doi:10.1007/s00330-005-2848-0.
6. Shore RE, Hildreth N, Woodard E, Dvoretsky P, Hempelmann L, Pasternack B. Breast cancer among women given X-ray therapy for acute postpartum mastitis. J Natl Cancer Inst. 1986;77(3):689–96.
7. Hildreth NG, Shore RE, Dvoretsky PM. The risk of breast cancer after irradiation of the thymus in infancy. N Engl J Med. 1989;321(19):1281–4. doi:10.1056/NEJM198911093211901.
8. Lundell M, Mattsson A, Hakulinen T, Holm LE. Breast cancer after radiotherapy for skin hemangioma in infancy. Radiat Res. 1996;145(2):225–30.
9. Lindberg S, Karlsson P, Arvidsson B, Holmberg E, Lunberg LM, Wallgren A. Cancer incidence after radiotherapy for skin haemangioma during infancy. Acta Oncol. 1995;34(6):735–40.
10. Mattsson A, Ruden BI, Hall P, Wilking N, Rutqvist LE. Radiation-induced breast cancer: long-term follow-up of radiation therapy for benign breast disease. J Natl Cancer Inst. 1993;85(20):1679–85.
11. Thompson DE, Mabuchi K, Ron E, Soda M, Tokunaga M, Ochikubo S, Sugimoto S, Ikeda T, Terasaki M, Izumi S, et al. Cancer incidence in atomic bomb survivors. Part II: solid tumors, 1958–1987. Radiat Res. 1994;137(2 Suppl):S17–67.
12. Boice Jr JD, Preston D, Davis FG, Monson RR. Frequent chest X-ray fluoroscopy and breast cancer incidence among tuberculosis patients in Massachusetts. Radiat Res. 1991;125(2):214–22.
13. Howe GR, McLaughlin J. Breast cancer mortality between 1950 and 1987 after exposure to fractionated

moderate-dose-rate ionising radiation in the Canadian fluoroscopy cohort study and a comparison with breast cancer mortality in the atomic bomb survivors study. Radiat Res. 1996;145(6):694–707.

14. Lundell M, Mattsson A, Karlsson P, Holmberg E, Gustafsson A, Holm LE. Breast cancer risk after radiotherapy in infancy: a pooled analysis of two Swedish cohorts of 17,202 infants. Radiat Res. 1999;151(5):626–32.

15. United Nations Scientific Committee on the Effects of Atomic Radiation (UNSCEAR): volume I: report to the general assembly. Scientific annex A. Epidemiological studies of radiation and cancer. New York: United Nations; 2006. http://www.unscear.org/docs/reports/2006/07-82087_Report_Annex_A_2006_Web_corr.pdf. Accessed 11 Oct 2013.

16. ICRU. Patient dosimetry for X rays used in medical imaging. J ICRU 5(2). Report 74. In: International commission on radiation units and measurements. Oxford: Oxford University Press; 2005.

17. ICRU. Fundamental quantities and units for ionizing radiation. ICRU report 60. In: International commission on radiation units and measurements, Bethesda, 1998.

18. Dowsett DJ, Kenny PA, Johnston RE. The physics of diagnostic imaging. London: Hodder Arnold; 2006.

19. Institute of Physical Sciences in Medicine (IPSM). The commissioning and routine testing of mammographic x-ray systems. 2nd ed. Report No. 59. Institute of Physical Sciences in Medicine, 1994.

20. O'Leary D, Rainford L. A comparison of mean glandular dose diagnostic reference levels within the all-digital Irish national breast screening programme and the Irish symptomatic breast services. Radiat Prot Dosimetry. 2013;153(3):300–8. doi:10.1093/rpd/ncs112.

21. Al-Hajj M, Clarke MF. Self-renewal and solid tumor stem cells. Oncogene. 2004;23(43):7274–82. doi:10.1038/sj.onc.1207947.

22. Klein R, Aichinger H, Dierker J, Jansen JT, Joite-Barfuss S, Sabel M, Schulz-Wendtland R, Zoetelief J. Determination of average glandular dose with modern mammography units for two large groups of patients. Phys Med Biol. 1997;42(4):651–71.

23. Hammerstein GR, Miller DW, White DR, Masterson ME, Woodard HQ, Laughlin JS. Absorbed radiation dose in mammography. Radiology. 1979;130(2):485–91.

24. Dance DR, Skinner CL, Carlsson GA. Breast dosimetry. Appl Radiat Isot. 1999;50(1):185–203.

25. Dance DR, Skinner CL, Young KC, Beckett JR, Kotre CJ. Additional factors for the estimation of mean glandular breast dose using the UK mammography dosimetry protocol. Phys Med Biol. 2000;45(11):3225–40.

26. Wu X, Gingold EL, Barnes GT, Tucker DM. Normalized average glandular dose in molybdenum target-rhodium filter and rhodium target-rhodium filter mammography. Radiology. 1994;193(1):83–9.

27. Boone JM. Normalized glandular dose (DgN) coefficients for arbitrary X-ray spectra in mammography: computer-fit values of Monte Carlo derived data. Med Phys. 2002;29(5):869–75.

28. Dance DR. Monte Carlo calculation of conversion factors for the estimation of mean glandular breast dose. Phys Med Biol. 1990;35(9):1211–9.

29. Dance DR, Young KC, van Engen RE. Further factors for the estimation of mean glandular dose using the United Kingdom, European and IAEA breast dosimetry protocols. Phys Med Biol. 2009;54(14):4361–72. doi:10.1088/0031-9155/54/14/002.

30. van Engen R. European protocol for the quality control of the physical and technical aspects of mammography screening. 4th ed. European Commission, Luxembourg, 2006. http://www.euref.org. Accessed 03 Apr 2014.

31. Highnam RP, Brady JM, Shepstone BJ. Estimation of compressed breast thickness during mammography. Br J Radiol. 1998;71(846):646–53.

32. Mawdsley GE, Tyson AH, Peressotti CL, Jong RA, Yaffe MJ. Accurate estimation of compressed breast thickness in mammography. Med Phys. 2009;36(2):577–86.

33. Tyson AH, Mawdsley GE, Yaffe MJ. Measurement of compressed breast thickness by optical stereoscopic photogrammetry. Med Phys. 2009;36(2):569–76.

34. Burch A, Law J. A method for estimating compressed breast thickness during mammography. Br J Radiol. 1995;68(808):394–9.

35. Hauge IH, Hogg P, Szczepura K, Connolly P, McGill G, Mercer C. The readout thickness versus the measured thickness for a range of screen film mammography and full-field digital mammography units. Med Phys. 2012;39(1):263–71. doi:10.1118/1.3663579.

36. Hauge IH, Olerud HM. Uncertainties involved in the estimation of mean glandular dose for women in the Norwegian Breast Cancer Screening Program (NBCSP). Radiat Prot Dosimetry. 2013;155(1):81–7. doi:10.1093/rpd/ncs314.

37. Yaffe MJ, Boone JM, Packard N, Alonzo-Proulx O, Huang SY, Peressotti CL, Al-Mayah A, Brock K. The myth of the 50-50 breast. Med Phys. 2009;36(12):5437–43.

38. Young KC, Ramsdale ML, Bignell F. Review of dosimetric methods for mammography in the UK Breast Screening Programme. Radiat Prot Dosim. 1998;80(1–3):183–6.

39. Tagliafico A, Astengo D, Cavagnetto F, Rosasco R, Rescinito G, Monetti F, Calabrese M. One-to-one comparison between digital spot compression view and digital breast tomosynthesis. Eur Radiol. 2012;22(3):539–44. doi:10.1007/s00330-011-2305-1.

40. Hauge IH, Bredholt K, Olerud HM. New diagnostic reference level for full-field digital mammography units. Radiat Prot Dosimetry. 2013;157(2):181–92. doi:10.1093/rpd/nct136.

41. Sechopoulos I, Suryanarayanan S, Vedantham S, D'Orsi C, Karellas A. Computation of the glandular radiation dose in digital tomosynthesis of the breast. Med Phys. 2007;34(1):221–32.

42. Young KC. Breast dose surveys in the NHSBSP: software and instruction manual. Version 2.0. In: NHSBSP Report 04 July 2004. 2004.

43. Rothenberg LN, Kirch RL, Snyder RE. Patient expo-

sures from film and xeroradiographic mammographic techniques. Radiology. 1975;117(3 Pt 1):701–3.

44. Thierry-Chef I, Simon SL, Weinstock RM, Kwon D, Linet MS. Reconstruction of absorbed doses to fibroglandular tissue of the breast of women undergoing mammography (1960 to the present). Radiat Res. 2012;177(1):92–108.

45. Gennaro G, di Maggio C. Dose comparison between screen/film and full-field digital mammography. Eur Radiol. 2006;16(11):2559–66. doi:10.1007/s00330-006-0314-2.

46. Hermann KP, Obenauer S, Marten K, Kehbel S, Fischer U, Grabbe E. Average glandular dose with amorphous silicon full-field digital mammography – Clinical results. Rofo. 2002;174(6):696–9. doi:10.1055/s-2002-32221.

47. Moran P, Chevalier M, Ten JI, Fernandez Soto JM, Vano E. A survey of patient dose and clinical factors in a full-field digital mammography system. Radiat Prot Dosimetry. 2005;114(1–3):375–9. doi:10.1093/rpd/nch514.

48. Obenauer S, Hermann KP, Grabbe E. Dose reduction in full-field digital mammography: an anthropomorphic breast phantom study. Br J Radiol. 2003;76(907):478–82.

49. Bick U, Diekmann F. Digital mammography: what do we and what don't we know? Eur Radiol. 2007;17(8):1931–42. doi:10.1007/s00330-007-0586-1.

50. Hauge IH, Pedersen K, Sanderud A, Hofvind S, Olerud HM. Patient doses from screen-film and full-field digital mammography in a population-based screening programme. Radiat Prot Dosimetry. 2012; 148(1):65–73.

51. Oduko JM, Young KC, Burch A. A survey of patient doses from digital mammography systems in the UK in 2007 to 2009. Paper presented at the In: Proceedings of the 2010 International Workshop on Digital Mammography, Girona, 16–18 June.

第 19 章

乳腺密度

Solveig S.H. Hofvind, Gunvor Gipling Waade, Sue Astley

背景

乳腺密度(MD)是指在乳腺 X 线摄影图像上乳腺的照射密度。MD 最高的女性患乳腺癌的风险比 MD 最低者高 4~5 倍。风险的增加与生物机制以及致密型乳腺女性乳腺 X 线摄影敏感性的降低(肿瘤掩蔽效应)有关。MD 主要用于流行病学的风险评估。筛选需进行额外影像评估的女性和(或)基于其 MD 确定筛查间隔可能将列入乳腺癌的筛查方案。依据乳腺 X 线摄影图像,可以主观、半自动或自动测量 MD。主观测量通常由读片者目测进行。半定量测量由读片者和计算机进行,而自动容积测量则仅由计算机客观地进行,需要用数字化的乳腺 X 线摄影图像。

引言

MD 指的是乳腺的 X 线影像密度[1];即乳腺 X 线摄影图像上显示为白色的实质和结缔组织的数量[1-7]。癌组织在乳腺 X 线摄影图像上也显示为白色。因此,在致密的组织中可能难以发现肿瘤,因其与富含脂肪的乳腺相比,乳腺 X 线摄影的敏感性较低。随着女性年龄的增长,尤其是更年期之后,乳腺组织通常会退化,脂肪组织会增多,乳腺 X 线摄影的敏感性将明显增高。MD 最高的女性(实质>75%)患乳腺癌的风险比乳腺富含脂肪的女性(实质<25%)高 4~5 倍[8-10]。风险的升高与生物机制[11]以及乳腺 X 线摄影敏感性降低(肿瘤掩蔽效应)有关[12]。

到目前为止,MD 主要用于流行病学的风险评估[13,14]。其临床应用因其不能自动和客观地测量、风险模型中缺少 MD 以及对乳腺致密的女性进行附加或其他筛查的选择有限而受到限制。然而,现今人们对致密乳腺 X 线摄影的敏感性有更深刻的理解,补充成像技术如全乳腺超声和 MRI 已被认为是重要的辅助技术[15,16]。筛选出风险较高的女性进行额外的成像和(或)依据其 MD 确定筛查间隔将列入未来的乳腺癌筛查方案。值得注意的是,美国一些州的女性,将与筛查结果一起收到关于她们 MD 的信息[17]。

测量 MD

依据乳腺 X 线影像,可以主观[5,18-27],半自动[28,29]或自动测量 MD[30-39]。主观测量通常由读片者通过目测进行。半定量测量由读片者和计算机进行,而自动化容积测量则仅由 1 台计算机客观地进行,需要用数字化的乳腺 X 线摄影图像。

主观分类

John Wolfe 于 1967 年首次制订出乳腺 X 线影像模式的分类系统[18]。该模式根据主要组织组成分为四个类型:N1、P1、P2 和 DY。N1 指乳腺 X 线影像上无可见导管的透射线组织,患乳腺癌的风险较低。P1 和 P2 指中度患癌风险的线样密度,P1 多为脂肪组织,导管仅占乳腺体积的 1/4 以上,而 P2 的导管组织占乳腺体积的 1/4 以上。DY 指弥散密度的乳腺,患乳腺癌风险较高。

Norman Boyd 提出主观量化乳腺密度的六分法;该分类仅依据致密组织的数量,不涉及其分布或模式[2]。该方法已被广泛使用,并与患乳腺癌风险相关。六个等级分别代表 0%、<10%、10%~25%、25%~50%、50%~75% 和 >75% 的密度。Boyd 的方法证实,单纯依据致密组织量进行测量是可行的,并为日后的自动测量方法开辟了道路。致密组织在乳腺部位所占的比例也可以用 VAS 的主观评估进行测定;该方法已用于每项研究,而且与患癌风险有关,尤其是其对两个方位的影像进行了评估[19]。

1997 年,Laszlo Tabár 提出了五分法[20]。根据四种成分的比例对乳腺 X 线影像进行分类:结节状密度,线型密度,同质纤维组织,可透过射线的脂肪组织。Ⅰ 类密度为乳腺 X 线影像显示乳腺组织所有成分的比例均衡而纤维组织稍多;Ⅱ 类密度为乳腺主要由脂肪组织构成;Ⅲ 类密度为脂肪组织和乳晕后方残余的纤维组织;Ⅳ 类密度包括结节和纤维组织(致密乳腺)。Ⅰ、Ⅱ 和 Ⅲ 类被认为是低风险,而 Ⅳ 和 Ⅴ 类被认为是高风险。

第 5 版 BI-RADS(ACR 的乳腺成像–报告和数据系统)是现今最常用的 MD 分类系统[5]。A 类为全是脂肪组织;B 类为散布有纤维腺体密度;C 类为不均匀的致密乳腺,可隐匿检测到的小肿块;D 类为极度致密的乳腺组织,其降低了乳腺 X 线影像的敏感性。

尽管有量化和客观的定义,以上所有的测量和评估手段仍然十分主观,不同观察者的结果有明显差异[21-27]。由于这些方法的主观性和劳动密集性,因此研发出半自动和自动客观容积测定技术。

评估 MD 的半自动法

研发半自动法(也称为计算机辅助法)是减少 MD 评估主观性的很自然而然的一步。计算机辅助法需要数字化形式的乳腺 X 线影像。因为大多数计算机辅助的测量方法早于 FFDM 的广泛使用,所以这样的测量方法涉及一个数字化步骤,扫描胶片影像并将其转换为像素形式,每个像素有其相关的灰阶。应用广泛的计算机辅助法是 Madena[28] 和 Cumulus[29]。该项目要求使用者依据应用像素值的阈值来描述乳腺,必要时允许校正和移除胸部肌肉区,然后选择另一个阈值主观地从脂肪区分离出影像上致密的纤维腺体区。软件的运行原理是计算乳腺内和阈值内致密组织区内的像素。因此,计算结果为依据致密组织所占乳腺区域的相对比例的百分比密度和致密区的绝对面积。Cumulus 因其与乳腺癌风险的明确关系已被广泛应用,多年来被认定为密度评价的金标准。尽管如此,其也受主观性(因为患者决定每幅影像的阈值)和面积依赖的双重限制。乳腺 X 线影像是投影图像,致密区的面积取决于乳腺的施加压力。

评估 MD 的全自动法

FFDM 的引入为无人为干涉地直接从影像中计算乳腺密度带来了机遇。乳腺 X 线影像的表现取决于乳腺组织的物理特性、X 线频谱和曝光因素、探测器特性和所应用的某种图像处理方法。自动法旨在消除乳腺 X 线摄影在成像过程中可能出现的差异,从而测量乳腺中脂肪组织和致密组织(包括腺体组织、腺泡和导管上皮及其基质,它们都有相似的 X 线衰减特性)的体积。此类方法被称为"容积测定",通常给出的是相对量值(致密组织占乳腺体积的比例),以及致密组织和脂肪组织的绝对体积。

依据校准和依据物理的方法是两种主要的容积测量法。在依据校准方法(Cumulus V[30,31]，单能 X 线吸收测量法[32]和 Manchester 法[34])中，要对一个物体(例如由等效组织材料作为楔形校准物)进行成像。校准可使精确的密度测量成为可能，但其缺点是需要对校准物进行成像，而当没有校准物时不能对获得的图像进行回顾性分析。在依据物理方法(Quantra™ 和 Volpara™)[34,35]中，要用到有关组织衰减系数的知识和成像过程的物理知识。所有的方法均需要了解乳腺施压厚度；而这在乳腺受施压板压迫的部位是相当明确的，但精确测量未被施压的乳腺边缘相当困难。然而，由于未被施压的部位主要包含皮肤和皮下结构，而致密组织很少，这样的偏差通常不会对总体密度测量产生大的影响。

现在应用最广泛的依据物理方法测量法建立在 Highnam 和 Brady[36]的研究成果上，他们研发了用于测量数字化模拟乳腺 X 线影像的容积密度的模型。例如，2008 年 Hartman 等发表了有效数据并描述了其方法，与原来的方法相比，此方法对商业软件 Quantra™ 进行了改进[37]。Quantra™ 和 Volpara™ 都是完全自动化的。如果能得到乳腺 X 线影像的原始(未处理的)数据，可用于前瞻性或回顾性分析。这两种方法均已被认可，现在已被广泛用于临床和研究[37,38]。这两种技术之间最大的不同是，Volpara™ 采用的是相关物理模型，与 Engeland 等于 2006 年所描述的类似[39]。其优点是减少了对精确成像物理数据的需要，但依赖于对影像内适当脂肪参考面积的识别[38,39]。

诸如此类的乳腺密度容积测量法在描述乳腺组成方面比依据面积的方法(易受体位和乳腺压迫厚度影响)或观察者间有明显差异的主观测量技术有明显的优势。目前，由于缺乏 FFDM 影像可用的纵向数据集，将密度增大与患癌风险升高关联起来的多数校准数据来自既主观又依赖面积的方法。此状况一定要改变，在不久的将来，将有更多详细数据来阐明乳腺密度增大与风险之间的关系。其他正在探索的领域有影像结构自动检测，旨在获得其结构和量。早期研究结果表明，这可补充乳腺密度容积测量。

(黄楚曦　王骏　周桔　李开信　高之振　陈峰
胡斌　徐树明　崔文静　吴虹桥　译)

参考文献

1. Kopans D, editor. Breast imaging. 3rd ed. London: Lippincott Williams & Wilkins; 2007.
2. Boyd NF, Byng JW, Jong RA, et al. Quantitative classification of mammographic densities and breast cancer risk: results from the Canadian National Breast Screening Study. J Natl Cancer Inst. 1995;87(9):670–5.
3. Ginsburg OM, Martin LJ, Boyd NF. Mammographic density, lobular involution, and risk of breast cancer. Br J Cancer. 2008;99(9):1369–74.
4. Vachon CM, van Gils CH, Sellers TA, et al. Mammographic density, breast cancer risk and risk prediction. Breast Cancer Res. 2007;9:217.
5. Sickles EA, D'Orsi CJ, Bassett LW, et al. American College of Radiology, et al. ACR BI-RADS® mammography. In: ACR BI-RADS® atlas, breast imaging reporting and data system. Reston: American College of Radiology; 2013.
6. White J. Breast density and cancer risk: what is the relationship? J Natl Cancer Inst. 2000;92(6):443.
7. Alonzo-Proulx O, Jong R, Yaffe MJ. Volumetric breast density characteristics as determined from digital mammograms. Phys Med Biol. 2012;57(22):7443–57.
8. McCormack V, dos Santos SI. Breast density and parenchymal patterns as markers of breast cancer risk: a meta-analysis. Cancer Epidemiol Biomark Prev. 2006;15(6):1159–69.
9. Ursin G, Ma H, Wu AH, et al. Mammographic density and breast cancer in three ethnic groups. Cancer Epidemiol Biomark Prev. 2003;12(4):332–8.
10. Shepherd JA, Kerlikowske K, Ma L, et al. Volume of mammographic density and risk of breast cancer. Cancer Epidemiol Biomark Prev. 2011;20(7):1473–82.
11. Lisanti MP, Tsirigos A, Pavlides S, et al. JNK1 stress signaling is hyper-activated in high breast density and the tumor stroma: connecting fibrosis, inflammation, and stemness for cancer prevention. Cell Cycle. 2014;13(4):580–99.
12. Checka CM, Chun JE, Schnabel FR, Lee J, Toth H. The relationship of mammographic density and age: implications for breast cancer screening. AJR Am J Roentgenol. 2012;198(3):W292–5.
13. Boyd NF, Martin LJ, Bronskill M, Yaffe MJ, Duric N, Minkin S. Breast tissue composition and susceptibility to breast cancer. J Natl Cancer Inst. 2010;102(16):1224–37.

14. Highnam R, Sauber N, Destounis S, Harvey J, McDonald D. Breast density into clinical practice in breast imaging. In: Maidment A, Bakic P, Gavenonis S, editors. Berlin/Heidelberg: Springer; 2012. p.466–73.

15. Berg WA, Zhang Z, Lehrer D, et al. for the ACRIN 6666 Investigators. Detection of breast cancer with addition of annual screening ultrasound or a single screening MRI to mammography in women with elevated breast cancer risk. JAMA. 2012;307(13):1394–404.

16. Berg WA, Blume JD, Cormack JB, et al. for the ACRIN 6666. Investigators. Combined screening with ultrasound and mammography vs mammography alone in women at elevated risk of breast cancer. JAMA. 2008;299(18):2151–63.

17. Are You Dense Advocacy, Inc. http://www.areyoudenseadvocacy.org/.

18. Wolfe JN. Breast patterns as an index of risk for developing breast cancer. AJR Am J Roentgenol. 1976;126(6):1130–7.

19. Duffy SW, Nagtegaal ID, Astley SM, et al. Visually assessed breast density: the need for two views. Breast Cancer Res. 2008;10:R64.

20. Gram IT, Funkhouser E, Tabár L. The Tabár classification of mammographic parenchymal patterns. Eur J Radiol. 1997;24(2):131–6.

21. Gram IT, Bremnes Y, Ursin G, Maskarinec G, Bjurstam N, Lund E. Percentage density, Wolfe's and Tabár's mammographic patterns: agreement and association with risk factors for breast cancer. Breast Cancer Res. 2005;7(5):54–61.

22. Berg WA, Campassi C, Langenberg P, Sexton MJ. Breast Imaging Reporting and Data System: inter- and intraobserver variability in feature analysis and final assessment. Am J Roentgenol. 2000;174(6):1769–77.

23. Weigert J, Steenbergen S. The Connecticut experiment: the role of ultrasound in the screening of women with dense breasts. Breast J. 2012;18(6):517–22.

24. Harvey JA, Bovbjerg VE. Quantitative assessment of mammographic breast density: relationship with breast cancer risk. Radiology. 2004;230(1):29–41.

25. Ciatto S, Visioli C, Paci E, Zappa M. Breast density as a determinant of interval cancer at mammographic screening. Br J Cancer. 2004;90(2):393–6.

26. Martin KE, Helvie MA, Zhou C, et al. Mammographic density measured with quantitative computer-aided method: comparison with radiologists' estimates and BI-RADS categories. Radiology. 2006;240(3):656–65.

27. Ren B, Smith AP, Marshall J. Investigation of practical scoring methods for breast density, in digital mammography. In: Martí J, Oliver A, Freixenet J, Martí R, editors. 10th International Workshop, IWDM 2010, Girona, Catalonia, 2010 June 16–18. Berlin/Heidelberg: Springer; 2010. p. 651–8.

28. Ursin G, Ma H, Wu AH, et al. Mammographic density and breast cancer in three ethnic groups. Cancer Epidemiol Biomarkers Prev. 2003;12:332–8.

29. Byng JW, Boyd NF, Fishell E, Jong RA, Yaffe MJ. The quantitative analysis of mammographic densities. Phys Med Biol. 1994;39:1629–38.

30. Pawluczyk O, Augustine BJ, Yaffe MJ, et al. A volumetric method for estimation of breast density on digitized screen-film mammograms. Med Phys. 2003;30(3):352–64.

31. Yaffe MJ, Boone JM, Packard N, et al. The myth of the 50–50 breast. Med Phys. 2009;36(12):5437–43.

32. Malkov S, Wang J, Kerlikowske K, Cummings SR, Shepherd JA. Single x-ray absorptiometry method for the quantitative mammographic measure of fibroglandular tissue volume. Med Phys. 2009;36(12):5525–36.

33. Diffey J, Hufton A, Astley S. A new step-wedge for the volumetric measurement of mammographic density. IWDM 2006, LNCS 4046. Berlin: Springer; 2006. p. 1–9.

34. Quantra. Available from: http://www.hologic.com/en/breast-screening/volumetric-assessment/.

35. Volpara. Available from: http://www.matakina.com.

36. Highnam RP, Brady M. Mammographic image analysis. Dordrecht: Academic; 1999.

37. Hartman K, Highnam R, Warren R, Jackson V. Volumetric assessment of breast tissue composition from FFDM images. Proceedings of IWDM 2008, LNCS 5116. Berlin: Springer; 2008. p. 33–9.

38. Highnam R, Brady M, Yaffe MJ, Karssemeijer N, Harvey J. Robust breast composition measurement – VolparaTM. Proceedings of IWDM 2010, LNCS 6136. Berlin: Springer; 2010. p. 342–9.

39. Van Engeland S, Snoeren PR, Huisman H, Boetes C, Karssemeijer N. Volumetric breast density estimation from full field digital mammograms. IEEE Trans Med Imaging. 2006;25:273–82.

第 **4** 部分
成像技术

第 20 章

成像前输入临床与受检者信息

Bernadette Bickley

引言

成像前核实并录入准确和完整的相关临床病史,以保证成像检查是合乎情理[1]并符合患者病情能解决其临床需求,乳腺 X 线摄影操作者在其中起着重要的作用[2]。

NHSBSP 的第 1 个筛查项目是对受检者做普通筛查,此时受检者乳腺的疾病/治疗史或乳腺现有症状均是未知的。再次筛查指曾做筛查并具有有限的临床史记录的受检者。然而,若不进行适当的询问,就不可能得知受检者在 3 年筛查间隔中乳腺的变化或乳腺现有的症状。

受检者若有临床症状,即使其乳腺 X 线摄影评估为正常,将其召回做临床评估也是必需的[2]。所以,对于乳腺 X 线摄影操作者来说,在每次摄影中,准确录入当前病情和相关的临床病史是十分必要的。

对于有症状的患者,必须带一份由临床医师填写的申请单(电子版或纸质版)。该医师有责任确保申请书的易读性和精确性。此外,操作者在开始摄影前须核实患者的个人信息和临床史的相关性和准确性[1]。

与受检者的初次接触

摄影检查操作者首先自我介绍,并解释乳腺 X 线摄影的步骤,与受检者/患者建立关系,使其配合医师获取相关临床史和乳腺 X 线摄影检查的信息,这是必需的[3]。

在初次接触中,可评估受检者/患者的个人需求。对于一些焦虑的、有身体或学习困难或英语不熟练的受检者,她们可能会需要额外的帮助,这可以在检查开始前发现。

操作者须运用良好的沟通技巧[4],并核实受检者资料(姓名、出生日期和地址)与申请单/信息表一致。必须在申请单上签字,或做电子版的记录,以完成确定信息一致的证明记录。

此前成像资料

一旦核实了详细信息和(或)做了修改,接下来就要确定受检者先前是否曾做过任何的乳腺成像。若有,则要确定检查时间。在英国,筛查服务要求 2 次筛查至少间隔 6 个月[5]。对于有症状的患者,除临床可疑病变,如 P4/5,进行连续的乳腺 X 线摄影需要间隔 6~12 个月,这取决于个人与医院的协议[6]。为了保证乳腺 X 线摄影是适当的成像检查程序,并符合当地的成像指南和电离辐射管理规则,这样的信息是不可或缺的。同时,确定影像检查地点也是重要的,以便获得历史影像。比较先前的成像可以提高乳腺 X 线摄影间隔改变的评估,从而提高乳腺癌检测的敏感性[7]。

手术史

需要确定先前乳腺手术史,包括手术时间和乳腺内确切的手术部位（以乳腺解剖图描述）。手术后瘢痕可能与可疑恶性肿瘤的结构变异相似[8]。如果先前手术的部位不明确,可能会导致原本可以避免的重复影像检查或不必要的召回,增加受检者的焦虑。判断术后乳腺时,比较先前的影像很有必要。瘢痕组织的密度保持稳定或逐渐降低。任何瘢痕密度的增加或瘢痕的增大均考虑局部复发的可能,需进一步检查[9]。

任何关于乳腺病史的信息（如纤维瘤或囊肿）,或先前的乳腺介入性检查（活检证实为良/恶性病理学改变或该处可能有的标记夹）信息也同样重要,因为这有助于写报告的放射科专家/技师将已有的乳腺状况与相应的成像特性联系起来,既能提高诊断的特异性,也能减少不必要的召回。

获取隆乳手术史有利于成像技术和曝光参数的调整,确保其余乳腺组织最佳成像[10]。有必要清晰记录任何先前注入型填充物的使用史,明确告知受检者这可能导致诊断敏感度受限或降低,且可能需要进行额外的成像[11]。

任何已知的覆盖在乳腺/腋窝组织之上的皮肤病变（以乳腺解剖图描述）的记录,有助于减少不必要的召回,比如皮脂囊肿可能会与乳腺病变相像,皮肤病变的钙化可能会导致诊断困难[12]。

任何乳腺癌家族史的精确记录也至关重要;患者发病年龄与受检者关系的记录有利于评估相关性及增加乳腺癌相关风险,找出可能适合做遗传咨询/检测和（或）增加疾病监控或做附加 MRI 筛查的女性[13]。

在适当的情况下,对起搏器或心脏监护装置的记录有利于乳腺 X 线摄影技术的调整。在乳腺 X 线摄影检查中,需要特别注意不能压迫装备。

必须仔细记录受检者现有的任何乳腺症状,具体说明准确的部位和症状持续的时间[14],特别注意以下病变:

- 乳腺肿块;
- 皮肤牵拉;
- 皮肤改变,如橘皮样变;
- 乳头溢液;
- 乳头改变,如最近发生的乳头内陷;
- 不对称增厚。

HRT 的使用时间或中止时间也需要记录下来,因为此信息会有助于写报告的医师考虑到前后两次检查期间乳腺密度的改变与激素的关系。

受检者任何可能影响成像质量的自身限制以及运动性问题亦需要记录。应尽可能获得能满足诊断需要的影像质量,考虑一切存在的限制因素。在特殊情况下,也可能适合记录部分检查,记下检查的详细限制,并向被检者充分解释这对诊断的影响。

小结

摄影检查操作者需熟记的关键步骤:

- 建立有效的沟通
- 检查先前的乳腺 X 线图像
- 精确记录

（黄楚曦 王骏 周桔 高之振 陈峰 胡斌
刘小艳 崔文静 吴虹桥 李开信 译）

参考文献

1. IRMER. The ionising radiation (medical exposure) regulations 2000 (online). London: Department of Health; 2000. Available at: https://www.gov.uk/government/publications/the-ionising-radiation-medical-exposure-regulations-2000. Accessed 10 Apr 2014.
2. NHSBSP. Quality assurance guidelines for mammography: including radiographic quality control, Publication 63 (online). Sheffield: Department of Health; 2006. Available at: http://www.cancerscreening.nhs.uk/breastscreen/publications/nhsbsp63.pdf. Accessed 10 Apr 2014.

3. SCoR. Code of professional conduct (online). London: The Society and College of Radiographers; 2013. Available at: http://www.sor.org/learning/document-library/code-professional-conduct. Accessed 10 Apr 2014.

4. Donnelly E, Neville L. Communication and interpersonal skills. Exeter: Reflect Press Ltd; 2008.

5. NHSBSP. Occasional report 02/03: guidance on the justification for repeat screening in the NHSBSP. Sheffield: Department of Health; 2002.

6. Willet AM, Michell MJ, Lee MJR. Best practice diagnostic guidelines for patients presenting with breast symptoms [online]. London: Department of Health; 2010. Available at: http://www.associationofbreast-surgery.org.uk/media/4585/best_practice_diagnostic_guidelines_for_patients_presenting_with_breast_symptoms.pdf. Accessed 10 Apr 2014.

7. Hewang-Kobrunner SH, Dershaw DD, Schreer I. Diagnostic breast imaging. 2nd ed. New York: Thieme; 2001.

8. Shaw de Paredes E. Atlas of mammography. 3rd ed. Philadelphia: Lippincott Williams & Wilkins; 2007.

9. Cardenosa G. Breast imaging companion. 2nd ed. Philadelphia: Lippincott Williams & Wilkins; 2001.

10. Andolina VF, Lillé SL. Mammographic imaging. A practical guide. 3rd ed. Philadelphia: Lippincott Williams & Wilkins; 2011.

11. MHRA. Medical device alert. (online). London: Crown copyright; 2012. Available at: http://www.mhra.gov.uk/Publications/Safetywarnings/MedicalDeviceAlerts/CON149825. Accessed 10 Apr 2014.

12. Barth V. Diagnosis of breast diseases: integrating the findings of clinical presentation, mammography, and ultrasound. New York: Thieme; 2010.

13. NHSBSP. Protocols for the surveillance of women at higher risk of developing breast cancer. Version 4, Publication 74 (online). London: Public Health England; 2013. Available at: http://www.cancer-screening.nhs.uk/breastscreen/publications/nhs-bsp74.pdf. Accessed 10 Apr 2014.

14. Ikeda DM. Breast imaging; The requisites. 2nd ed. St. Louis, Missouri: Elsevier/Mosby; 2011.

第 21 章

实用乳腺 X 线摄影

Claire E. Mercer, Catherine A. Hill, Allison Kelly, Helen L.Smith

引言

乳腺 X 线摄影时,受检者定位需要许多技巧和专业知识。操作者需要掌握一种高标准且易于重现的定位技能,有效的压缩和良好的与受检者交流的技巧。人们认为,操作者掌握拍摄连续高质量图像的技术至关重要。对于任何筛查和有症状的检查,乳腺 X 线摄影用于对细微变化进行对比,操作者需要确保他们所拍摄的图像质量高,并且与同事的一致。

本章分步讲述了获取高质量乳腺 X 线图像的基本定位技术的指导。"小窍门"部分总结了各部分内容的关键点。

成像之前

除了第 20 章描述的信息外,操作者还应该:

- 向受检者解释操作过程;
- 让受检者除掉除臭剂或者爽身粉;
- 让受检者摘掉首饰(大耳环、大项链)和眼镜。

记住,受检者会没有安全感,所以应该首先考虑让他们感到舒适;这有助于获得高质量的图像。

接着要求受检者暴露腰部以上部位,同时选择合适大小的压迫板。接下来拍摄 CC 位和 MLO 位图像。操作者应观察受检者的乳腺是否有溃疡或者皮疹(见第 15 章),并遵照服务程序在相应的表格中加以记录(见第 20 章)。

施加压力

在乳腺 X 线摄影时,压迫乳腺是产生一幅具有最佳诊断价值的图像所需的多个步骤之一[1]。有效按压能够分开重叠的组织,并能更好地显示乳腺结构。施加压力可以减少乳腺厚度,从而使成像所需的辐射剂量降到最小。然而,加压可能使患者感到疼痛和不适,这最终也许会让她们不想参加每年的乳腺 X 线摄影筛查(见第 14 章)[2,3]。

众所周知,接受筛查是决定筛检项目成功的最重要的因素之一[4,5]。不接受筛查的原因有很多(见第 9 章和第 10 章)。一篇系统回顾发现,因前一次乳腺 X 线摄影所带来的直接疼痛,有 47 000~77 000 名英国女性 1 年后没有再次参加乳腺筛检[3]。

为了使参加乳腺 X 线摄影受检者数目达到最大化,疼痛和不适感就必须最小化。因此作为一名操作者,你的目标是用最小的辐射剂量和受检者最小的不适感来获得最佳图像质量。可以通过采用基于乳腺 X 线摄影技术的证据来实现,将有效但不过度的压力和影像接收器(IR)与压迫板之间的均衡压力结合起来[6]。

压迫力和压力

目前,操作者与操作者之间每个人使用的压迫力有很大的差异[7,8]。这会导致施加在乳腺上的压力有很大的变化——如果施加的压力恒定,乳腺受到的压力应该与乳腺大小成反比[9]。更多关于如何使用压力来优化乳腺所承受压迫的信息可见第 22 章。

实现压迫力平衡

在进行 CC 位摄影时,IR 的位置对 IR 和压迫板之间的压力平衡有相当大的影响,也会影响乳腺在 IR 上的投影大小[6]。平衡压迫板与 IR 之间的力量很重要,这样就不会导致任何一个方向上力量过大。平衡力量有可能使疼痛最小化。

使用压力绘制技术,左侧 CC 位的"压力"图像已经形成。第一步,在乳腺下皱褶(IMF)处放置 IR,并加以 80N 的压迫力(图 21.1)。第二步(图 21.2),将 IMF 提高 2cm,这对平等压迫力平衡和增强影像接收器上的乳腺影像有显而易见的影响。压力图像是用线性颜色等级表示,其中深蓝色代表无压力,红色代表高压力。

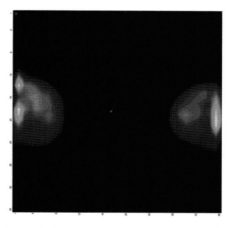

图 21.2　IMF 提高 2cm 的左侧乳腺头尾位。

> **小窍门**
>
> 对于头尾位摄影,为了获得最佳的乳腺影像,并在影像接收器与压迫板之间达到最佳的压迫力平衡,应尽量将影像接收器置于乳腺下皱褶上方 1~2cm 处。

头尾位:分步指导

> **小窍门**
>
> 5P:合适(Proper)的计划(Planning)和准备(Preparation)达到完美(Perfect)定位(Positioning)。

• 在定位过程中, 操作者应了解体位技术,以降低一切反复拉伤的风险(见第 23 章);

• 受检者面对乳腺 X 线摄影装置站立,距离影像接收器背面大约 1 个手的宽度。受检者两脚间的距离与臀部同宽,以求稳定,两边的手位于腹部成像;

• 站在受检者的旁边,紧靠受检者,并让受检者扭头朝向你,同时放松脸颊靠着面罩;

• 受检者保持双脚在同样的位置,略微弯

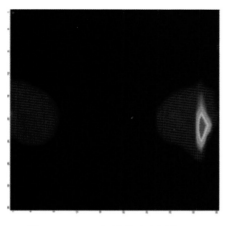

图 21.1　IMF 左侧乳腺头尾位 IR。

腰,牵拉脚底后部。利用乳腺自然的移动性抬起要成像的乳腺(图 21.3);

- 采用积极的方法,利用乳腺自然的移动性,在乳腺的内侧和外侧托起乳腺并向前拉,使乳腺位于影像接收器上(图 21.4),调整乳腺以便乳头位于中间。乳头是确保乳腺精确定位的一个标准和可靠的指标;

- 已证实,如果按照正确的定位,乳头的轮廓至少包含在一幅图像中,乳头几乎全部位于乳腺的边缘或者靠近乳腺的边缘[10,11]。

抬高乳腺

图 21.5 强调了对于头尾位,乳腺在定位前首先应被抬起的程度。

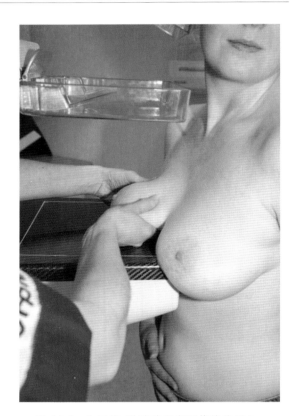

图 21.4　头尾位:乳腺放置在影像接收器上。

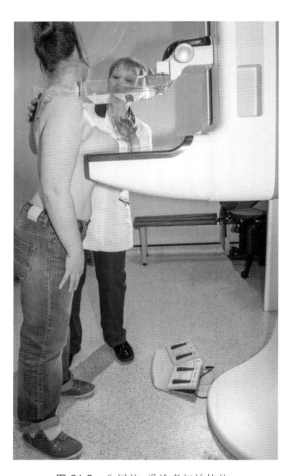

图 21.3　头尾位:受检者初始体位。

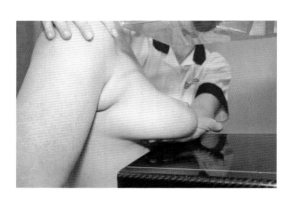

图 21.5　头尾位:定位前抬起乳腺。

首先调整影像接收器的高度,使乳腺与胸壁成 90°。此时提高 IMF 的水平很重要,这样可以获得最大的乳腺投影,并将压迫力均衡到乳腺的顶部和底部。抬起的高度取决于受检者;已证明将 IMF 的水平线提高 1~2cm 将显著增加乳腺投影(图 21.1 和图 21.2)[6]。要确保影像接收器没有被升得太高,因为如果升得太高会导致图像上乳腺组织的缺失,伴随乳头反转朝向乳腺的下面。

小窍门

　　为了使乳腺内侧边界处于照射野内,将对侧的乳腺放到影像接收器上有时会有帮助——但是要确保对侧乳腺不会被成像。

- 检查是否存在皱褶和空气间隙并平展乳腺组织。确保乳头全部显露(但不要以乳腺组织为代价)并处在中间(图 21.6);
- 一只手稳稳地托住乳腺,同时用另一只手环抱受检者的背,并轻轻地降低她们的肩,使外侧乳腺组织放松;
- 手环抱住受检者的背使"身体前倾",接着施加压力;
- 提示受检者即将施压。缓慢均衡地施加压力,同时手向乳头方向缓慢移动(图 21.7)。

小窍门

　　如果受检者不稳定,可将其成像乳腺对侧的手放置在乳腺 X 线摄影装置的手把上。

- 如果可能,且在设备上可实现,应该使用手动压迫板缓慢施加可测量的压力;
- 压迫乳腺以确保在压迫板与影像接收器之间压迫力均衡;也许会感觉乳腺被拉紧且无法移动。在连续的检查中受检者的一致性是必要的[12],压迫力也应该保持在 90~130N[13]。如果受检者感到不适,要适当减小压迫力。如果乳腺还可移动,要适当增大压迫力。
- 检查乳腺的内外侧边界是否有皮肤皱褶,如果有,用手抚平,确保不干扰任何乳腺组织(图 21.7)。再最后检查一次,确保不会有伪影出现在影像探测器上(即患者的头发、下颌);

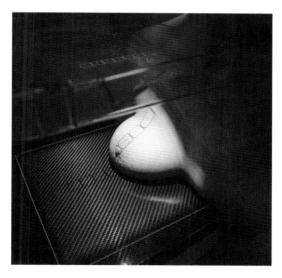

图 21.6　头尾位:乳头位置。

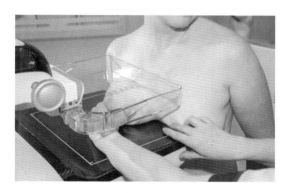

图 21.7　头尾位:施加压力。

- 开始曝光。随着自动压迫力放松,在对侧乳腺成像前缓慢降低支架的高度;这有助于正确地托举乳腺。

内外侧斜位:分步指导

小窍门

　　记住 5P:合适(Proper)的计划(Planning)和准备(Preparation)达到完美(Perfect)定位(Positioning)。

● 初始设置:从头尾位缓慢降低影像接收器的高度,球管向头侧倾斜 50°;

● 调整影像接收器使其与受检者高度一致。选择正确的影像接收器的角度至关重要。欠佳的定位和不正确的角度选择可导致过度压迫力施加于胸壁/腋窝。这也许会导致受检者不必要的不适感以及乳腺压迫不足。

正确的影像接收器角度选择

在 MLO 位中影像接收器的角度选择是一个技巧，定位的全过程都要求细化角度的选择。首先,快速地观察受检者的体型(图 21.8),这会提供一个初步的推测,确保选择一个合适的角度;

● MLO 定位的目的是让胸骨角与影像接收器相互平行,以确保有效地平衡压迫板与影像接收器之间的压迫力,从而在影像接收器上获得最大的乳腺投影。图 21.9 至图 21.11 图解了对于不同体型的角度定位;平行线表示影像接收器正确的角度选择;

● 在 MLO 位中不正确的角度选择会导致不均匀的压迫力平衡,由于压迫位置较高会增加患者的疼痛程度。图 21.12 显示了一个右侧 MLO 位,受检者定位分别为不正确的 45°和正确的 55°(图 21.13),以此强调正确的压迫力平衡;

● 选择正确的角度之后,让受检者面对机器站稳,脚间距离与臀部同宽。站在受检者的背后，将手掌伸直置于患者成像侧肋骨底部。前移受检者直至你的指尖刚好碰到影像接收器的前底部,受检者距影像接收器背面该有一手宽(图 21.14);

● 现在可以调整乳腺 X 线摄影装置的高度了;首先调至腋窝高度。放松受检者手臂并将其顺着影像接收器的顶部放置(图 21.14);

● 与受检者成 90°角站立，一只手放在受检者乳腺的侧边,另一只手以支撑姿势环绕受检者的背(图 21.15);

● 利用乳腺自然的移动性,一只手将乳腺举起,另一只手引导受检者进入机器。同时,让受检者弯腰并斜靠在影像接收器的边缘;

● 移动到受检者的背后并定位她的手臂;向上举起受检者的手臂,越过影像接收器轻轻地接触到受检者的肩膀。调整机器的高度;影像接收器的角应该放进腋窝(背阔肌和胸肌之间的腋中线),或者如果腋窝是空的可以整个放在腋窝中;

● 受检者可以将手臂放在影像接收器上(图 21.16),手臂放松抓住设备的把手;但不要抓得太紧,因为这可能会导致胸肌紧张。确保受检者的手臂不要高于肩膀,并检查胸肌平整以及没有过度拉紧;

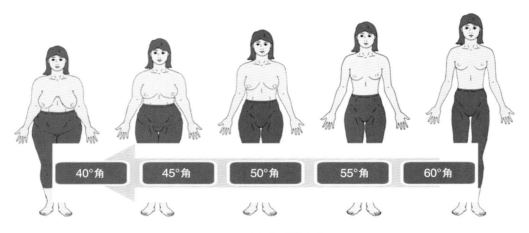

图 21.8　选择合适的角度。

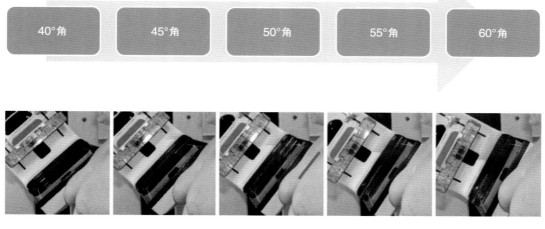

图 21.9　*受检者需要与 IR 成 45°或 50°角。*

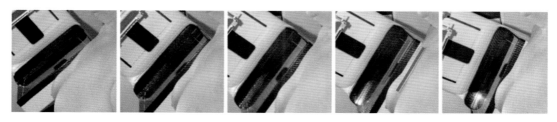

图 21.10　*受检者需要与 IR 成 50°或 55°角。*

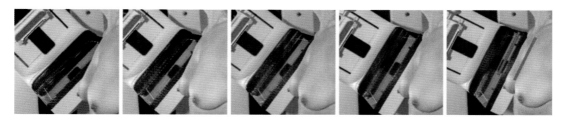

图 21.11　*受检者需要与 IR 成 55°或 60°角。*

• 接着，返回到受检者的前面，坐在一个合适的位子上进行人体功率学定位校正(图 21.17)；

• 现在让受检者在影像接收器上放松，并轻轻地使肩部向后放松，双手小心地将乳腺上拉置于影像接收器。乳腺应该置于影像接收器的中心，压迫板的角应该刚好位于肱骨头下——如果需要，相应地调整支架的高度；

• 从腋窝到乳腺下角用手抚过乳腺的背面，检查皱纹并确保所有的乳腺组织上拉至影像接收器。确保受检者的臀部朝后，并使乳腺下角变得平滑。如果受检者的腹部突出，让受检者的臀部稍向后退；

• 用手托起乳腺，并离开胸壁；乳腺与胸壁成 90°成像。乳头应该在乳腺与影像接收器之间没有空气间隙，且成侧面影像；

• 缓慢地施加压迫力(缓慢又平稳)，随着

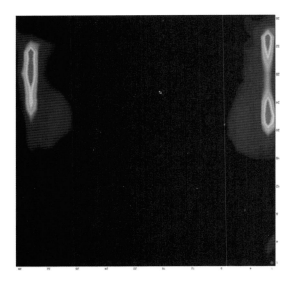

图 21.12   45°内外侧斜位。

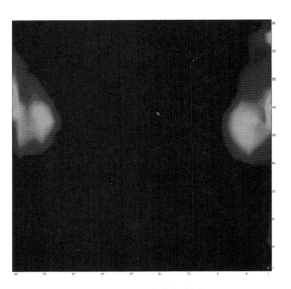

图 21.13   55°内外侧斜位。

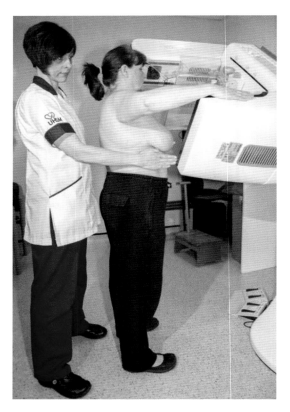

图 21.14   内外侧斜位受检者的位置。

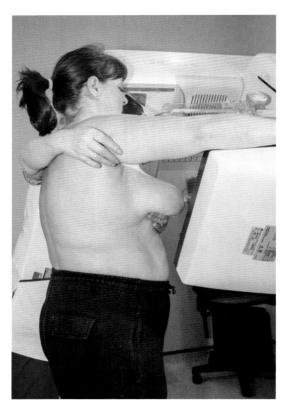

图 21.15   内外侧斜位:托住乳腺和手臂。

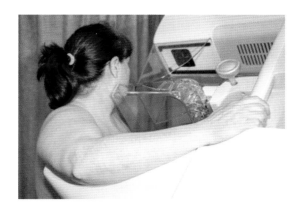

图 21.16　内外侧斜位：受检者手臂的位置。

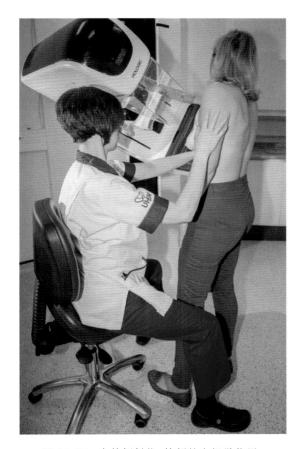

图 21.17　内外侧斜位：技师的人机学位置。

压迫板取代手,朝乳头移动手;

- 如果可能,并在设备上可行,应该使用手动压迫板缓慢施加可测量的压迫力。

小窍门

　　支撑受压的乳腺组织以确保有效定位时,可以使用不同的手法以降低重复的拉伤风险(见第 23 章)。图 21.18 和图 21.19 展示了两个例子。

- 压迫板的顶部应该位于锁骨、肱骨头和胸骨内缘下(图 21.20);
- 压迫乳腺直至压迫板和影像接收器之间实现均等压迫力平衡;也许会感觉乳腺被拉紧和无法移动。在连续的检查中受检者的一致性是有必要的[12],压迫力应保持为 90~130N[13]。如果受检者感到不适,压迫力要适当减小。如果乳腺还可移动,压迫力要适当增大;
- 确保乳腺下角是开放的,且没有皮肤褶皱(图 21.20),并最后再检查一次,确保不会有伪影出现在影像上(即受检者的头发、下颌、关节部位)。

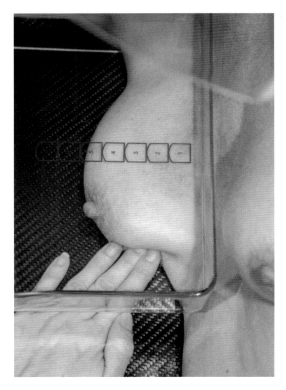

图 21.18　例 1:手支撑的位置。

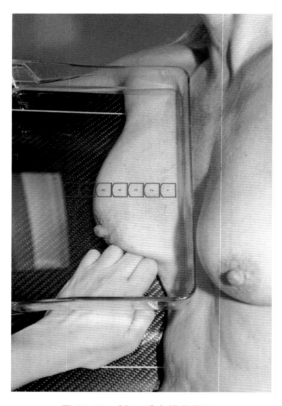

图 21.19　例 2：手支撑的位置。

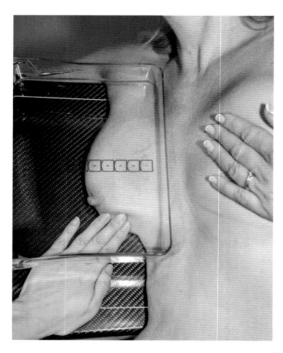

图 21.20　内外侧斜位：理想定位。

小窍门

如有必要，让受检者握着她的另一侧乳腺远离照射野并轻抬下颌。

● 开始曝光。随着自动压迫放松，在拍摄曝光侧乳腺之前略微降低支架的高度；这有助于有效定位乳腺和肩膀。

小窍门

乳腺 X 线摄影图像用于对细微变化进行对比，操作者需要确保他们所拍摄的图像质量高，并与同事的一致。

检查清单与问题解决

快速检查清单

第 36 章讨论了观察者在乳腺 X 线摄影方面的研究，包括图像质量和标准。表 21.1 仅提供了整体图像质量检查的相关内容。

合适（Proper）的计划（Planning）和准备（Preparation）达到完美（Perfect）的定位（Positioning）。

表 21.1　回顾性检查清单

体位	检查清单
两者	乳头侧位影像
	所有成像的乳腺组织
	无皮肤折叠伪影
	图像对称
	无模糊
	使用正确的曝光参数
CC	乳腺后部成像，且在 MLO 的 1cm 内
MLO	胸肌达到乳头水平，宽度合适（影像接收器高度和角度正确）
	可呈现乳腺下角

问题解决方法:头尾位

下面的信息可以帮助操作者在获得图像前明确问题的解决方法。如果已经成像,但在技术上需要重复拍摄或召回,下列信息也许也会有助于发现最初的错误,并帮助操作者确定解决方法(表 21.2)。

只有深思熟虑后且能确定有助于提高诊断能力,才可以做出重新摄片的决定,这很重要。切记不要因为非诊断性的理由而重新摄片。

表 21.2　头尾位问题解决方法

问题	解决方法
图像伪影	保证按照如下步骤操作:
	头发置于耳后
	摘除耳环饰品
	肩部呈放松状态
	下颌轻微抬高
	另一侧乳腺不出现在图像中
乳腺后部组织遗漏	检查影像接收器(IR)的高度:太高(图 21.21)或者太低(图 21.22)致使乳腺的后部无法成像。图 21.23 描述了正确的位置。确保患者的头部面向医生置于面部防护装置上;这样可以确保更多的乳腺后部组织成像
	患者的肩部需保持水平,下颌放松保持中立位置。患者所站位置稍稍离开 IR,能够使患者弯腰;这个动作使肋骨和腹部移开,从而确保乳腺后部组织成像。使用双手,一只手放在乳腺内侧,另一只手放在乳腺外侧,当将乳腺向前移动时,将乳腺从 IR 上抬起。机器压迫乳腺的同时手稳固置于乳腺周围,以防任何乳腺组织滑出
皱褶和空气间隙	在机器压迫乳腺组织前检查乳腺内外侧的皱褶
	如果在内侧面有空气间隙,从 IR 下面轻柔地抚平
	检查 IR 的高度——有可能过高或过低
	确保患者没有抬起脚尖/弯曲膝关节
乳头不在侧面	至少有一幅图像含有乳头影像,且几乎位于或是靠近乳腺边界就证明乳头定位正确[10,11]。如果定位不正确:
	检查 IR 的高度——可能过高或过低(图 21.21 至图 21.23)
	确保患者没有抬起脚尖/弯曲膝关节
	是否所有的乳腺组织都从下面拉出?
	在乳腺下方是否有任何皱褶?
对称性	乳腺是否放置在 IR 的中心?可通过确保乳腺内外侧有同等量的可见光束来判断(图 21.6)

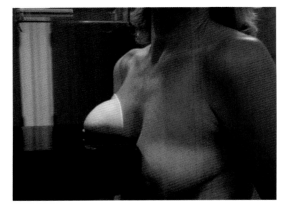

图 21.21　头尾位:IR 太高。

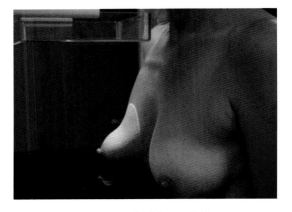

图 21.22　头尾位:IR 太低。

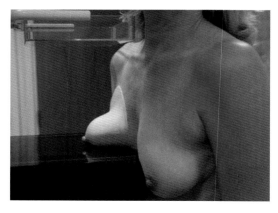

图 21.23   头尾位：IR 处于最佳高度，IMF 上方 1cm。

问题解决方法：内外侧斜位

适当的计划与准备达到完美定位。

下面的信息可以帮助操作者在获得图像前明确问题的解决方法。如果已经成像，但在技术上需要重复拍摄或召回，下列信息或许有助于发现最初的错误，并帮助操作者确定解决方法（表 21.3）。

只有深思熟虑后且能确定有助于提高诊断能力，才可以做出重新摄片的决定，这很重要。切记不要因为非诊断性的理由而重新摄片。

表 21.3   内外侧斜位问题解决方法

问题	解决方法
伪影	保证按照如下步骤操作： 头发置于耳后 摘除耳环饰品 肩部呈放松状态置后 下颌轻微抬高 另一侧乳腺不出现在图像中
褶皱	确保患者距离 IR 不会过近，弯曲腰部将会改变肋骨的位置，使下方乳腺的角度消失，这样可以消除乳腺后部的皱褶 "清扫"乳腺组织，向下运动，在乳腺的后方，从腋窝开始结束于乳腺的底部，保持操作者的手平贴于 IR，然后小指倚靠肋骨 对于体形消瘦的患者，确保 IR 的拐角以一个陡峭的角度如 55°~60° 置于腋窝，这样会使胸部肌肉平放于 IR 上
腋窝皱褶（土星光环）	压迫后向上移动抚平乳腺 只有一侧成像时，压迫前要求患者抬起她们的肘部，降低压力，允许患者放松上肢
IR 的高度	确保乳腺在 IR 上不会过高或过低 乳腺组织应放置在 IR 的中央，使患者获得最大的舒适度，并且乳腺组织可以获得最适宜的压力。正确的 IR 高度可以使患者轻松并且使胸部肌肉平坦
乳腺下皱褶	确保前部肋骨的后方皮肤皱褶消失，再压迫乳腺（要求患者臀部向后伸，同时抹平所有皱褶，在乳腺提起及压迫前，再次重复） 确保整个乳腺接触 IR，以避免任何空隙。在一侧乳腺成像时，可帮助患者屈膝。 然后压迫乳腺，用手提高乳腺并使乳腺下部完整 在乳腺置于 IR 前，定位患者，并嘱咐其胸部前倾，乳腺下区域平整，定位臂膀 改变肋骨位置
乳腺下部和乳腺后部组织遗漏	确保患者站在 IR 正前方（检查脚的位置），以及对于特殊体形的患者运用正确的角度 是否所有的乳腺组织都被压迫？使用双手抚平乳腺后部，一旦找准位置，就将所有的乳腺组织用力推拉

（待续）

表 21.3(续)

问题	解决方法
遗漏乳腺上部	如果乳腺上部没有成像,且升高球管也没有用的话,至少降低球管角度 45°
乳头不在侧位	乳头的方向可以提示乳腺哪部分不能成像:
	如果乳头面向操作者,提示患者所站位置的角度不正确。如果太靠前,患者稍微转向 IR 内侧
	如果乳头向内朝向 IR,那么就代表乳腺组织没有全部受压
双脚位置	确保患者双脚所站位置正确,同时肋骨在 IR 前方
	用手检查肋骨下部在距离 IR 一个手掌宽度的距离
	体型较瘦的患者可以适当靠近 IR
	一侧成像时,可以要求患者稍微弯曲膝盖,臀部下降将会使得身体更多部分接触 IR
胸部肌肉太宽 或是太紧	太紧:
	检查 IR 的高度;太高的话肌肉会过度伸展、拉紧,且没有足够的宽度
	确保 IR 的拐角处于腋窝后部,并且手臂伸展到对面,否则胸部肌肉将会过紧
	确保乳腺组织被全部压迫,并且胸部肌肉平放在 IR 上不留空隙。如果 IR 距离腋窝过远将会产生皱褶
	太宽:
	检查 IR 高度,太低将会有过多的乳腺组织包绕于腋窝
	IR 可能距离腋窝过远,这样将会导致过多乳腺组织集聚上部,乳腺主要的组织压力不充分
乳头水平胸部 肌肉未见	需要时改变合适的球管角度适应身体变陡峭的部分(55°~60°),例如胸骨角、腋窝、较为纤瘦的患者
球管角度	对于"桶状胸"、"大乳腺"或胸部肌肉过短的患者,使用更小的角度 45° 甚至 40°。然而;如果胸部肌肉过宽过短的患者,使用太大胸部角度,要考虑增加球管角度到 50°,以此来减少肌肉的宽度

（杨天红　苏婉露　王骏　周桔　陈井亚　张愉　刘小艳　崔文静　徐树明　李开信　译）

参考文献

1. NHSBSP 63. Quality Assurance Guidelines for Mammography. Apr 2006; 42. ISBN 1 84463 028 5.
2. Poulos A, McLean D. The application of breast compression in mammography: a new perspective. Radiography. 2004;10:131–7.
3. Whelehan P, Evans A, Wells M, Macgillivray S. The effect of mammography pain on repeat participation in breast cancer screening: a systematic review. Breast. 2013;22(4):389–94.
4. Marmot M, Altman DG, Cameron DA, Dewer JA, Thompson SG, Wilcox M. The benefits and harms of breast cancer screening: an independent review. The Lancet. 2012;380(9855):1778–86.
5. Weller DP, Campbell C. Uptake in cancer screening programmes: a priority in cancer control. Br J Cancer. 2009;101 Suppl 2:S55–9. doi:10.1038/sj.bjc.6605391.
6. Smith H, Hogg P, Maxwell A, Mercer CE, Szczepura K. An analysis of the compressed breast area and image receptor/compression paddle pressure balance in different mammographic projections. UKRC 2013 abstract book, Manchester, UK; 2013.
7. Mercer CE, Hogg P, Lawson R, Diffey J, Denton ERE. Practitioner compression force variability in mammography: a preliminary study. Br J Radiol. 2013;86:20110596.
8. Mercer CE, Hogg P, Szczepura K, Denton ERE. Practitioner compression force variation in mammography: a 6-year study. Radiography. 2013; 19(2013):200–6.
9. De Groot JE, Broeders MJM, Branderhorst W, den Heeten GJ, Grimbergen CA. A novel approach to mammographic breast compression: improved standardization and reduced discomfort by controlling pressure instead of force. Med Phys. 2013;40(8): 081901.
10. Pearl O. Breast imaging mammography. Mammography and breast imaging prep, program review and exam preparation. New York: McgrawHill Medical; 2012. p. 213–60.
11. Chuan Z, Chan HP, Paramagul C, Roubidoux MA, Sahiner B, Hadiiiski LM, Petrick N. Computerized nipple identification for multiple image analysis in computer aided diagnosis. Med Phys. 2004;31(10): 2871–82.
12. Mercer CE, Szczepura K, Kelly J, Millington SR, Denton ERE, Borgen R, Hilton B, Hogg P. A call for client consistency in compression. Symposium Mammographicum, Bournemouth, UK; 2014.
13. Hogg P, Taylor M, Szczupera K, Mercer C, Denton E. Pressure and breast thickness in mammography—an exploratory calibration study. Br J Radiol. 2013; 86(1021):20120222.

参考书目

Dronkers D, Hendricks J, Holland R, Rosenbusch G. The practice of mammography. 5th ed. New York: Thieme Verlag; 2002.

Kopans DB. Breast imaging. 3rd ed. Philadelphia: Lippincott, Williams & Wilkins; 2007.

Lee L, Strickland V, Wilson R, Roebuck E. Fundamentals of mammography. London: WB Saunders Comp. Ltd; 1995.

Prue LK. Atlas of mammographic positioning. Philadelphia: W.B. Saunders Company; 1994.

Tabar L, Dean PB. Teaching atlas of mammography. New York: Thieme Verlag; 1985.

Tucker A, Ng YY. Textbook of mammography. 2nd ed. London: Churchill Livingstone; 2001.

第 22 章

乳腺 X 线摄影压迫：标准化的需要

Jerry E. de Groot, Woutjan Branderhorst, Ralph Highnam, Ariane Chan, Marcela Böhm-Vélez, M.J.M. Broeders, C.A. Grimbergen, G.J. den Heeten

引言

在乳腺 X 线摄影成像中，质量最重要。良好的机器乳腺压迫是有效乳腺 X 线摄影的必备之一。良好的压迫潜在益处包括[1-5]：①更均一的乳腺厚度可以获得更合适的曝光动态范围；②减少乳腺运动所致的模糊；③减少散射线，提高对比；④减少射线剂量；⑤更好地显示近胸壁的组织；⑥减少组织的重叠。

然而，临床实践中有个问题，就是常规遵循的"良好的压迫"不容易定义。乳腺天生的形状导致从乳头到胸壁具有不同的厚度，如不压迫，一般会遏制实现较好的对比和能见度。"良好的压迫"使乳腺厚度均一，并且使得乳腺组织稍薄以利于更好地成像。

所有乳腺 X 线摄影图像获取过程的方方面面须遵从质量标准[欧洲指南[1]，乳腺 X 线摄影质量和标准法案（MQSA）[2]]，但是压迫说明太模糊，以致于不能提供任何标准化事宜。引用欧洲指南，系指："压迫必须稳固但可承受。对于压力没有已知的最佳值，但需要注意的是应用压迫和指示精确。"MQSA 仅仅提及检测压迫装置的要求，但未提及在临床实践中需要使用多大的力。两个指南都规定了上限为 20daN（200N），且所有乳腺 X 线摄影机器限制电动机到这个水平。在实践中，压迫的大小根据患者个体疼痛阈值以及乳腺 X 线摄影机器的性能决定。因此乳腺压迫由患者以及机器共同决定[6]。

由于对压缩标准了解不多，我们尝试着在医学数字影像和通讯数据（DICOM）中查找关于压迫参数的文献信息，如压力与乳腺厚度，我们发现存在很大的差异，尤其是曝光时的压力[7.8]。我们注意到不同的国家主张不同的政策。例如，荷兰普查主张压力下限为 12daN（120N），而美国似乎根本没有目标压力。

机械压迫

机械压迫通过应用压力使乳腺更为平坦。1daN 力相当于大约 1kg 的重量。对小的乳腺和大的乳腺应用同样的力具有不同的效果。这是因为力分散于不同接触面积。通过将施加的力除以乳腺总的接触面积可以获得较好的对比。这个值提供了单位接触面积上的力，也被认为是接触压力，单位是千帕（kPa；$1kPa = 1daN/dm^2 \approx 7.5mmHg$）。对小或大的乳腺应用同样的压力对组织有同样的作用，因为力与乳腺接触面积成比例。这个可能是相关的，因为在本章的样本中乳腺间 95% 的体积值变化 10 倍（$0.22 \sim 2.2dm^3$）。此外，个体乳腺机械性质可能因组织构成、年龄和皮肤性质而显著不同[9]。

159

这个领域的最近研究显示,使用标准化压力压迫的方法是可行的。此外,研究还发现接触面积对于疼痛是一个重要预估因素,但是压力本身并不是[10]。这使得接触压力,即力与接触面之比,成为一个更好的疼痛预估因素。

乳腺 X 线摄影监控软件

最近,乳腺 X 线摄影图像 DICOM 信息评价软件(Volpara Analytics and Volpara Density,Volpara Solutions,新泽西州,惠灵顿)已面世,可对人口进行交叉比较。在不同国家日常实践中首次可以对乳腺机械压迫参数进行综合分析。

本章的目的是从力学角度比较、分析和显示当前荷兰和美国乳腺 X 线摄影压迫实践,以及假设机械标准化能否导致更重复性步骤。这个重要的洞察力可能打开了通往富有个性化、更具重复性以及最佳乳腺 X 线摄影机械压迫的大门。

方法

这个分析软件[Volpara Analytics(1.0 版)和Volpara Density(算法 1.5.0 版)Volpara Solutions,新泽西州,惠灵顿]通过计算乳腺体积和密度以

及接触面积来估计接触压力。它还采用综合剂量模型计算腺体吸收剂量(AGD),这个模型可以通过不同的乳腺 X 线摄影制造商比较DICOM 数据的 AGD 值。

两大匿名数据集可以利用,一个来自原荷兰乳腺癌筛查项目(n=13610,2012.8~2013.9),另一个来自美国匹兹堡影像中心(n=7179, 2008.1~2014.3)。图 22.1 给出两个数据库中 50~75 岁女性乳腺密度和体积可比性的数据。

由于接触面积是连接力与压力的参数(P=F/A),我们将各参数作为接触面积的函数来进行比较。值得注意的是,接触面积与乳腺体积具有很强的相关性(Pearson r =0.82,P<0.001)。这就使我们可以将压迫力以及压力的变化作为乳腺大小的函数进行比较,由两个不同国家的从业者进行,一个用最小的力 12daN(120N,荷兰),一个没有确定的压迫力(美国)。

结果

图 22.2a 示出 2 个数据库中压迫力(daN)与接触面积(dm²)之间的关系。在这个图中,4个压力值(5、10、15、20kPa)用直线描述:压迫力(daN)=压力(kPa)×接触面积(dm²)。图 22.2b示出在相同的数据库中接触压力(kPa)与接触

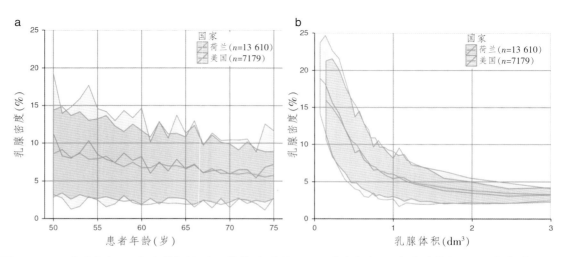

图 22.1　(a)乳腺密度(%)与患者年龄(岁)(均数±标准差)。(b)乳腺密度(%)与乳腺体积(dm³)(均数±标准差)。

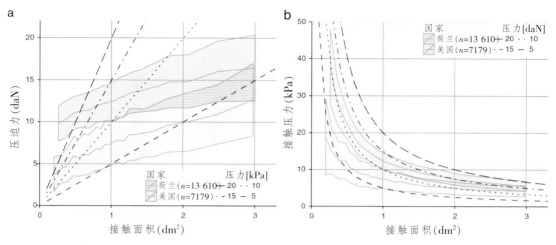

图 22.2　(a)压迫力(daN)与接触面积(dm²)(均数±标准差)。(b)接触压力(kPa)与接触面积(dm²)(均数±标准差)。

面积(dm²)之间的关系。在这个图中,4 个力值(5、10、15、20daN)用双曲线描述:压迫力(kPa)=力(daN)/接触面积(dm²)。

显而易见, 荷兰施加的力和压力非常高,但两个国家中作为接触面积的函数有相同趋势:两个国家中较小的乳腺与较大的乳腺相比获得的力更小,并且与较大的乳腺相比,较小的乳腺压力更高。

比较两个数据库的高压迫力数量,我们可以看出荷兰的数据中 18.6%(n=2528)压迫力高于 15daN(150N),与此相比,美国是 1.9%(n=

139)。就高压力而言,我们发现荷兰 10.7%(n=1458)压迫力高于 20kPa,与此相比,美国是 1.7%(n=119)。另一方面,我们可以比较低数值压迫力的数量。美国的数据卒中 23.5%(n=1688)的压迫力小于 5daN,与此相比,荷兰几乎没有,为 0.04%(n=6)。最后,我们计算出美国 21.7%(n=1555)压迫力低于 5kPa,与此相比,荷兰仅有 0.8%(n=114)。

图 22.3a 显示两个数据库中乳腺厚度(mm)与接触面积(dm²)之间的关系。在两个数据库中平均厚度几乎完全相同,但是美国数据

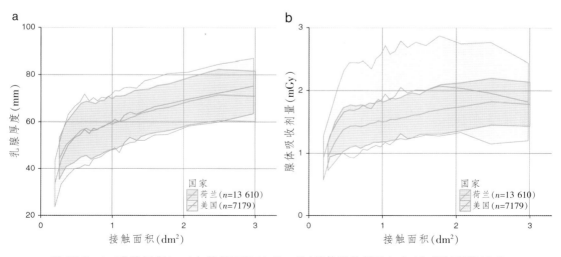

图 22.3　(a)乳腺厚度(mm)与接触面积(dm²)。(b)腺体吸收剂量(mGy)与接触面积(dm²)。

标准差平均大于 16%。图 22.3b 显示腺体吸收剂量(mGy)与接触面积(dm²)之间的关系。所有剂量值用 Volpara 综合剂量模型重新计算,这个软件可以对厂商之间进行比较。与荷兰数据相比,美国数据有更高的平均值和更大的标准差。在美国数据库中,乳腺厚度变化较大也可能有影响。另一个差异来源于美国乳腺 X 线摄影使用各种不同的靶和滤过材料,而荷兰普查仅仅使用具有钨靶、铑或银滤过器的设备。

图 22.4 示出根据精确的力学公式 (F=14daN±5%标准差)和精确的压力公式(P=10kPa±5%标准差)修正的压迫力。图 22.4a 中,对于 10kPa 协定的力值与接触面积成比例,直到指南的上限 20daN。模型 14daN 协定值稳定在 14daN 周围。在图 22.4b 中 10kPa 协定压力值稳定在目标值 10kPa 周围,并且大于 2.0dm² 的接触面积的力限于 20daN。在这些数据库中对于最小乳腺诊断精确的 14daN 协定值扩大,远远超过最大压力 120kPa(900mmHg)。

讨论

这项研究获得的结果显示,当前美国和荷兰的乳腺 X 线摄影压迫标准不仅致使外加力具有更广的范围,还使得压力具有更广的范围。我们发现国家之间的标准不仅具有很大的差异,而且在每个群体中具有相同大小乳腺的女性也存在着很大的标准差。这意味着,基于不同个体女性的立场,操作程序远非可以重复,而且外加力的量是不可预测的。

这是第一次比较不同国家两大数据库之间的压迫力和接触压力的研究。乳腺 X 线摄影外加力的大幅度差异之前已有报道[7,8],而且是当前压迫协议的合理结果。根据该协议,操作者依据经验、观察患者和乳腺组织紧张程度来固定乳腺[1,2]。因此,操作者可根据乳腺大小、组织构成和疼痛在一定程度上主观地调整压迫力。因为这些参数在群体中具有很大差异,可以预测外加力的差异也较大。然而,如果压迫力根据乳腺的大小和组成(弹性)客观地调整,那么会导致所有乳腺的压力相似[10]。在这项研究的结果中,我们观察到平均外加力在当前的乳腺 X 线摄影压迫实践中具有很大的不同。因此,操作者选择的压迫力必须主要依据乳腺大小和弹性等因素来确定。换句话说,至少要基于力学角度,乳腺 X 线摄影压迫不是标准化的。生物力学参数之间的关系似乎非常薄弱。

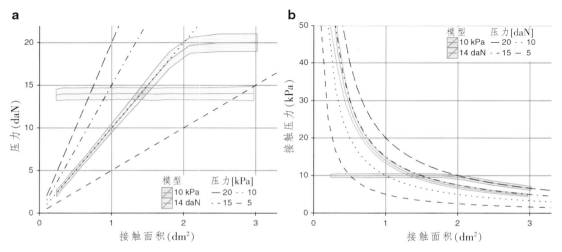

图 22.4　(a)体模压力(daN)与接触面积(dm²),协定的压力为 10kPa,外加力为 14daN。(b)体模压力(kPa)与接触面积,(dm²),协定的压力为 10kPa,外加力为 14daN。

另一个方面，乳腺 X 线摄影已经成功地应用了很多年。尽管压迫方面有很大的差异，它似乎对图像质量没有实质性影响；乳腺 X 线摄影很少因为不充分的压迫而不得不重复摄影。很显然，压力存在一个大范围，不管使用什么压力，都可以产生足够诊断的影像。然而，我们的数据显示，当前临床实践导致对较小乳腺的女性施加过高的压力，尤其在荷兰。最近发表的文章推断较小乳腺女性会经历更多的疼痛[10]。在美国，另一个极端是，大量女性接受令人担忧的低压力，压力低与影像质量问题风险的增加和接受更高的剂量具有相关性。两个国家中，女性可以容忍重复检查过程中压迫方面的较大差异，这取决于机器性能和从业者训练[6]。

压迫指南的缺失，尤其是在美国，可能导致外加力逐渐降低，以避免患者抱怨疼痛。这个所谓的缓慢压迫可能会潜在地影响图像质量和剂量。我们相信，压力标准化压迫协议可能会改善这个谁都不希望出现的情况，尚有待进一步研究。

结论

比较荷兰（最小的力仅仅为 12daN）和美国（没有具体标准）乳腺 X 线摄影压迫，在荷兰压迫力和压力相对更高些。两个国家具有同样乳腺大小（接触面积）的女性之间的压迫力和压力变异都很大。

力的标准化仍然会导致不同乳腺大小的个体之间产生较大的差异，因此不是有效的标准化。压力标准化客观地考虑了乳腺的大小，有效地导致组织压力标准化以及厚度减少上可能更小的差异。这将可能潜在地避免剧烈的

疼痛，且没有影像质量问题和剂量风险。然而，我们仍然需要更多的研究。

（苏婉露　王骏　周桔　陈峰　胡斌　徐树明
崔文静　吴虹桥　李开信　高之振　译）

参考文献

1. Perry N, Broeders M, de Wolf C, Törnberg S, Holland R, Von Karsa L, editors. European guidelines for quality assurance in breast cancer screening and diagnosis. 4th ed. Luxembourg: Office for Official Publications of the European Communities; 2008.
2. Mammography Quality Standards Act of 1992. Mammography facilities requirement for accrediting bodies, and quality standards and certifying requirements. Fed Regist. 1993;58:67565–72.
3. Saunders Jr RS, Samei E. The effect of breast compression on mass conspicuity in digital mammography. Med Phys. 2008;35(10):4464–73.
4. Pisano ED, Yaffe MJ. Digital mammography. Radiology. 2005;234(2):353–62.
5. Heine JJ, Cao K, Thomas JA. Effective radiation attenuation calibration for breast density: compression thickness influences and correction. Biomed Eng Online. 2010;9:73.
6. Mercer CE, Hogg P, Lawson R, Diffey J, Denton ER. Practitioner compression force variability in mammography: a preliminary study. Br J Radiol. 2013;86(1022):20110596.
7. Hendrick RE, Pisano ED, Averbukh A, Moran C, Berns EA, Yaffe MJ, et al. Comparison of acquisition parameters and breast dose in digital mammography and screen-film mammography in the American College of Radiology Imaging Network digital mammographic imaging screening trial. AJR Am J Roentgenol. 2010;194(2):362–9.
8. Sullivan DC, Beam CA, Goodman SM, Watt DL. Measurement of force applied during mammography. Radiology. 1991;181(2):355–7.
9. Gefen A, Dilmoney B. Mechanics of the normal woman's breast. Technol Health Care. 2007;15(4):259–71.
10. de Groot JE, Broeders MJ, Branderhorst W, den Heeten GJ, Grimbergen CA. A novel approach to mammographic breast compression: improved standardization and reduced discomfort by controlling pressure instead of force. Med Phys. 2013;40(8):081901.

第 **23** 章

重复性劳损

Claire D. Borrelli

引言

工作相关的重复性劳损(RSI)和肌肉骨骼疾病(MSKD)可能包含大范围炎症和退行性病变及紊乱,是乳腺 X 线摄影技师的一种主要的职业危害。重复有力的或者不合适的移动可以造成肌肉、神经、肌腱及韧带的损伤,还可包括腕管综合征、肌腱炎、下背疼痛和颈部紧张综合征[1]。乳腺 X 线摄影技师肌肉骨骼疼痛常见的部位包括手、腕、肘、颈、肩和下背部,但是上述部位并未包括所有部位。乳腺 X 线摄影技师的工作重复性,以及工作时所采用的强迫姿势可能导致对身体有显著压力,而且可能造成身体的疲劳,甚至恶化这种情况。

人的运动特性造成肌肉骨骼疼痛不是必然的 (它们通常是普通的运动,比如弯腰、挺直、抓牢、握紧、转动、钩住和伸出)。事实上,一个人重复同样的运动,经常在速度上和使用的力方面,在给人造成伤害的运动之间没有复原的时间。这是在实现扩大乳腺普查年龄范围的一个特别重要的考虑因素,因为会有更多的女性参加此项服务。尽管理想的定位应该是高效且及时以降低损伤的风险[2],但是要维持检查量,以适应增加检查的人数,在时间紧张的情况下乳腺 X 线摄影技师很可能会采用不寻常的体位[2]。在某些情况下,工作环境条件有限,这也可能意味着他们工作体位或姿势别扭。如果

在设计阶段给予考虑,是可以避免这种情况的。

与肌肉骨骼疾病相关的最常见的症状就是疼痛,尽管有些患者反映的是关节僵直、肌肉紧张、四肢麻木和受照射区域红肿。肌肉骨骼疾病可以从轻微到严重不等,而且由于照射剂量会在自然界中积累,所以能依据疼痛的严重程度或者持续时间和疼痛影响一个人工作能力的程度来衡量。

乳腺 X 线摄影技师和肌肉骨骼疾病的风险

1997 年进行的一项研究旨在探讨乳腺普查 X 线摄影技师是否有肌肉骨骼疾病,如果有,不适的性质和程度是怎样的[3]。这项研究进一步调查和探讨了其可能的职业性、偶然性或促成因素;同时建议乳腺 X 线摄影技师采用一种技术来帮助减轻由于他们重复的活动造成的不适。2007 年,英国 NHSBSP 进行了一项不同乳腺 X 线摄影机的人体功率学评价,并指出影响拇指和手腕的重复性劳损仍然是一个突出的问题[4]。

乳腺 X 线摄影技师的重复性劳损近来更多地在放射技师协会(SoR)发表的一份专业性文件中描述[5]。这份文件包括有关放射科技师的一个调查,指出 62% 的技师经常或长期不得不以不合适的姿势操作[6]。再加上该职业不可避免的工作时间限制和不断增长的工作量,导致技师

出现了一系列症状,例如疼痛、压痛、肿胀和肌无力等。这些症状通常导致肩袖综合征、腕管综合征、肌腱炎、弹响指或弹响拇等情况。Ransom[7]指出上述情况是不断发展的,可以分为三类:轻度、中度和重度。在严重期,睡眠被干扰,有时会导致没有能力完成甚至是最平常的工作,甚至可以导致永久性残疾。在 SoR 的文件中,SoR 的总裁 Richard Evans 声称,"对于放射科工作人员来说,工作相关的损害是对他们健康的一个威胁,对他们事业的一个威胁,对他们辛苦工作建立起来的服务的一个威胁"[5]。

设备设计的重要性在于有助于减少放射科技师的重复性劳损,因为不同的功能和工作流程对于降低或限制这些风险有一定作用。虽然 NHSBSP 已经建议设备改进来专门解决这个问题,但至今仍未建立产业标准。

设备因素

圆柱/机架

减少疲劳和压力的第二大因素取决于如何配置旋转装置。调整自动旋转球管角度的特点在于,使球管在斜的位置自动地向预设的角度移动,减少每次检查要求伸展的次数,因此减少上半身的压力。不过即使球管的旋转带有动力装置,传统的系统还是要求放射科技师按动位于球管头的按钮来启动运动,而且在定位时这种上半身的运动是重复的。在更老的成像系统中,要求放射科技师举高他们的手臂到球管的高度,并在球管头旋转的同时保持手指压住按钮。要持续按压按钮,放射科技师不得不把他们的手臂伸过旋转的球管。如果技师们在旋转启动时姿势不当,这会导致不适当的扭曲。制造商的一个重要的人体功率学考虑就是,要在所有的设计中包括自动旋转球管角度,确保活动按钮人性化地沿着圆柱形放置以适应技师的高度,例如球管头、乳腺平台和圆柱底部,定位姿势以确保当机架旋转时人体功率学安全性(图 23.1)。

简单的设备高度调节

仅要求轻轻地触碰就能按下按钮,伸手到达按钮应该几乎不费力。因为按钮放置在球管上端和乳腺平台边缘,所以放射技师使用一套从他们的位置最容易接近的控制按钮,或者交替使用不同的控制按钮来帮助减少重复活动和重复性疲劳的风险。

NHSBSP 指南指出,可以选择如何操作系统是很好的实践,而且符合人体功率学的发展,将有助于改变常规和减少重复性劳损[3,4](图 23.2)。

电动加压

平滑的乳腺压迫技术能用一个脚踏开关实现,使得放射科技师能用手为乳腺定位。可以帮助减少损伤的特点包括:

1. 体型较小和较大的女性摄影时,有的摄影机不需要乳腺 X 线摄影技师移动身体来调整压迫板,从而减少劳损风险;

2. 较小乳腺斜位成像时没必要转换压迫板,对手和手腕的要求降到最低;

3. 用手控压迫旋钮进行微调时,可以免除压迫级别调整,减少了重复扭动手腕的需要;

4. 使用高边压迫板推动乳腺对侧的背部,使其远离照射野。这意味着乳腺 X 线摄影技师不需要让(或帮助)受检者在斜位摄影时这样做,从而减少损伤的风险。

采集工作站

肌肉骨骼损伤与重复使用键盘有关,可以通过乳腺 X 线摄影过程限制使用鼠标和按键步骤的数量,或者采用触屏技术来减少该类损伤。

机房设计

精心设计乳腺 X 线摄影机房也有助于

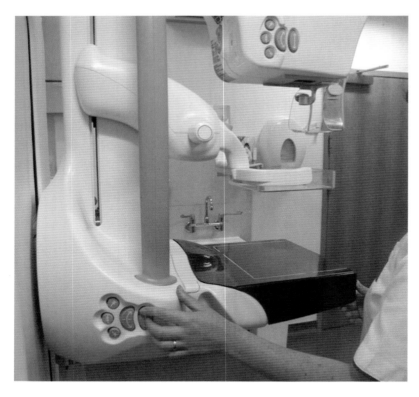

图 23.1   按钮人性化地放置在机架 上 。 (Source: BreastCheck, Ireland)

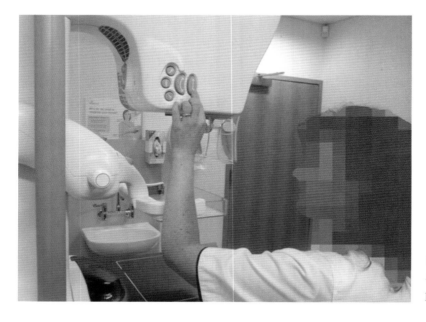

图 23.2   球管头上易于触及的设备 按 钮 。 (Source: BreastCheck, Ireland)

减少肌肉疲劳,并改进工作流程。工作三角应尽可能得小,同时要考虑设备选择。也应考虑到报告室的设计,因为现在很多放射技师不仅参与乳腺 X 线摄影,也参与影像判读。同样的原则也适用于不同的放射技师,例如超声。

定位因素

1. 对受检者采用良好的沟通技巧,让她能够自主活动而不是被移动;

2. 用整只手,或者尽可能多的掌面来定位乳腺,而不是用拇指和食指来支撑整个乳腺(图 23.3);

3. 考虑曝光控制的设计,使放射技师能用不同的手指操作,用不同的动作按下曝光按钮来避免损伤(图 23.4 和图 23.5);

4. 放射技师应该全方位熟悉设备及其定位技术控制。该技术符合人体功率学安全且最方便重复使用。在整个检查过程中,维持一个良好的姿势很重要,能使劳损最小化(图 23.6);

5. 女性定位之前,确保脚踏开关在正确的位置,这样放射技师无须伸展四肢,以减少损伤风险(图 23.7);

6. 无论是受检者还是放射技师都考虑使用一个定位工具。这就要求提供合适的椅子和地板,而且这应该成为每一间乳腺 X 线摄影室设计过程的一部分。每一名乳腺技师应调整他们座椅的高度及与每一位受检者的距离远近,避免她们的肘部和肩膀过度伸展。椅子上的轮子必须选择与地板摩擦力匹配的轮子(图 23.8);

7. 附加设备应放置在腰部高度,以减少身体的弯曲和拉伸;

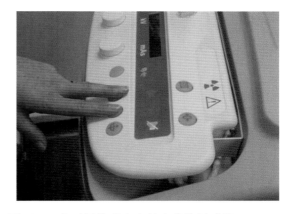

图 23.4　在不同的曝光之间交替使用手指。(Source: BreastCheck, Ireland)

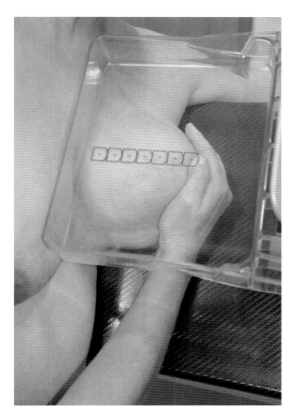

图 23.3　支撑乳腺的良好的手部姿势。(Source: Kings College Hospital, London)

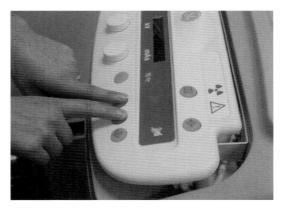

图 23.5　在不同的曝光之间交替使用手指。(Source: BreastCheck, Ireland)

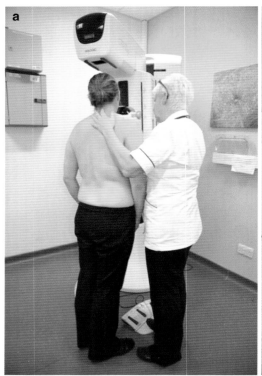
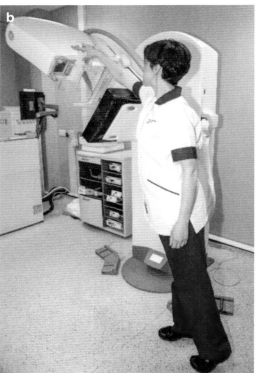
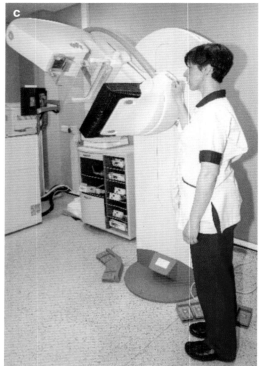

图 23.6 (a)采用良好的姿势——挺直背、不过伸。(Source: King's College Hospital, London)(b)过度伸展。(c)良好的姿势。(Source: Nightingale Centre, Manchester)

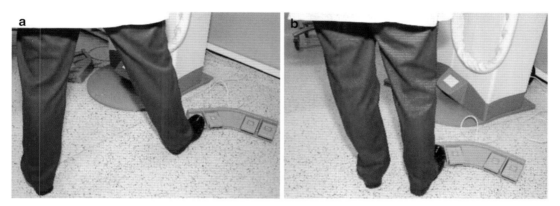

图 23.7　(a)过度伸展(Source: Nightingale Centre, Manchester)。(b)良好的脚踏位置(Source: Nightingale Centre, Manchester)。

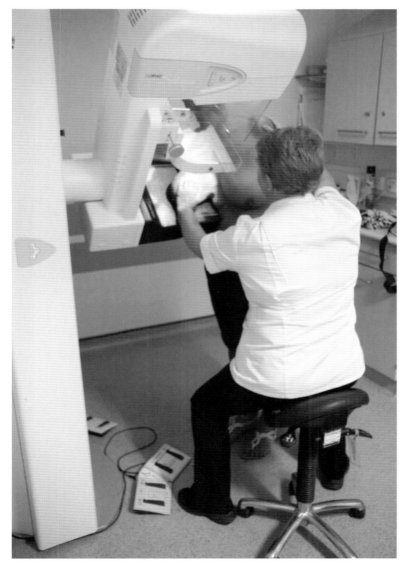

图 23.8　用于定位受检者的鞍形椅子的人体功率学应用。(Source: Rose Centre, St George's Hospital, London)

8. 可能的话，设置模式采集工作站的高度。一些厂商已经引进触屏技术以减少键盘的使用；

9. 当为残疾或坐轮椅的女性进行普查时，需有两名乳腺技师，确保受检者和操作者的健康与安全；

10. 乳腺 X 线摄影技师的定位实践应该由一位经验丰富的同事定期观察。那位同事应该能够识别导致人体功率学损伤的行为和动作，并建议变换方法。这是最佳实践的一个测量手段，可以作为 CPD 活动；

11. 乳腺技师交替进行乳腺 X 线摄影普查和其他工作，确保技师能在重复的工作中稍微休息片刻[8]。

结论

乳腺成像具有重复性，并且从事乳腺 X 线摄影是一项体力活动，对于乳腺 X 线摄影人员的身体健康应给予更多的关心。在决定使用哪一种设备时，应该考虑系统的人体功率学适用性。乳腺 X 线摄影人员应熟练高效地使用设备，并确保在获得高成像质量的同时不能牺牲他们自己的健康。

每一个人都应该为自己的健康安全负责，每一名医务工作者在进行乳腺 X 线摄影和其他成像相关的工作时也应该确保安全作业。在进行乳腺 X 线摄影时，所有操作者的健康和安全是极为重要的，同时《雇主责任法》也规定了雇主承担保证他们的员工在工作时的健康和安全的责任[9]。

（杨晓君　王骏　周桔　胡斌　刘小艳　崔文静
吴虹桥　李开信　高之振　陈峰　译）

参考文献

1. Ransom E. The causes of musculoskeletal injury amongst sonographers in the UK. London: Society of Radiographers; 2002. Accessed 5 May 2014.
2. The Cancer Reform Strategy. Policy document. London: Department of Health; 2007.
3. Gale A, May JG. An evaluation of musculoskeletal discomfort experienced by radiographers performing mammography. NHSBSP Publication, 36. 1997.
4. Gale A, Hunter N, Lawton C, Purdy K. Ergonomic assessment of radiographer units. NHSBSP equipment report, 0708. 2007.
5. Wigley L, Dixon A. Musculoskeletal disorders in mammography: a guide to tackling the issues in the workplace. Society of Radiographers Journal: Synergy News. 2009.
6. Interviews with radiographers at Breast Check Ireland and Musgove Park Taunton Breast Screening, 2011, by Miles, J. Breast Check Ireland (BCI): Joanne Hammond, National Radiography Manager, Breast Check Ireland; Catherine Vaughan, Radiographer, Coventry and Warwickshire Breast Screening Centre; Sharon Hoffmeister, Deputy Superintendent Radiographer Musgove Park Taunton Breast Screening: Pat Middleton and her staff. Annemarie Dixon, Senior Lecturer, Leeds University.
7. Ransom E. The causes of musculoskeletal injury amongst sonographers in the UK. London: Society of Radiographers; 2002.
8. Borrelli C, Button M, Dixon AM, Eckersley B, Fretwell AM, Griggs J, Hoffmeiste S, Milnes V, Mumby A, Phillips V, Sellars S, Shaw A, Stanton A, Teape A, Vegnut Z. Reducing the risk of musculoskeletal discomfort in mammography. NHSBSP good practice guide no 138. 2012.
9. HM Government. The Employers Liability Act. 1969.

第 **24** 章

辅助摄影

引言

一些乳腺异常位于乳腺的极内侧或外侧方。在"乳腺 X 线摄影实践"章节描述的标准的头尾位(CC)和侧斜位(MLO)摄影技术不能使全部的乳腺组织完全显像，因为这些极端的部位通常不能被常规显影。在这种情况下，为了确保在任何评估过程中明显异常不被忽视和误判，使用辅助摄影很有必要。这样的例子包括在标准摄影中未见临床显示的肿块，或者在标准摄影中可见无症状女性部分显示潜在异常，但在相应投影中未见[1]。此外，假象可能是由于重叠的乳腺组织、假性肿块或构图失真产生[2]。偶尔一个可见的乳腺 X 线摄影异常位于皮肤表层或皮肤表面上，此时摄影需要利用相关的不透射线的皮肤标记物，以确定该异常的位置。

乳腺 X 线摄影中应用各种各样额外的辅助摄影对于帮助解决一些诊断难题非常有价值。

本章介绍了最常用的辅助摄影技术。受检者的位置很可能很难维持，因此精准与高效是非常重要的操作技巧。

确定哪个辅助摄影是合适的且何时使用是所有的操作者都应具备的重要能力，应在乳腺 X 线摄影图像判读的健康保健专业培训中培养该能力[3]。

请注意，在进行辅助摄影时建议技师参考综合性指南中有关定位、自动曝光控制、压力的应用和减少重复性劳损等技术，这些都在本书前面有所介绍。

横向延伸的头尾位摄影

显示区域

这将使外侧和腋尾乳腺组织最大可视化，且不显示内侧乳腺。胸部肌肉应在图像的侧面显示，同时乳头将朝向内侧。

定位技术

机器的角度应该从水平位横向提高 5°~10°。定位开始做一个标准 CC 位投影(见第 21 章)，将乳腺抬高到影像接收器水平，乳头呈侧位像。然后受检者从右侧或左侧旋转约 60°(取决于哪一侧乳腺成像)。让受检者的手臂和肩部尽可能保持放松，侧面乳腺和腋窝区尽可能进入摄影区域并施加压力，同时确保成像的皮肤无皱褶。在曝光前应注意曝光范围不要包括肩膀的任何部分，或者兴趣区内其他身体部位。

内侧延伸的头尾位摄影

显示区域

这使得内侧乳腺组织最大可视化，且不显

示外侧乳腺。

定位技术

定位开始做一个标准 CC 位投影(见第 21 章),将乳腺提到影像接收器水平,乳头呈侧位像。如果左侧乳腺成像,那么该乳腺应该最低限度地在影像接收器中心的右侧(相反的,右侧乳腺成像也适用)。右侧乳腺的内侧应被抬高到影像接收器水平,以免牵拉左侧乳腺,并帮助显示乳沟。确保最多的内侧乳腺组织包括在成像区域内,在进行压迫和曝光之前消除所有皮肤皱褶。对于对侧乳腺需采用镜像技术。

对于这种摄影,围绕 X 线球管防护罩调节受检者的头部可能会遇到困难,因此需要小心操作。

延伸的头尾(Cleopatra)位摄影

显示区域

极外象限乳腺和腋尾。

定位技术

开始做一个标准 CC 位投影,然后受检者向内侧旋转,显示其外侧象限乳腺(接受检查的那侧乳腺)。影像接收器应向外侧成 5°~10° 角,以帮助定位避免照射肱骨头。乳头应该置于影像接收器的内侧面,这能确保受检者向后靠到外侧面,最大限度地显示外侧乳腺组织。将乳腺抬高到影像接收器水平并定位,消除皮肤皱褶并常规压迫乳腺组织。

侧位片:侧位摄影

显示区域

这也有助于:给病变的实际深度提供精确的指示;证实在标准的 CC 位和(或)MLO 位显示的可能存在或不存在的异常;更清楚地显示乳腺下角;进行图像引导下的不透射线的标志物或导丝的定位。

定位技术

机器应该垂直,以便乳腺能在真正的 90° 水平成像。定位开始应让受检者面对机器站立(或坐着),并让胸部的外侧缘(左侧缘或右侧缘,取决于哪一侧乳腺成像)与影像接收器平行。同侧手臂应上举并置于机器上(图 24.1)。

然后乳腺向上、向前抬高,直到整个侧面充分接触影像接收器,并在腋窝成角。应用压迫并曝光,确保乳腺下角很好地显示,且乳头呈侧位像。

图 24.2 显示了侧位摄影的定位技术。

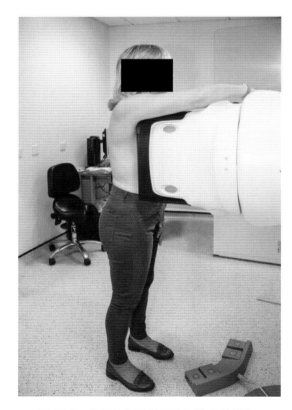

图 24.1 内侧位摄影时正确的受检者体位。

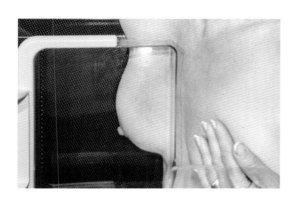

图 24.2　正确的内侧位定位。

侧位片：外内侧摄影

显示区域

内侧乳腺组织和乳腺下角。

定位技术

机器定位用于内侧位摄影。受检者面向机器，同时胸骨与影像接收器外缘一致。同侧的手臂上举并置于机器上，肘部稍弯曲。乳腺从胸壁被向上、向前提起，直到胸骨靠在机器上，同时内侧乳腺贴着影像接收器。定位乳头呈侧位，记住这在外内侧位摄影时更难实现。

图 24.3 显示了外内侧位的定位技术。

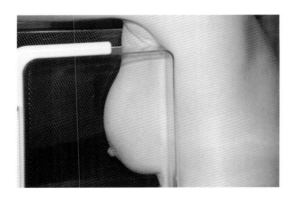

图 24.3　正确的外内侧位定位。

乳沟位摄影

显示区域

两侧内后乳腺组织最大化显示，并清楚地显示乳沟。

定位技术

开始做一个 CC 位定位，但让受检者的两侧乳腺集中在一起摄影，而不是像进行右侧或左侧乳腺成像时分开成像。分别向上托起两侧乳腺置于影像接收器上。让受检者向内倾斜以最大化显示内侧乳腺。在压迫乳腺时，大拇指置于两侧乳腺的内侧面，并向外侧转动乳腺，以便显示整个内侧区域。

图 24.4 和图 24.5 显示了理想的乳沟位定位技术。

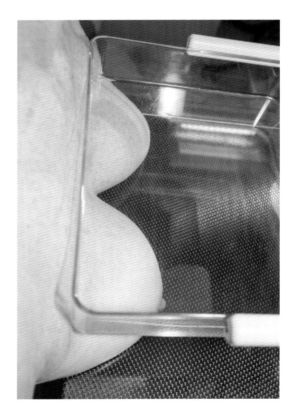

图 24.4　正确的乳沟位定位。

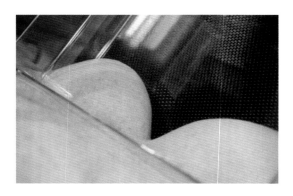

图 24.5 正确的乳沟位定位。

注意:选择手动曝光(可以在预先记录的 CC 位指导下进行)很重要,可以避免 AEC 所致次优的曝光。

内外侧腋尾位

显示区域

腋尾、胸肌和腋窝下部。

定位技术

设置机器,并像之前第 21 章中所述,最初开始定位一个标准内侧斜位。然后提高机器的高度,以包括更多的乳腺腋尾和腋窝下区。受到影响的肩膀应尽可能放松,然后进行压迫,确保肱骨头和锁骨不被压迫板压到。

乳头侧位

显示区域

乳头应该能从侧面完美地显示分区结构。此摄影可以明确在标准的 CC 位中(乳头并没有侧位成像)所见的块状阴影事实上是乳头重叠在乳腺组织内造成的。此摄影也有利于精确的定位,能够测量靠近乳头的可见异常的位置。

定位技术

技术应该反映最初进行标准的 CC (或 MLO/ML)定位,不过注意力还是应该放在确保乳头呈侧面投影。相比之下乳腺后部组织的显示没那么重要。接着就像本章前面介绍的标准摄影技术一样进行压迫。

图 24.6 和图 24.7 显示了在 CC 位理想的乳头定位摄影技术。

头尾反向位摄影

显示区域

此摄影将质量低劣的 CC 位图像反转显示成标准 CC 位图像,是因为这个摄影身体操作上的一定难度。乳腺后部组织和胸部肌肉不太

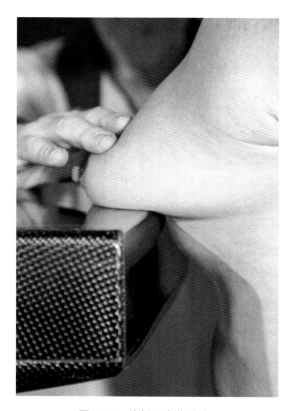

图 24.6 从侧面定位乳头。

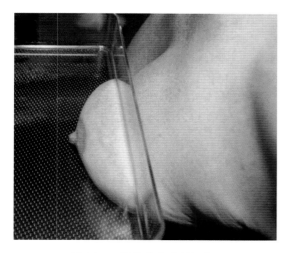

图 24.7　最终的乳头呈侧位。

可能成像。

　　注意:方位精准的图像对于阅片者来说是很有必要,可以确保所视异常的定位与其他摄影(如 MLO 位)图像准确地相关联。

定位技术

　　这个技术实际上很少使用,但操作该技术是为了驼背严重的受检者,她们的头和肩在标准的 CC 位会与乳腺重叠 (机器调节这种位置的能力应该在受检者定位时进行尝试,事先确定)。开始定位一个标准 CC 位,但乳腺的重量由压迫板承受,因此必须小心操作。这个投影要求有 2 名操作员参与,因为这个技术具有挑战性,且受检者的机动性可能受限制。目的是在成像区域内最大化乳腺组织体积,支撑乳腺的同时适当地应用压力。应该小心不要使操作者的手位于设备中。

　　图 24.8 和图 24.9 显示了理想的头尾反向投影的定位技术。

　　注意:对于巨大乳腺的受检者此技术不大可行。

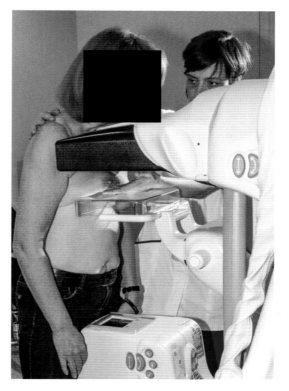

图 24.8　头尾反向投影的定位。

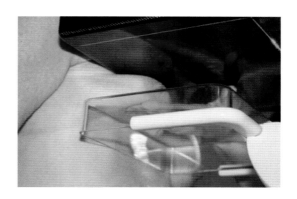

图 24.9　最终的头尾反向定位。

利用皮肤标志物定位皮肤病变摄影

显示区域

　　可以在图像上显示的乳腺任何区域的表

面皮肤病变。

定位技术

一个合适的不透射线的标志物（有多种商用产品）应该置于皮肤上考虑有病变的部位，同时选择合适的投影以最佳显示与原始乳腺 X 线摄影相关的病变。

定位和压力的使用与标准摄影一样。

滚动位

显示区域

这些投影根据标准 CC 位和 MLO 位改编，通过分开互相重叠的结构，并从真实的病变中区分虚假伪影，以解决乳腺 X 线摄影中发现的可疑病变的一种可供选择的有效方法[4]。此摄影应该在有能力解释乳腺 X 线摄影医师的指导下进行，并结合其他的投影技术，如锥形压迫成像等。

定位技术

滚动视图改变了乳腺的定位而不是 X 线束的倾斜方向。从 CC 位看，乳腺是在内侧或外侧方向上滚动。比如，当乳腺的上部向内侧滚动（从外侧到内侧），内部乳腺会沿着乳腺的 x 轴横向地改变外侧位置。在 MLO 位中，乳腺是在向下或向上的方向上滚动。乳腺的横向面向下滚动（从上到下），同时内侧面在相反的方向上改变位置。

然后如标准投影所述的一样进行压迫。

致谢　非常感谢专业摄影师 Gill Brett 提供的图片，感谢南曼彻斯特大学医院南丁格尔中心 Claire Mercer 及其团队成员对本章图片的指导和安排。

（杨晓君　王骏　周桔　徐树明　崔文静　吴虹桥　李开信　高之振　陈峰　胡斌　译）

参考文献

1. Feig S. The importance of supplementary mammographic views to diagnostic accuracy. Am J Roentgenol. 1988;151(1):40–1. doi:10.2214/ajr.151.1.31.
2. Barbarkoff D, Gatewood MD, Brem RF. Supplemental views for equivocal mammographic findings: a pictorial essay. Breast J. 2000;6(1):34–43.
3. Sickles EA. Practical solutions to common mammographic problems: tailoring the examination. Am J Roentgenol. 1988;151(1):31–9. doi:10.2214/ajr.151.1.31.
4. Alimoglu E, Ceken K, Kabaalioglu A, Cassano E, Sindel T. An effective way to solve equivocal mammography findings: the rolled views. Breast Care (Basel). 2010;5(4):241–5. doi:10.1159/000313904.

参考书目和推荐阅读

Caseldine J, Blamey R, Roebuck E, Elston C. Breast disease for radiographers. London: Wright; 1988.

Hashimoto B. Practical digital mammography. New York: Thieme; 2008.

Lee L, Strickland V, Wilson R, Evans A. Fundamentals of mammography. 2nd ed. London: Churchill Livingstone; 2003.

Pisano ED, Yaffe MJ, Kuzmiak CM. Digital mammography. Philadelphia: Lippincott Williams & Wilkins; 2004.

Shaw De Paredes E. Atlas of mammography. Philadelphia: Lippincott Williams & Wilkins; 2007. ISBN 0781741424, 9780781741422.

Tucker A, Ng YY. Textbook of mammography. 2nd ed. London: Churchill Livingstone; 2001.

Whitman GJ, Haygood TM, editors. Digital mammography. A practical approach. Cambridge: Cambridge University Press; 2012.

第 **25** 章

放大位和压迫位摄影

Victoria L. Hipperson

引言

最初的乳腺 X 线摄影成像(头尾位和内外侧斜位)之后可以识别异常,但需要进一步的分析。清晰的乳腺 X 线摄影的病变区或微小钙化对精准评估至关重要。识别肿块如囊肿、纤维腺瘤以及较大的肿瘤通常需要超声检查,而不是进一步的乳腺 X 线摄影[1]。许多肿块表现为微钙化或不对称的密度,可能无法立即在最初的乳腺 X 线摄影图像中识别出来,因此需要专门的乳腺 X 线摄影进一步评估[2]。乳腺病变的位置可以通过侧位片来确认,特别是在有微小钙化的情况下。这使得微小钙化成为特征[3]。

放大位

放大图像主要用于由分泌性疾病或者恶性肿瘤的细小磷酸钙或草酸钙沉淀所造成的微小钙化灶的分析[4]。微小钙化灶极小(50~300μm),为了准确的放射检查,图像必须尽可能锐利[2,4]。

放大图像允许阅片医师评估微小钙化的大小、形状和颗粒的分布。这预示着诊断检查中的下一步处理。

数字化乳腺 X 线摄影允许采集后处理图像。获取几何放大的图像优于使用电子变焦功能,因为原始的乳腺 X 线摄影图像(相关体位)并不是总能显示所有的微小钙化[5,6];原始的乳腺 X 线摄影图像只是尺寸的增加(放大),且不能显示细微钙化,其用几何放大图像也许可以更好地检测出来。

使用的设备

放大摄影台使乳腺与探测器之间间隔一定的距离,以此产生几何放大图像。其连接在乳腺 X 线摄影设备上,代替常规的平台。放大板可由碳纤维或聚碳酸酯制成,因此重量轻;该设备不用防散射滤线栅。

放大图像也存在一些复杂的问题。乳腺与探测器之间的距离,导致几何学模糊的增加,可能会影响最终的图像。在常规 X 线摄影中,让 X 线球管焦点远离被摄物体可以减少几何模糊的影响;但在乳腺 X 线摄影中不可能,因为球管的高度已被固定。这导致了乳腺的剂量增加,因为不采用滤线栅。尽管乳腺与探测器之间空气间隙致使在放大摄影台上无须散射滤线栅,但也能保持图像高分辨率[7]。在有限范围的放大因素中,微焦点尺寸和高分辨率探测器的使用也可最大限度地提高图像分辨率[6]。这些因厂商不同而异,但通常为 1.5(图 25.1)~2.0 倍(图 25.2)[8];两幅图清楚地表明不同被检物与探测器之间的差距。

当选择放大摄影压迫板时,操作者应意识到,有时它们与那些用于锥形压迫成像的压迫板是有区别的,因为一些产商用于放大成像的

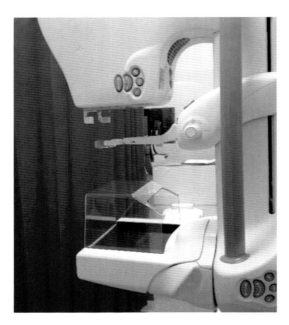

图 25.1　放大 1.5 倍的乳腺 X 线摄影设备。

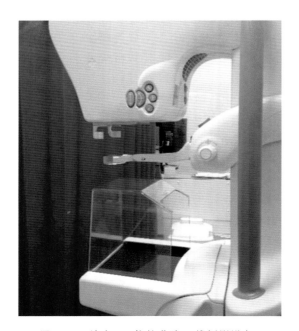

图 25.2　放大 1.8 倍的乳腺 X 线摄影设备。

压迫板有一个直臂。

压迫板有不同的尺寸可供选择，这使得可以对小面积或大面积区域进行适当的聚焦。对于较小的异常部位选择一个较小的压迫板，而

对于较大的病变则对应较大的压迫板。较大的压迫板用于较低的放大摄影台能够利用更大的照射野(FOV)。关于放大摄影选择压迫板的例子详见图 25.3。

锥形压迫成像

锥形压迫成像，或压迫板成像，是最初乳腺 X 线摄影后评估乳腺异常的另一个工具。这种技术通常用于提高在初始成像中可见的肿块、密度不均或实质变形等特性。

使用的设备

压迫成像的主要工具是焦点压迫板。这不同于放大摄影的压迫板，其压迫板的臂是弯曲的(图 25.4)，意识到这点至关重要。

这使得压迫板施加的焦点压力集中在异

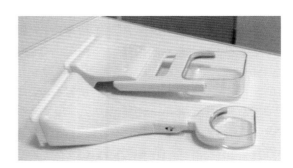

图 25.3　放大摄影压迫板的选择。(General Electric)

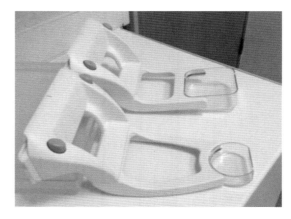

图 25.4　锥形压迫板的选择。(General Electric)

常区。与放大摄影的压迫板一样,锥形压迫摄影有不同尺寸的压迫板可供选择,可以对一个较小或较大的区域重点聚集。直接在平时的接触表面上定位,即可获取乳腺的摄影图像(图25.5)。

乳腺 X 线摄影技术

两种技术运用同样的乳腺 X 线摄影检查程序;只有设备的使用是不同的。

在原始乳腺 X 线图像上,利用集成数字卡尺测量从乳头到病变的距离,每个方向都需要测量,记录这些细节非常有用。测量得到的实际病例的数据,可以如下记录:距离乳头 4cm深,横向 2cm。这些数据随后被传送回客户端,以获得在乳腺 X 线图像上可见的相同位置。如果可能,在成像室内显示图像以供参考。

定位病变区(图 25.6 和图 25.7)

- 每个相关图片都依次上传到乳腺 X 线摄影工作站;
- 病变区由报告医师诊断确认;
- 选择线性测量工具;

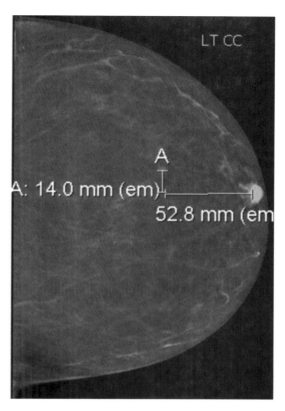

图 25.6　在 CC 位中病变位置测量示图。

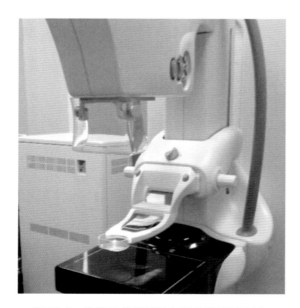

图 25.5　乳腺 X 线摄影设备配置锥形压迫板。

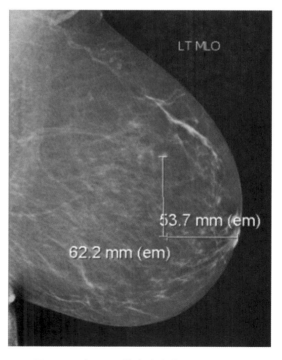

图 25.7　在 MLO 位中病变位置测量示图。

● 从乳头向后画一条水平线到病变区水平位。再画一条垂直线(在图像上)到病变区;

● 记录屏幕上显示的 2 个测量数据作为参考(图 25.6 和图 25.7);

● 如果需要进一步区分 2 幅图像,则应重复此过程再次摄影。

乳腺 X 线摄影技术

锥形压迫摄影和放大摄影的定位与常规乳腺 X 线摄影相似。放大摄影所采用的技术需要根据放大摄影台与 X 线球管头的高度进行调整。

医师应准备好成像室。从采集工作站的工作列表中选择正确的识别信息。数字乳腺 X 线摄影设备通常使用放大摄影台和特定的压迫板,因此可以预先选择自动曝光,但这些必须核对清楚。

绝大多数的患者自感不适前来就诊会焦虑,所以与她们的谈话需要谨慎对待。乳腺成像团队的成员需要向患者解释为什么需要进一步成像;这个谈话不能使患者感到焦虑,或者被过度关心,因为这不是患者最想了解的[9]。

要求患者将衣服脱至腰部,并按以下指示定位:

● 与常规乳腺 X 线摄影(见第 21 章)一样,让患者在乳腺 X 线摄影机前定位,双腿与臀同宽;

● 患者的头部应该离开患侧,确保其耳部和头发不重叠在照射范围内;

● 打开指示灯;

● 医师可以通过对侧的手提拉被检乳腺至接触面或者放大摄影台(适用于放大图像);

● 用先前获得的测量在被检乳腺的皮肤表面定位病变区域。在皮肤上做标记对鉴定很有帮助,但这需要得到患者同意。医师调整好乳腺的位置,使其在照射野中对应兴趣区;

● 轻压乳腺,将其定位;

● 用原先测量的数据重新核对位置;

● 一旦达到准确位置,即可压迫乳腺成像。

当压迫板压迫乳腺时,乳腺会拉紧,由于病灶上施加的压力,患者可能会感到不适,这一点需要向患者解释清楚;

● 选择自动曝光而不是手动曝光。这样可确保更精确的曝光,便于影像判读,避免重复的 X 线曝光。

案例分析

下面的案例分析展示了乳腺 X 线摄影定位。这些案例展示了医师是如何在乳腺 X 线图像中识别病变区域,如何在患者身上定位每幅图像。

案例 A:使用压迫板成像

如上所示,在左侧乳腺的外上象限内可见一不均匀密度区。使用集成数字卡尺测量其到乳头的距离。这使得医师能够在患者身上准确定位成像。每幅所需图像使用相同的步骤;但通常只需要对一个图像上的不均匀密度区进行投影。

移动乳腺,将需要观察的部位(如皮肤上的标记)准确地移动到照射野中心(图 25.8 和

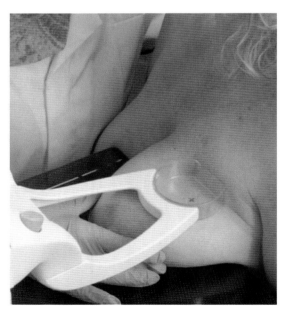

图 25.8　锥形压迫 CC 位的正确定位。

图 25.9）。首次应用压迫板，手法要轻柔。若定位准确则可以施加额外压力。

最终的图像（图 25.10 和图 25.11）必须将兴趣区置于图像中心。在这个案例中我们可以看到，该密度区是一个毛刺样的团块（图 25.10 和图 25.11）；在压迫过程中显示没有光滑的边缘。

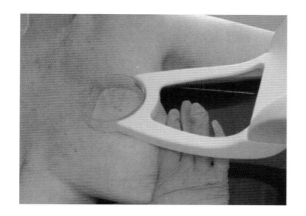

图 25.9　MLO 位的定位。

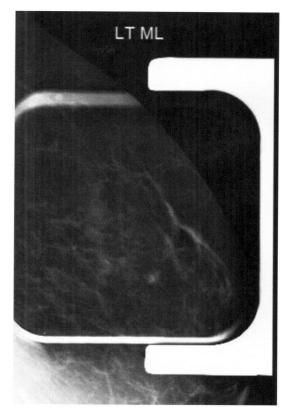

图 25.11　锥形压迫侧斜位片中央显示毛刺样肿块。

案例 B：放大位摄影

多形性微小钙化灶的中心位于右侧乳腺的内下象限，再拍摄一个侧位像作为辅助图像。通过头尾位和侧位图像（图 25.12 和图 25.13）测量乳头到微小钙化灶中心的距离。

利用测量的数据在患者的每个拍摄体位上准确定位。注意：不宜用侧斜位片获得的数据定位患者的侧位片。

需要根据放大摄影台的高度调节乳腺 X 线摄影机的高度。移动乳腺，以便兴趣区（皮肤上已标好）定位于照射野中心（图 25.14 和图 25.15）。首次使用压迫板，手法要轻柔。若定位准确则可以施加额外压力。

在获得的图像上（图 25.16 和图 25.17），可以更清晰地看到微小钙化灶中心的形状和分布。因为区域放大及图像的高分辨率，可以在

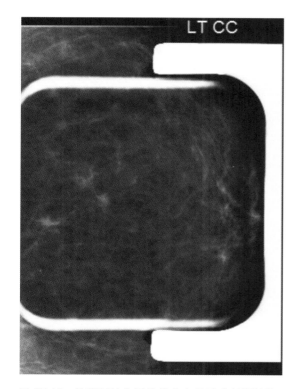

图 25.10　锥形压迫头尾位片中央显示毛刺样肿块。

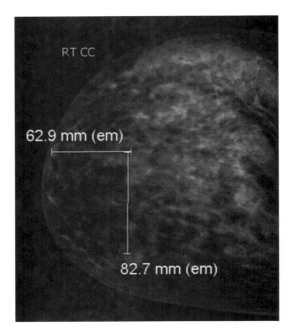

图 25.12　使用数字集成卡尺在头尾位片上测量异常微小钙化灶的位置。

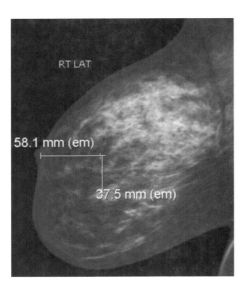

图 25.13　再次使用数字集成卡尺在侧位片上定位微小钙化灶。

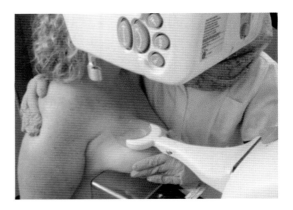

图 25.14　头尾位放大像定位。

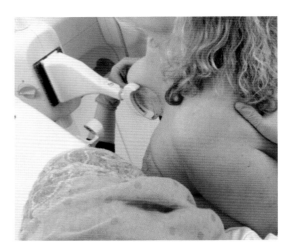

图 25.15　侧位放大像定位。

这两幅图像中显示更大范围的钙化。通常为了辅助看片会再拍摄一幅图像。

有时病变位于乳腺深处,也许很难用典型的定位将病变置于照射野内。在这种情况下,调整乳腺 X 线摄影机的角度(如果对另一侧乳腺定位),然后定位患者,以便乳腺内侧最大程度地接近探测器,这也许有所帮助。

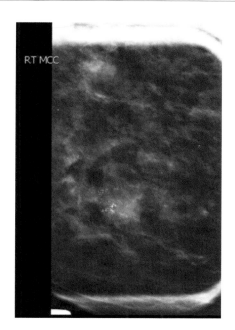

图 25.16　最终头尾位放大像显示异常微小钙化灶位于照射野中央。

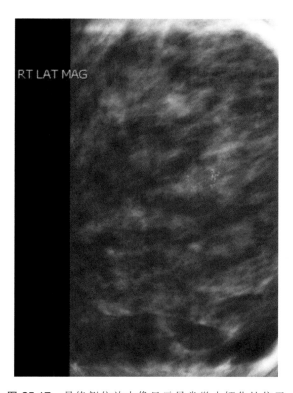

图 25.17　最终侧位放大像显示异常微小钙化灶位于照射野中央。

（陈柳丹　王骏　周桔　崔文静　徐树明　李开信　高之振　陈峰　胡斌　刘小艳　译）

参考文献

1. Harris JR, Lippman ME, Morrow M, Osborne CK, editors. Diseases of the breast. 4th ed. Philadelphia: Lippincott Williams and Wilkins; 2010.
2. Michell MJ, editor. Breast cancer. 1st ed. Cambridge: Cambridge University Press; 2010.
3. NHSBSP. Clinical guidelines for breast cancer screening assessment. Publication No. 49 June 2010. 3rd ed. UK: NHS Cancer Screening Programmes; 2010.
4. Tse GM, Tan P, Cheung HS, Chu WC, Lam WM. Intermediate to highly suspicious calcification in breast lesions: a radio-pathologic correlation. Breast Cancer Res Treat. 2008;110(1):1–7.
5. Kim MJ, Youk JH, Kang DR, Choi SH, Kwak JY, Son EJ, Kim E-K. Zooming method (*x*2.0) of digital mammography vs digital magnification view (x1.8) in full-field digital mammography for the diagnosis of microcalcifications. Br J Radiol. 2010;83(990):486–92.
6. Koutalonis M, Delis H, Pascoal A, Spyrou G, Costaridou L, Panayiotakis G. Can electronic zooming replace magnification in mammography? A comparative Monte Carlo study. Br J Radiol. 2010;83(991):569–77.
7. McParland BJ. Image quality and dose in film-screen magnification mammography. Br J Radiol. 2000; 73(874):1068–77.
8. Park H-S, Oh Y, Kim S-T, Kim H-J. Effects of breast thickness and lesion location on resolution in digital magnification mammography. Clin Imaging. 2012; 36(4):255–62.
9. Harvey JA, Cohen MA, Brenin DR, Nicholson BT, Adams RB. Breaking bad news: a primer for radiologists in breast imaging. J Am Coll Radiol. 2007;4(11):800–8.

第 26 章

样本成像

Amanda Coates

引言

X 线样本成像在乳腺癌的诊断过程中起重要作用。其为精准病变取样、放射学与病理学相关性提供了重要的信息[1]。此类成像采用乳腺 X 线摄影设备,或专用样本柜进行。在乳腺 X 线摄影机上通过采用放大摄影台或是压迫板,小病灶的显示更加清晰[2]。一个专用的样本柜有 X 线管, 有一个可调节的透明架放置样本,或是一个样本盒来放置样本(图 26.1),另有一个影像探测器。标本柜必须由医学物理师进行常规测试(6 个月)。图像质量是至关重要的。所有的样本图像都应该包含患侧乳腺的准确信息。

样本成像的类型和报告

在乳腺成像中,样本乳腺 X 线摄影有三种主要类型:
1. 核心活检样本;
2. 外科手术样本;
3. 固定病理样本。

核心活检样本成像

核心活检样本成像, 无论是标准的 14 号或更大的真空辅助活检,通常在立体定向引导活检后确定微小钙化的存在。这通常在患者离

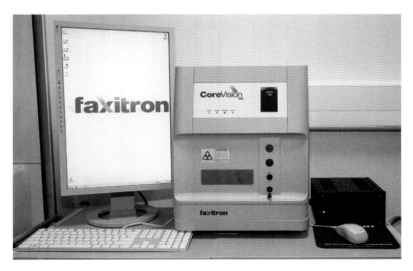

图 26.1 一个专用的标本柜示例。(photo supplied by Claire Mercer, Lead Radiographer, Nightingale Center, UHSM)

开乳腺 X 线摄影活检机器前进行,如果所取的钙化不足,可以进一步取样(图 26.2)。准确率取决于在活检和定位前存在的钙化数量。有证据显示[3],有 3 个或 3 个以上钙化点,或总计有 5 个微钙化点或是更多的钙化,增加了成功活检以及明确病理诊断的可能性。一些病理学家倾向于将含有钙化的核心活检样本从没有钙化的样本中分离出来。这样,病理学家可以更加集中地全面分析含有钙化的核心点[4]。

在核心活检样本报告中,规范操作包括以下几点:

- 所含核心样本数量;
- 含有钙化的核心样本数量;
- 是否使用一个标记片段;
- 被标记片段与钙化区域之间的联系。

在对未来患者管理进行多学科团队会诊(MDT)讨论前,病理学家应该获得报告,以便将放射学表现与病理表现相关联。

外科手术样本成像

在保乳手术中,在皮肤缝合前进行隐匿性病灶的样本 X 线摄影,且让外科医师获得结果,才能确定是否切除整个病灶。手术银夹、缝合或按颜色编码的墨迹常用于定向标本[5]。如

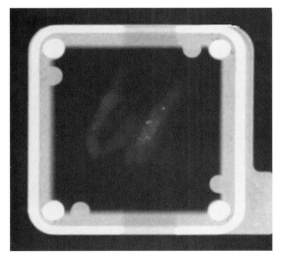

图 26.2　核心活检标本中的确认钙化。

果病变显示边缘扩散,外科医师可以适当地做进一步切除[6,7]。使用样本柜定位可以立即出结果,可减少麻醉的时间。

样本 X 线摄影是三维物体的二维成像,由于样本的形状原因,多个平面比 1 个平面成像可能更有用,但不是很容易操作。如果采用乳腺 X 线摄影机,小心并缓慢使用压迫板,常可以实现(图 26.3)。

切除标本的报告,描述所观察的放射边界是否合适。如果不合适,哪些范围被认为包含在内。在标本中是否有导丝和活检标记,以及它们与切除病灶的关系,在报告中描述这些是有用的。如果比最初术前图像上显示的更小或更大,那么增加病灶/异常大小。这个信息将有助于病理学家进一步切除相关的病变。小于 5mm 的放射范围被 Mazouni 等报道作为涉及边界的一个危险因素[8]。然而,其他的一些实验已经显示[9],小于 11mm 的放射学范围有 58% 的可能含有组织学有关的范围。

通常有必要打电话与手术室的外科医师交谈来描述检查结果。如果这样,放射科的报告中就会出现"手术室报告"或"与……讨论",这对后来病例中存在任何不确定的表达可能有用。

固定病理样本成像

固定的病理标本通常是乳腺癌切除术中的切片,可能是病理学家观察不到、不能定位的多灶性病变或钙化中的一个小病灶[1]。每一个切片都会被病理学家标记,通常用数字标记。这可能出现在容器的切片到达或替代包装老化时。为了匹配图像的切片,这个标识必须在图像上,例如数字识别,即切片 1、切片 2 是最容易的,在 X 线曝光前将铅字号码或小的铅条捆绑粘贴于影像接收器上。或者可以在图像存储之前或之后,根据设备对图像进行注释。

固定标本的报告通常需要描述每个切片所见信息。这需根据信息来定,例如,"切片 5 和切片 6 中可见钙化"或者"切片 3 中可见 5mm 的肿块"(图 26.4)。

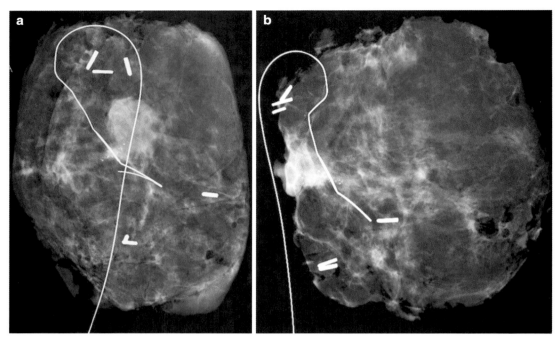

图 26.3 (a)在切除组织的中央显示病变。(b)但在正交图像上病灶位于边缘。

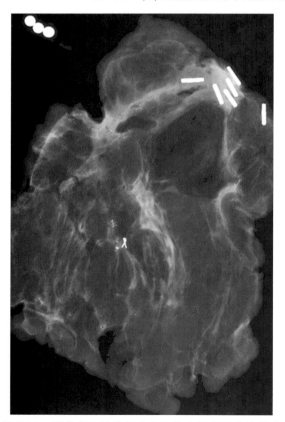

图 26.4 固定病理切片标本中的微小钙化和活检标志物。铅条用于标明切片编号。

（李斯琦 王骏 周桔 吴虹桥 李开信 高之振 陈峰 胡斌 徐树明 崔文静 译）

参考文献

1. NHS Cancer Screening Programmes. Quality assurance guidelines for breast pathology services, vol. 2. Sheffield: NHS Cancer Screening Programmes; 2011.
2. Morrow M, Strom EA, Bassett LW, Dershaw DD, Fowble B, Harris JR, O'Malley F, Schnitt SJ, Singletary SE, Winchester DP. Standard for the management of ductal carcinoma in situ of the breast (DCIS). CA Cancer J Clin. 2002;52(5):256–75.
3. Bagnall M, Evans A, Wilson A, Burrell H, Pinder S, Ellis I. When have mammographic calcifications been adequately sampled at needle core biopsy? Clin Radiol. 2000;55(7):548–53.
4. Margolin FR, Kaufman L, Jacobs RP, Denny SR, Schrumpf JD. Stereotactic core breast biopsy of malignant calcifications: diagnostic yield of cores with and cores without calcifications on specimen radiographs. Radiology. 2004;233(1):251–4.
5. Volleamere AJ, Kirwan CC. National survey of breast cancer specimen orientation marking systems. Eur J Surg Oncol. 2013;39(3):255–9.
6. Perry N, Broeders M, de Wolf C, Tornberg S, Holland R, von Karsa L. European guidelines for quality assurance in breast cancer screening and diagnosis. 4th Ed. – summary document. Ann Oncol. 2008;19(4):614–22.

7. McCormick JT, Keleher AJ, Tikhomirov VB, Budway RJ, Caushaj PF. Analysis of the use of specimen mammography in breast conservation therapy. Am J Surg. 2004;188(4):433–6.
8. Mazouni C, Rouzier R, Balleyguier C, Sideris L, Rochard F, Delaloge S, Marsiglia H, Mathieu C, Spielman M, Garbay JR. Specimen radiography as predictor of resection margin status in non-palpable breast lesions. Clin Radiol. 2006;61(9):789–96.
9. Britton PD, Li S, Yamamoto AK, Koo B, Goud A. Breast surgical specimen radiographs: how reliable are they? Eur J Radiol. 2011;79(2):245–9.

第 **27** 章

人工乳腺成像

Claire D. Borrelli

人工乳腺：植入物

　　隆乳术是一种常见的外科手术。女性可能会因各种原因接受乳房植入物，或者是因为审美，或者是因为外科乳腺切除术后的乳腺重建。乳腺植入物的女性容易出现与没有乳腺植入物的女性同样的疾病，处理方法也是类似的。

　　乳腺 X 线摄影仍然是乳腺癌成像的金标准[1]，但对接受人工乳腺的女性乳腺植入物成像则是一个重要挑战。乳腺植入物可能干扰乳腺组织精确成像；在乳腺 X 线摄影操作中，受检者也有风险，如植入物破裂。由经验丰富的技师进行乳腺 X 线摄影，可以减少破裂的可能性，以及乳腺 X 线摄影过程中的其他并发症。另外，已有技术可成功实现有植入物女性的乳腺成像。

放射技师的思考

　　在乳腺 X 线摄影前，应告知具有植入物的女性：乳腺成像缺乏有效性，由于植入物不透 X 线的特性，以及可能降低乳腺 X 线摄影的敏感度，因为为了一幅最佳的乳腺 X 线摄影图像需一定的压力，这就似乎降低乳腺实质合适的成像。

　　应在乳腺 X 线摄影前收集乳腺的相关信息，如果可能，应询问受检者原位植入物的类型。放射技师应观察和记录任何异常，包括乳腺大小的差异、乳头的位置、乳腺的皮肤颜色及乳腺的外形。乳腺 X 线摄影前如有任何异常都应指出，并与受检者进行讨论。如果怀疑植入物破裂，则建议不要进行乳腺 X 线摄影而是进行局部处理。

　　当对具有植入物的女性成像时，获得受检者同意并进行记录是重要的。放射技师必须向植入物患者解释说明会使用最小的压力，这样才不会损坏植入物。除了常规位外，可以采用 Eklund 技术牵拉乳腺组织离开植入物，改善乳腺组织的显示——在乳腺 X 线摄影前就成像技术必须给予全方位解释。即使在理想状况下，如柔软的乳腺和一个有经验的放射技师，约 10% 的乳腺组织可能仍被植入物掩盖。

　　尽管为最大化地显示植入物以外的乳腺组织做出了最佳努力，但对于大多数具有乳腺植入物的患者，所有乳腺组织的显示还是大受影响。放射技师应记录所有检查细节，例如，采用的体位、曝光、乳腺厚度和压力。乳腺 X 线摄影后应进行常规临床观察。如果有任何情况发生，应当通知放射学家，且遵照当地常规做法。

　　应当告知女性，乳腺 X 线摄影后如有任何疑虑，应该联系影像科咨询。与所有的女性一样，强化乳腺意识是重要的，并建议她们如果有任何相关的新的症状或有关植入物完整性的顾虑，应该立即联系她们的全科医师。

乳腺 X 线摄影成像

应当起草成像地方协议。经过国家审核，推荐如下[2]：

1. 首先采用标准的 MLO 位确定植入物位置（乳腺后或胸肌下），这将有助于决定该患者成像。

2. 进行标准的 CC 位成像，以获得尽可能靠近胸壁的组织，显示内侧和外侧边缘。

3. 利用 Eklund CC 位显示植入物前面的乳腺组织。

4. 如果植入物是固定的（封装），考虑真正侧位的作用。

乳腺植入物放置

乳腺植入物的精确解剖位置可以不同，但植入物的位置通常在腺体后或胸大肌下（图27.1）。应从受检者或从以前的影像中确定其位置，放射技师应记录下来。植入物切口部位通常位于乳晕、乳腺下或腋下。确定最佳切口位置和植入物位置时，要特别考虑尽量减少对未来母乳喂养或乳腺 X 线摄影的影响[3]。置于胸肌下的植入物不太可能干扰乳腺 X 线摄影成像[4]。乳腺重建术后，应当鼓励女性保持正常的乳腺 X 线摄影普查。

尽管在压力使用方面未出版过指南，通常情况下，减少 6~8daN（60~80N）的压力。

腺体后放置

在腺体后放置，植入物定位在乳腺实质后与胸大肌前[3]。患者腺体后位置有薄层软组织覆盖，更可能显示波纹或植入物皱纹。

腺体后放置可使人工乳腺术时间缩短，并减少康复时间。一个可能的缺点是，皮肤下乳腺植入物边缘更明显。当用这种方法放置乳腺植入物时可能使乳腺 X 线摄影成像更困难（图27.2 和图 27.3）。

胸肌下放置

在胸大肌下放置，植入物放置在胸大肌与胸小肌之间[3]。这种技术最常用于乳腺重建中最大植入物覆盖。

胸肌下放置可能减少乳腺植入物通过皮

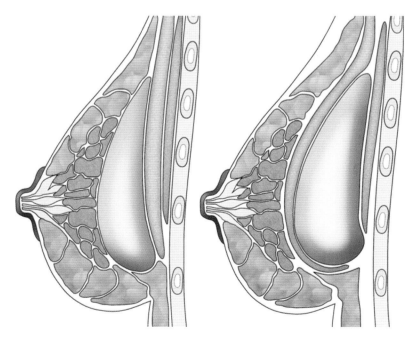

图 27.1 乳腺解剖显示人工乳腺植入物定位。左图为腺体下植入物的位置，右图为胸肌下植入物的位置。

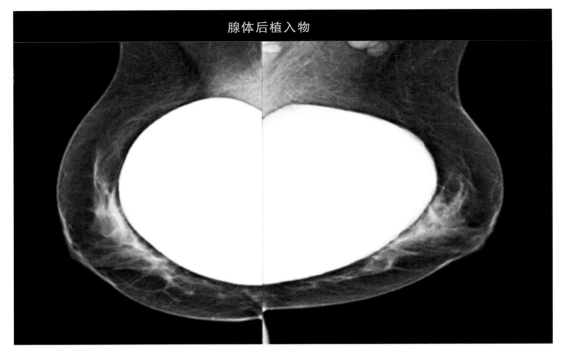

图 27.2   在内外侧斜位中腺体后植入物模糊乳腺组织。

肤的感觉,也可能有助于减少乳腺植入物周围瘢痕组织硬化的可能。也可以使乳腺 X 线摄影时,乳腺组织更容易成像。选择这种方式放置,可能的缺点是手术时间和恢复期较长(见图 27.1、图 27.4 和图 27.5)。

植入物显示:Eklund 位

具有植入物的女性,采用植入物显示位或 Eklund 位(图 27.6)显示足够的乳腺组织。这些位置通过向前牵拉乳腺组织远离植入物来完成。同时,植入物紧靠胸壁显示,以便在视野之外。然后,放射技师在植入物前对组织应用压力[5,6]。标准头尾位和侧斜位通常为首选。植入物显示位提供植入前组织的改良成像,而标准位提供植入物后、下组织的图像,以及较低的腋区成像[3]。然而,植入物显示位在乳腺 X 线摄影时增加辐射剂量,并可能增加植入物破裂的风险[1,7]。

植入物显示位成像的质量和乳腺组织成像的多少,受检者因素的影响,如乳腺大小、腺体与脂肪含量,以及植入物因素,如大小、位置和植入物相关的并发症。具有植入物的受检者其植入物位置和囊的挛缩对成功进行乳腺 X 线摄影方面具有最大的影响[3]。植入物放置在胸肌后不太可能干扰成像,相对于腺体后乳腺植入物,其乳腺组织成像的数量几乎是 2 倍[3,4]。

标准的乳腺 X 线摄影位首先采用最小的压迫,直至皮肤发白并帮助使乳腺静止。

植入物向后挤压靠在胸壁上完成 Eklund 位。向前牵拉乳腺,并对乳腺组织应用压迫板,直至皮肤发白。

植入物并发症

随着时间推移,除了乳腺癌筛查,有植入物女性可能需要进行乳腺成像诊断与植入物

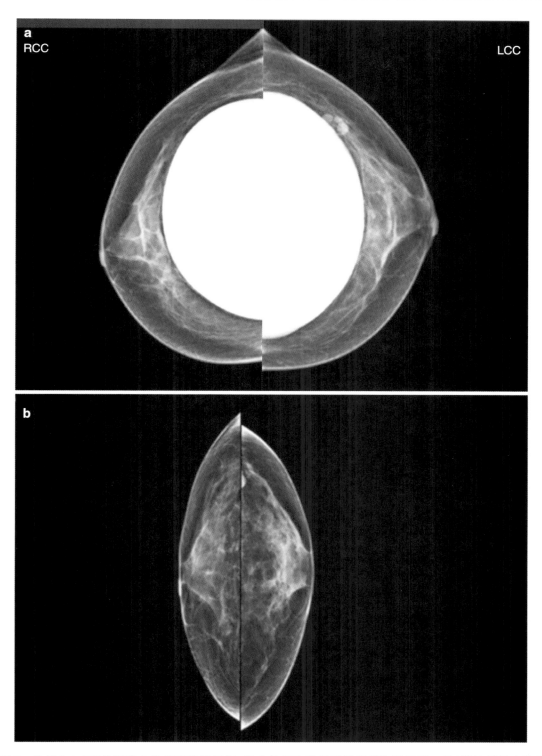

图 27.3　头尾位 (a) 腺体下植入物模糊乳腺组织, 但内外侧边缘尽可能靠近胸壁显示。(b) 腺体后植入物采用 Eklund 位, 以显示植入物后的胸壁, 应用压迫前面乳腺组织以显示腺体组织更多的细节。

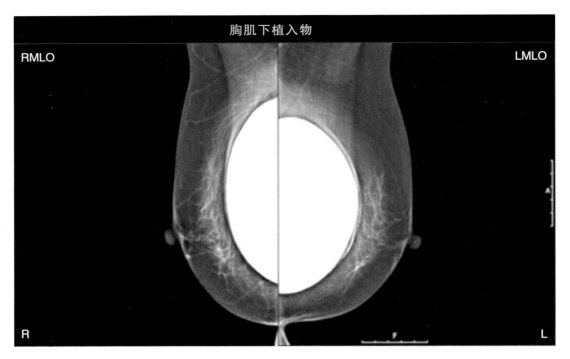

图 27.4　在内外侧斜位中所见胸肌下植入物乳腺组织模糊最少。

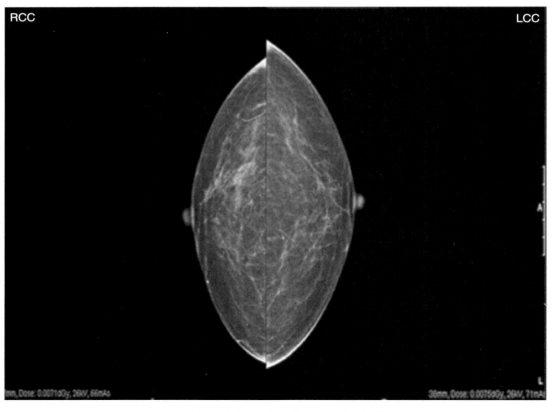

图 27.5　头尾位显示胸肌下植入物乳腺后缘组织模糊最少。

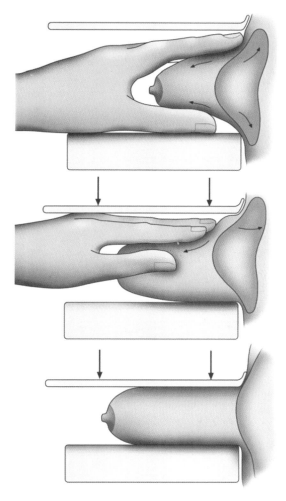

图 27.6 Eklund 技术。(见彩图)

相关的并发症，包括植入物破裂、硅胶外渗（漏）、凝胶渗出、聚氨酯破裂、植入物周围液体聚集等。尽管超声成像和乳腺 X 线摄影已被成功地用于评估植入物的完整性和随着时间的推移可能出现的问题，但磁共振成像也是检测植入物破裂的方法[8]。

现实中受检者的期望

尽管具有植入物的女性可能会担心乳腺植入物可能干扰乳腺癌成像，现有的证据表明植入物不会太大影响确定患乳腺癌患者的临床结果，尽管可能在诊断上有些延误[7,9,10]。受检者应该意识到植入物的存在将延长她们乳腺 X 线摄影检查的时间，并有可能需要乳腺手法提高乳腺实质的显示。

注射增强

人工乳腺术中选择注射填充物替代植入物，可用于容积重建和塑形。多年来已出现许多产品并获得不同程度的成功。在乳腺成像之前，放射技师应了解受检者是否有乳腺填充物或自体脂肪填充，因为某些产品可能使乳腺组织的显示大受影响，表现为囊肿或圆形肿块，因此可能显著降低乳腺 X 线摄影的诊断质量，并可导致误诊。

小结

人工乳腺术患者，由于乳腺植入物掩盖乳腺组织，在临床实践中对成像是个极大挑战。植入物的患者需要额外的乳腺 X 线摄影体位，以确保成像检查有效，最大限度地显示乳腺组织，确保精确诊断，但充分的筛选仍是可能的。尽管乳腺植入物对于乳腺 X 线摄影是个挑战，但临床结果显示，人工乳腺或重建术的患者并未明显影响乳腺癌的发现。

（李斯琦 王骏 周桔 李开信 高之振 陈峰
胡斌 徐树明 崔文静 吴虹桥 译）

参考文献

1. Gutowski KA, Mesna GT, Cunningham BL. Saline-filled breast implants: a Plastic Surgery Educational Foundation multicenter outcomes study. Plast Reconstr Surg. 1997;100:1019–27.
2. Curtis J, Borrelli C. Developing a National Standard. Imaging & Therapy Practice 2013. ISSN: 1360–5518. http://www.sor.org/.
3. Smalley SM. Breast implants and breast cancer screening. J Midwifery Womens Health. 2003;48:329–37.
4. Handel N, Silverstein MJ, Gamagami P, Jensen JA, Collins A. Factors affecting mammographic visualization of the breast after augmentation mammaplasty. JAMA. 1992;268:1913–7.

5. Gorczyca DP, Brenner RJ. The augmented breast: radiologic and clinical perspectives. New York: Thieme; 1997.

6. Eklund GW, Busby RC, Miller SH, Job JS. Improved imaging of the augmented breast. AJR Am J Roentgenol. 1988;151:469–73.

7. Brinton LA, Lubin JH, Burich MC, Colton T, Brown SL, Hoover RN. Breast cancer following augmentation mammoplasty. Cancer Causes Control. 2000;11:819–27.

8. O'Toole M, Caskey CI. Imaging spectrum of breast implant complications: mammography, ultrasound, and magnetic resonance imaging. Semin Ultrasound CT MR. 2000;21:351–61.

9. Brinton LA. The relationship of silicone breast implants and cancer at other sites. Plast Reconstr Surg. 2007;120(7 Suppl 1):94s–102.

10. Smathers RL, Boone JM, Lee LJ, Berns EA, Miller RA, Wright AM. Radiation dose reduction for augmentation mammography. AJR Am J Roentgenol. 2007;188:1414–21.

第 **28** 章

肥胖、术后及活动受限患者乳腺成像

Lisa Bisset

引言

相当一部分患者希望技师一定要考虑她们的额外要求,并采用相应的技术。这其中包括行动不便、肥胖以及具有手术史的患者。技师就要尽可能在拍摄最好影像的同时,保证对患者有适度的关怀,这项要求在全世界许多职业行为规范中都有体现(例如:放射技师学院和协会[1])。本章主要讨论一些实用的方法,使得拍摄高质量影像的同时给这些患者提供适度的关怀。

肥胖患者成像

根据国家癌症研究所(NCI)[2],肥胖与乳腺癌风险增加有关。同时召回率的增加、癌症诊断的活检、分期也与肥胖有关[3]。因此由于这些受检者患乳腺癌的风险更高[4],她们往往需要更高质量的成像。一些研究发现这类人群更少参加筛检[5,6]。进一步的研究证实肥胖的女性发病率更高[7]。必须考虑对肥胖者成像的更多深度培训,包括用灵敏的方法满足她们特殊的需求,来鼓励她们再次参与普查。受检者身心放松更容易配合并忍受检查。

受检者关怀

研究调查显示,肥胖的女性更少参与普查;

一些很显然的障碍是:对其体重的漠视,检查时所着的病号服太小。这些因素技师应该考虑到,以便那些参加检查的人有一个良好体验,这将鼓励随后普查的再次参与[6]。

技术

标准成像(见 21 章)包括 CC 位和 MLO位。尽管这些是最终目的,但也要知道有时不能实现标准位,可能需要其他额外的成像来满足。很可能偶尔丰满的乳腺未全部放在影像接收器(IR)上。万一真有癌症,就有不能显示的风险。BMI 的增长与更大的乳腺压迫厚度有关,这将导致更多的几何模糊、影像对比降低并可能产生伪影[8,9]。当需要额外的曝光体位时,必须遵循整个乳腺业内图像协议,采用固有的常规[例如:电离辐射(医学曝光)规定2000(IRMER)][10]。

丰满乳腺的摄影技术要点:

* 对于较为丰满的乳腺可以运用较小的角度;
* 运用更敏感的人工操作技术。可能需要2 名技师;
* 如果有先前影像资料,要回顾先前的影像资料;
* 部门应有关于丰满的乳腺的拍摄准则,使其一致性更好,便于与之后的检查比较;
* 可能需要图像拼接;
* 当托举和牵拉乳腺时一定要小心,不要

撕裂 IMF 处皮肤 (见第 15 章)。

拍摄丰满乳腺推荐的成像协议如下。

体位	标准
内外侧斜位 (MLO)	确保整个乳腺都在照射野范围内。乳腺的后面观和前后观可能都需要 (无论是 1 个或 2 个体位中乳头呈侧位)
	确保乳腺平整,尤其是乳腺上、下没有皱褶
	对于腹部突出的女性要考虑乳腺外内侧斜位 (反斜位)
头尾位 (CC)	整个乳腺需包括在照射野内,包括中间、侧面乳腺以及前后方向。对于丰满的乳腺似乎有点"卷",可考虑侧位扩展 CC 位
	很容易遗漏乳腺的后部,所以确保乳腺被有效地挤压
	根据业内协议,无论是在 1 个或 2 个体位中,乳头必须呈侧位

术后成像

所有保乳术 (BCS) 后的女性都应该进行乳腺 X 线摄影监测。已证实对局部复发的早期监测可以提高生存率[11]。我们经常讨论最佳摄影时间和摄影频率,然而未能达成一致[12]。当前英国 NICE 指南 (CG80) 写到[13]:

对所有早期乳腺癌包括乳腺导管原位癌患者提供每年一次乳腺 X 线摄影,直到她们达到 NHSBSP/BTWSP。确诊为早期乳腺癌的患者必须每年进行乳腺 X 线摄影普查,5 年后才确定为合格。

达到 NHSBSP/BTWSP 普查年龄,或每年进行乳腺 X 线摄影,随访 5 年后,根据患者风险类别,我们推荐 NHSBSP/BTWSP 分层普查频率。

对这个指南有不同阐述,因此不同的乳腺普查项目可能有不同协议,这对于去另一家新医院的患者可能造成一定的困扰。

技术

术后变化经常会掩盖恶性乳腺 X 线摄影的特性。高质量的图像是必要的。乳腺术后改变的形态对于操作者和读片者具有挑战性。一些良性术后特性使检查操作和阅读乳腺 X 线图像存在挑战。其中包括可能类似癌症瘢痕的形成、辐射后改变、水肿、皮肤变厚、脂肪坏死和癌性积液等[4]。

大约 1/3 的患者术后会形成钙化,这是由于损伤了乳腺脂肪造成的;钙化会在治疗 2~5 年后发展[14]。皮肤增厚是最常见的现象[14]。许多患者的乳腺水肿会在第 2 年缓慢减轻直到消失,但是在这段过渡期进行乳腺 X 线摄影会不舒服,因为乳腺变大,压迫可能困难[15]。技师意识到这些常见的术后变化很重要,从而对患者能产生同情心以获取最佳质量的图像。

以下是一些图像的例子。

图 28.1 显示左外上象限术后改变,其特性掩盖了癌症。图像清晰显示扭曲失真以及皮肤皱褶。

术后变化可能会使乳头侧位定位产生困难。图 28.2 中,右侧乳腺内外侧斜位显示边界清晰的肿块,但这显示的是乳头。在这些图像上也显示皮肤增厚和水肿。

在术后乳腺 X 线摄影中,常见脂肪坏死,如图 28.3 中左外上象限。

图 28.4 中,患者先前的手术部位有组织的扭曲。所以操作者记录准确的临床信息和手术进行的日期以及瘢痕标记对于读片者是重要的。这个扭曲与癌症有类似的特征。在这些情况下对比先前的影像资料最重要。

需要考虑的技术要点:

• 技师必须要记录所有的瘢痕及简单的病史,以便读片者在写乳腺 X 线图像报告时清晰地掌握瘢痕的精确位置;

• 技师对患者彻底地解释这次检查,尤其是压力,将有助于减轻患者的焦虑;

• 如果有,要回顾之前的影像资料;

• 如果乳腺变形,需要分别投影乳头侧位;

• 一些患者经历微妙且不适感比其他人

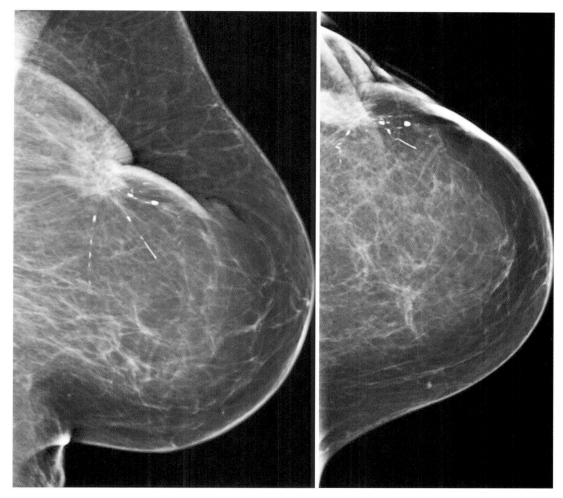

图 28.1 术后乳腺 X 线图像显示良性微小钙化和扭曲。左图是左侧乳腺内外侧斜位图像,右图是左侧乳腺头尾位图像。

还长,所以同情心和专业方法是重要的;

• 乳腺后部大的血肿可能使充分压迫乳腺较困难,可能需要额外的乳腺前部投影。

患者关怀

参加监测性乳腺 X 线摄影的患者往往会更加紧张,尤其是第一次年检。技师一个简洁礼貌的介绍就能使患者感受到关心,或者提问也可以帮助其减轻焦虑并增加医从性。

• 必须记录任何新的症状或迹象。

• 如果患者需要进一步检查,例如超声,最好预约同时做。如果不行,应告知患者何时

可以。

• 患者离开检查中心时就知道什么时间如何取检查结果,以及下一次监测乳腺 X 线摄影的时间,这是必需的。

移动受限的患者

残疾可以定义为"由于生理或心理的原因导致活动或功能受限"[16]。这个定义涵盖了一个广泛的范围。

残疾女性乳腺癌死亡率的风险增加[17];活动受限的女性参加乳腺普查概率也低。反复阻

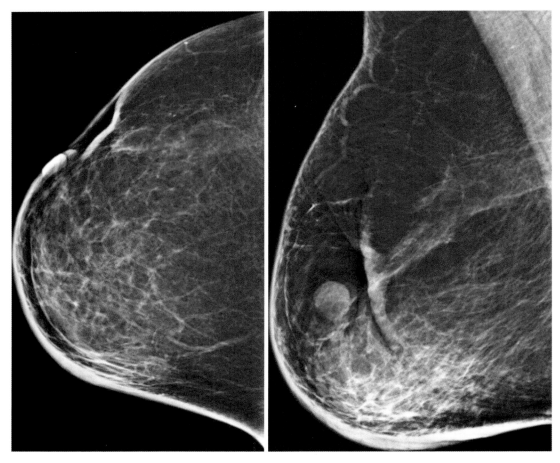

图 28.2　水肿和皮肤增厚。左侧图像为右侧乳腺头尾位图像,右侧图像为内外侧斜位图像。

碍患者参与乳腺普查的因素包括:之前糟糕的经历、环境因素的影响、经济状况、缺乏有关知识、生理条件受限以及护理人员的知识缺乏[18,19]。更进一步的障碍包括对于检查程序的解释、容易获得的可变设备和残疾人员泊车位的提供等[20]。

　　获得高质量的影像并确保这些患者有积极的体验是 1 项挑战性的任务。检查过程中要求操作者移动患者、经常还要移动轮椅到正确的位置。有必要使用手动操作辅助,包括手动滑件、垫子和托架。普查经历的整体质量对于患者是否愿意再次参加普查有决定性的意义。操作者与患者的合作深深地影响着患者对检查的感知[21-23]。

　　同时,能够平等地获取服务对于活动受限的患者来说是重要的,必须明白乳腺普查不可能适用于所有人,需要平衡其潜在利弊。英国国家健康服务普查项目中,对那些无法获得乳腺 X 线摄影的患者来说目前没有替代的普查方法。

　　需要考虑的技术要点:
　　• 始终采用安全的人工操作技术,且保证有 2 名操作者在拍摄机房;
　　• 与患者讨论能否站立。在拍摄椅或轮椅上进行乳腺 X 线摄影也是完全允许的。在英国以及其他许多国家都是不允许在 X 线机房内有其他人帮助患者(即使穿了铅防护衣也不行);

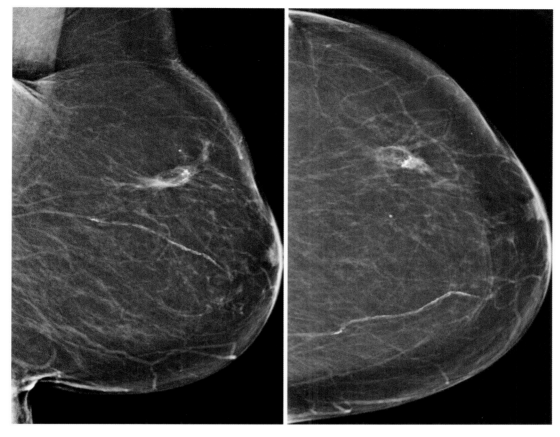

图 28.3　脂肪坏死。左侧为右侧乳腺头尾位图像,右侧为内外侧斜位图像。

• 旨在两个位置拍到尽可能多的乳腺,也许需要加拍额外的摄影。确保遵守部门协议;

• 如果不可能采取标准位摄影,也可考虑其他位置,比如反头尾位、外内侧斜位;第 24 章已有阐述。

• 准备根据患者身体体质和移动能力调整角度。一个小角度也许会使患者感到安全。

患者关怀

• 如果患者情绪低落且不能配合检查,那么就不得不放弃检查;

• 在一些情况下,例如多发性硬化(MS)的患者,病情时好时坏。可鼓励患者重新预约时间,在其状况较好时接受检查;

• 在检查前有必要充分解释。确保患者充分理解检查的要求,并得到患者的同意、信任和合作。给患者提问的机会;

• 采用一些辅助支撑物,例如垫子、枕头,避免机器的任何部分碰到患者;

• 确保患者知道何时、如何拿到检查结果。

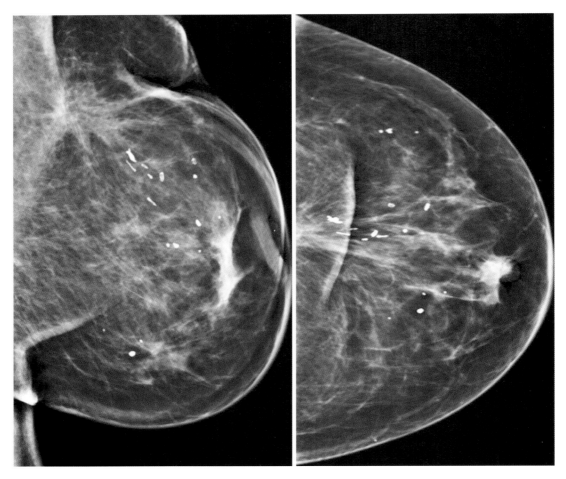

图 28.4 术后改变导致扭曲。左侧为左内外侧斜位图像，右侧为左侧乳腺头尾位图像。

(李新宇 王骏 周桔 高之振 陈峰 胡斌 徐树明 崔文静 吴虹桥 李开信 译)

参考文献

1. Society of Radiographers code of conduct 2013. 2013. http://www.sor.org/learning/document-library/code-professional-conduct. Accessed 1 Sept 2014.
2. http://www.cancer.gov/cancertopics/pdq/prevention/breast/HealthProfessional#Section_180.
3. Hunt K, Sickles E. Effect of obesity on screening mammography: outcomes analysis of 88,346 consecutive examinations. AJR Am J Roentgenol. 2000;175:1251–5.
4. Gayde C, Goolam I, Bangash H. Outcome of mammography on women with large breasts. Breast. 2012;21(4):493–8.
5. Atkins E, Madhavan S, LeMasters T. Are obese women more likely to participate in a mobile mammography program? J Community Health. 2013;38(2):338–48.
6. Friedman A, Hemler J, Rossetti E. Obese women's barriers to mammography and pap smear: the possible role of personality. Obesity. 2012;20(8):1611–7.
7. Maruther N, Bolen S, Brancati F, Clark J. Obesity and mammography: a systematic review and meta-analysis. J Gen Intern Med. 2009;24(5):665–77.
8. Guest A, Helvie M, Chan H, Hadjiiski L, Bailey J, Roubidoux M. Adverse affects of increased body weight on quantitative measures of mammographic image quality. AJR Am J Roentgenol. 2000;173(5):805–10.
9. Mercer C, Hogg P, Lawson R, Diffey J, Denton E. Practitioner compression force variability in mammography: a preliminary study. Br J Radiol. 2013;86:20110596.
10. Department of Health. Ionising radiation (medical exposure) regulations 2000 (IRMER). 2000. https://www.gov.uk/government/publications/the-ionising-radiation-medical-exposure-regulations-2000. Accessed 1 Sept 2014.
11. Robertson C, Arcot Ragupathy S, Boachie C. The clinical effectiveness and cost-effectiveness of differ-

ent surveillance mammography regimens after the treatment for primary breast cancer: systematic reviews registry database analyses and economic evaluation. Health Technol Assess. 2011;15(34):v–vi–1–322. 1366–5278.

12. McNaul D, Darke M, Garge M, Dale P. An evaluation of post-lumpectomy recurrence rates: is follow up every 6 months for 2 years needed ? J Surg Oncol. 2013;107(6):597–601.

13. Harnett A, Smallwood J, Titshall V, Champion A. Guideline Development Group. Diagnosis and treatment of early breast cancer, including locally advanced disease–summary of NICE guidance. BMJ. 2009;338:b438. doi: 10.1136/bmj.b438.

14. Dershaw D. Mammography in patients with breast cancer treated by breast conservation (lumpectomy with or without radiation). Am J Roentgenol. 1995;164: 309–16.

15. Mendelson E. Evaluation of the post-operative breast. Radiol Clin North Am. 1992;30(1):107–38.

16. Verbrugge L, Jette A. The disablement process. Soc Sci Biol Med. 1994;38:1–14.

17. McCarthy E, Ngo L, Roetzheim R. Disparities in breast cancer treatment and survival for women with disabilities. Annu Int Med. 2006;145:637–45.

18. Todd A, Stuifbergen A. Breast cancer screening barriers and disability. Rehabil Nurs. 2012;37(5):267.

19. Lopez E, Vasudevan V, Lanzone M. Florida mammographer disability training vs needs. Radiol Technol. 2012;83(4):337–48.

20. Jarman M, Bowling J, Dickens P. Factors facilitating acceptable mammography services for women with disabilities. Women's Health Issues. 2012;22(5): 1049–3867.

21. Sze Y, Liu M, Clark M. Breast and cervical cancer screening practices among disabled women aged 40–75: does quality of the experience matter? J Womens Health. 2008;17(8):1321–9.

22. Whelehan P, Evans A, Wells M, Macgillivray S. The effect of mammography pain on repeat participation in breast cancer screening: a systematic review. Breast. 2013;22(4):389–94.

23. Poulos A, Balandin S, Llewellyn G. Women with physical disability and the mammogram: an observational study to identify barriers and facilitators. Radiography. 2010;17:14–9.

Susan E. Garnett

第 29 章

男性乳腺 X 线摄影

与女性乳腺癌相比,男性乳腺癌罕见。所有男性乳腺癌患者的发病率少于 1%[1]。男性乳腺癌的发病率正在逐渐上升[2]。所有女性乳腺的病理学改变均可在男性乳腺中见到。

进行男性乳腺 X 线摄影有争议,因为癌症可以通过临床上的男子女性化乳腺区别出来,也可以进行超声检查确认。但是关于合适的诊断检查的研究有限[2]。男性的乳腺未充分发育,但会受到雌激素和睾酮的影响,这会影响乳头后少量乳腺组织。这些受影响的乳腺组织包括大部分的乳晕下导管和小部分的导管小叶组织。

男性乳房发育症

男性乳房发育症是男性中最常见的情况[1]。雌激素的大量分泌(在年轻男性中),或 60 岁以上男性睾酮的急剧下降可能影响乳头后部基本的导管和小叶产生对称或不对称的肿块,其树枝状特征很容易被超声诊断。大多不对称质硬的肿块也可能被超声诊断,尽管乳腺 X 线摄影可以用来排除钙化和二次损伤。

Doyle 等[3]在一个回顾性研究中总结到:绝大多数男性的症状为良性。然而,一些在女性中被认为是良性的放射学征象在男性中更加不确定,例如形状规则的、较大的肿块及分散的钙化。男性乳腺癌经常表现为乳晕下偏离乳头的坚硬肿块[1]。

导管原位癌

有关男性导管原位癌的文献不多,但是导管原位癌会显示明显的结节,类似男性乳房发育症[4]。随着超声技术的不断发展,可能更容易识别这种罕见病例的钙化。

浸润癌

导管浸润癌是最常见的乳腺癌类型。浸润性小叶癌罕见是由于小叶组织少[5]。男性的乳腺癌很快转移,因为乳腺组织最少,且周围有淋巴结。男性乳腺癌的危险因素与女性乳腺癌相似,但是还是有一些与性别有关的危险因素,包括 Klinefelter 综合征以及针对前列腺癌以雌激素为基础的药物治疗。治疗与女性疾病一样,尽管风险不确定,因为基因和生理特性是有性别特征的[2]。通常采用乳腺切除术,并适当地给予激素治疗。

乳腺 X 线摄影

进行男性乳腺 X 线摄影时,操作者必须意识到男性的敏感性,因为乳腺摄影大部分是女性。使用类似"胸壁 X 线摄影"的术语,给予男性患者安慰并消除他们的焦虑,可以帮助定位并鼓励他们放松。这可以使整个软组织区域包括胸壁下肌肉一起放在影像接收器上。

男性乳腺 X 线摄影是一个简单的检查程序，因为在内外侧斜位上易于定位胸部肌肉。一定要注意腋下不能定位太高。头尾位摄影更具有挑战性，因为乳头后的软组织可能在施加压力前就从影像接收器上滑下来，尤其是接收器定位高于胸壁时。所有的间隙必须清晰显示以诊断腺体组织。如果乳腺 X 线摄影机可以倒转，反头尾位辅助观察更多后面的组织。乳腺 X 线图像必须显示软组织 2/3 的胸部肌肉，以及很好地显示乳头下具有脂肪背景的密度。乳头容易呈侧位影像，因此可清晰显示乳晕下未发育的导管系统。

高个男性对于女性操作者来讲可能存在困难。受检者采用坐位将有助于上胸壁定位在影像接收器上。男性 X 线摄影和乳腺较小的女性 X 线摄影同样有挑战性。实际上，良好地显示胸部肌肉有助于重叠的软组织成像。

关键点

● 乳腺 X 线摄影简便易行，内外侧斜位也易于操作。如果乳腺组织有限，头尾位需小心操作；

● 进行乳腺 X 线摄影时，操作者必须

考虑男性的敏感性；

● 男性乳腺组织由退化的导管和小叶构成；

● 男性乳房发育症是最常见的情况，通常无需成像；

● 男性乳腺癌罕见，其治疗通常与女性疾病相同。乳腺切除术是最常见的方法。

（李新宇　王骏　周桔　陈峰　胡斌　刘小艳
崔文静　吴虹桥　李开信　高之振　译）

参考文献

1. Charlot M, Béatrix O, Chateau F, Dubuisson J, Golfier F, Valette PJ, Réty F. Pathologies of the male breast. Diagn Interv Imaging. 2013;94:26–37.
2. Ruddy KJ, Winer EP. Male breast cancer: risk factors, biology, diagnosis, treatment, and survivorship. Ann Oncol. 2013;24(6):1434–43.
3. Doyle S, Steel J, Porter G. Imaging male breast cancer. Clin Radiol. 2011;66(11):1079–85.
4. Noor L, McGovern P, Bhaskar P, Lowe JW. Bilateral DCIS following gynaecomastia surgery. Role of nipple sparing mastectomy. A case report and review of the literature. Int J Surg Case Rep. 2011;2:106–8.
5. Briest S, Vang R, Terell K, Emens L, Lange JR. Invasive lobular carcinoma of the male breast: a rare histology in an uncommon disease. Breast Care (Basel). 2009;4(1):36–8.

第 30 章

数字乳腺融合体层摄影

Yit Y. Lim, Anthony J. Maxwell

技术的进步导致传统屏片乳腺 X 线摄影被数字乳腺 X 线摄影所取代。数字乳腺 X 线摄影更适合较年轻的女性、乳腺密实以及绝经前后的女性,已证实更加精确[1]。然而,乳腺 X 线摄影一个主要局限就是重叠的乳腺组织类似病变或模糊病变的问题。这导致女性接受不必要的召回做进一步检查(也会造成相关的不利的心理影响),甚至导致癌症漏诊。数字乳腺 X 线摄影的引进促进了新的影像获取和处理技术的发展,如数字乳腺融合体层摄影(DBT)可以克服传统 2D 乳腺 X 线摄影的一些局限。DBT 通过一系列连续薄层扫描将重叠造成的影响降到最小,还能更好地显示乳腺的内部结构。如图 30.1 所示。

技术

DBT 最基本的原理是以微小的角度差别获取一系列 3D 乳腺图像,通过一系列 X 线曝光的同时以弧形移动 X 线球管和探测器而实现。每一次曝光剂量相对较少,整体的剂量与传统乳腺 X 线摄影的剂量相当。

每一家厂商实际获取影像的方法略有不同。每幅图像曝光次数 9~25,弧度为 11°~50°。采集可连续可"步进"。连续采集,顾名思义,指 X 线球管与探测器在图像采集过程中连续顺畅移动。这种方法比"步进"的方法拍摄地更快,但导致图像分辨率稍低,由于移动模糊因素。

"步进"的方法是在图像采集过程中多次停顿,虽然耗时更多,但图像更锐利。但是,与传统的乳腺 X 线摄影一样,采集时间越长,由于患者或设备移动而造成模糊的可能性越大。每幅图像采集时间为 3~25s。在考虑患者检查数量时不得不考虑这个问题,尤其是 DBT 用于大样本普查项目时。

一旦采集了数据,先进行图像处理,然后再显示图像。最常用的重建算法是滤波反投影法和迭代重建算法。滤波反投影法常用于 CT 扫描而且更快,因为这个算法只用 1 个重建步骤来计算采集的数据,但是更容易受到噪声的影响。迭代重建算法更复杂,但利用现代电脑技术几乎没有显著增加额外的处理时间。其优势是对噪声和条纹伪影不敏感。

指标

基本的普查工具

大样本普查研究显示,数字乳腺 X 线摄影与融合体层摄影相结合结果非常满意。这些研究都显示癌症的检出率增加 9.5%~40%[2-4],且假阳性率显著降低。其他研究也显示[5,6],DBT 联合数字乳腺 X 线摄影比单纯的数字乳腺 X 线摄影有更高的诊断精确性。图 30-2 显示数字乳腺 X 线摄影和 DBT 的癌症病例。第 31 章有 2 名操作者和 1 名放射学家介绍了他们运

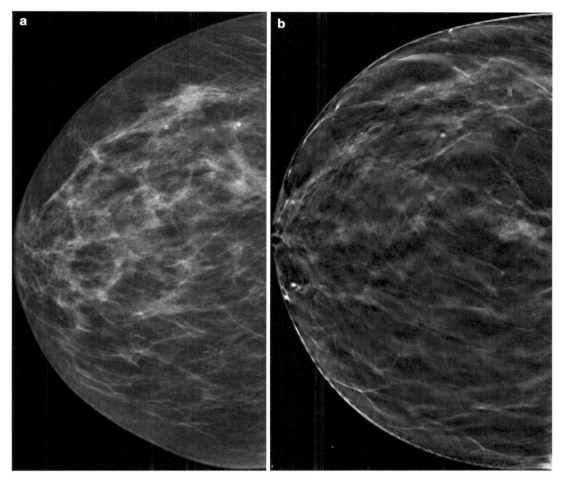

图 30.1 (a)右侧头尾位(CC)图像显示外侧象限不对称密度。(b)融合体层摄影系列力像显示无重叠异常的正常乳腺。

用 DBT 普查的经验,值得阅读。

尽管这些结果[2-6]支持采用融合体层摄影作为基本的普查工具,但也要考虑其他一些因素:

1.成本。在具有国家普查项目的国家中,例如英国,将所有的乳腺 X 线摄影机器取代或转变成融合体层摄影需要一笔可观的投入。尽管厂家之间的竞争可能会带来一些价格的下降,但可预测的未来成本似乎仍是一个主要因素。而且,DBT 采集产生的大量数据也会占据PACS 系统相当多的存储空间,在许多情况下迫使购买额外的设备。

2.图像判读时间。研究证实,融合体层摄影联合数字乳腺 X 线摄影比传统的单独使用数字乳腺 X 线摄影的判读时间显著增加 (在Oslo 融合体层摄影普查试验中[2],每个病例为91s 比 45s)。另一项研究报告,联合融合体层摄影时图像判读时间平均增加 47%,尽管对于读片经验丰富的人来说,读片时间增加不多[7]。然而,影像判读时间能减少多少取决于需要判读的图像数量, 即使是对于经验丰富的判读者。在考虑工作量和员工需要时一定要考虑这些因素。

3.剂量。大量公布的研究聚焦在采用 DBT相对于常规数字乳腺 X 线摄影的优势。但辐射剂量比单独使用数字乳腺 X 线摄影大约高 2

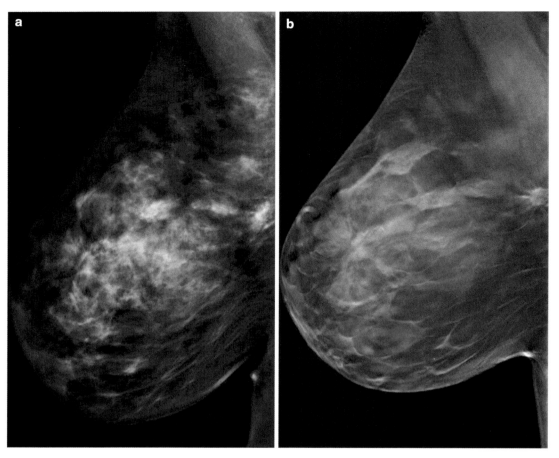

图 30.2　(a)右侧内外侧斜位图像显示乳腺后部大面积结构紊乱,经核芯活检证实为浸润性导管癌。(b)融合体层摄影代表图像证实乳腺后部为毛刺样肿块,多灶性癌症重叠在胸部肌肉。

倍。不同厂商之间的剂量会稍有差异[8,9],但总体平均腺体剂量仍保持在英国的诊断参数水平内,每次小于 3.5mSv。考虑到增加癌症检出率和减少复查率带来的好处,这个剂量是可以接受的,但更低的剂量则更好。现在软件可以综合地利用融合体层摄影的数据集重建出 2D 图像,这样就避免了分离 2D 曝光的需要。因此,整个剂量与传统的乳腺 X 线摄影类似。尽管早期的研究显示敏感性略微降低,但最近 1 次大样本的研究显示,DBT 联合合成 2D 图像与 DBT 联合传统数字乳腺 X 线摄影的敏感性类似[10]。另一个大型研究目前还在进行中,主要是评估减少剂量的另一项策略。Malmo 乳腺融合体层摄影普查试验主要是比较 DBT 与数字乳腺 X 线摄影,但试验组女性将在 2 个体位上用乳腺 X 线摄影和在 1 个体位上(内外侧斜位)采用 DBT 显示。另一个类似的试验是比较 1 个体位的 DBT 联合 1 个体位的数字乳腺 X 线摄影和 2 个体位的数字乳腺 X 线摄影,研究结果显示,1 个体位 DBT 联合 1 个体位的数字乳腺 X 线摄影显示较好的病变特性[11]。已证实 1 个体位的 DBT 比数字乳腺 X 线摄影在女性重复普查方面有更好的敏感性和阴性预测值[12]。根据现有的证据,英国 NHSBSP 指南推荐在普查评估女性时采用 2 个体位进行 DBT 检查[13]。

关于乳腺 X 线摄影异常情况的进一步评价

对于不均匀、紊乱或肿块的评价

英国 NHSBSP 当前建议，DBT 可用于进一步评估女性普查时所发现的不均匀、紊乱或肿块。在英国[13]，Hologic Dimensions 是当前唯一被批准使用的 DBT 系统，其他厂商的系统正在评估中。Michell 等研究显示，增加 DBT 检查可提高普查发现的软组织异常的诊断精确性[14]。其他研究证实，在无钙化的异常评估方面，DBT 至少与点压迫图像一样准确[15,16]。Zuley 等证实，与补充乳腺 X 线摄影相比，DBT 可更好地显示病灶特性，显著提高诊断精确性[17]。已证实 DBT 在评估肿瘤大小方面也比数字乳腺 X 线摄影具有优势[18,19]。尽管没有明确的指南说明 DBT 适用于哪些症状的患者，但期望采用 DBT 进一步评估不确定的或可疑的乳腺 X 线图像异常可能会给患者带来同样的益处。

微小钙化的评估

大多数已发表研究显示，DBT 在评估微小钙化方面与数字乳腺 X 线摄影具有相同的性能，尽管总的来说并无特殊的优势。而且，Skaane 等所做的大样本 Oslo 融合体层摄影普查试验中[2]，导管原位癌的诊断率未增加。因此，就更高剂量而言，英国 NHSBSP 建议 DBT 不应作为钙化的常规检查[13]。这个建议可能会随着技术的进步而改变。

未来潜在的应用

乳腺密实女性患乳腺癌的风险比乳腺较小或不密实的女性增加 4~6 倍[20-22]。对于这些女性，由于密实乳腺的掩盖作用，数字乳腺 X 线摄影敏感性显著降低为其劣势[20,23]。DBT 与数字乳腺 X 线摄影的结合有可能增加癌症检出率[24,25]，在这些女性中减少了复查率[25]。正在进行进一步研究，将来 DBT 在高风险女性的个

性化普查中，尤其是那些密实乳腺的女性中，可能会发挥更大的作用。

（李新宇　王骏　周桔　胡斌　刘小艳　崔文静
吴虹桥　李开信　高之振　陈峰　译）

参考文献

1. Pisano ED, Gatsonis C, Hendrick E, Yaffe M, Baum JK, Acharyya S, Conant EF, Fajardo LL, Bassett L, D'Orsi C, Jong R, Rebner M, Digital Mammographic Imaging Screening Trial (DMIST) Investigators Group. Diagnostic performance of digital versus film mammography breast-cancer screening. N Engl J Med. 2005;353(17):1773–83. Epub 2005 Sep 16.

2. Skaane P, Bandos AI, Gullien R, Eben EB, Ekseth U, Haakenaasen U, Izadi M, Jebsen IN, Jahr G, Krager M, Niklason LT, Hofvind S, Gur D. Comparison of digital mammography alone and digital mammography plus tomosynthesis in a population-based screening program. Radiology. 2013;267(1):47–56. doi:10.1148/radiol.12121373. Epub 2013 Jan 7.

3. Ciatto S, Houssami N, Bernardi D, Caumo F, Pellegrini M, Brunelli S, Tuttobene P, Bricolo P, Fanto C, Valentini M, Montemezzi S, Macaskill P. Integration of 3D digital mammography with tomosynthesis for population breast-cancer screening (STORM): a prospective comparison study. Lancet Oncol. 2013;14(7):583–9. doi:10.1016/S1470-2045(13)70134-7. Epub 2013 Apr 25.

4. Haas BM, Kalra V, Geisel J, Raghu M, Durand M, Philpotts LE. Comparison of tomosynthesis plus digital mammography and digital mammography alone for breast cancer screening. Radiology. 2013;269(3):694–700. doi:10.1148/radiol.13130307. Epub 2013 Oct 24.

5. Rafferty EA, Park JM, Philpotts LE, Poplack SP, Sumkin JH, Halpern EF, Niklason LT. Assessing Radiologist performance using combined digital mammography and breast tomosynthesis compared with digital mammography alone: results of a multi-center, multireader trial. Radiology. 2013;266(1):104–13. doi:10.1148/radiol.12120674. Epub 2012 Nov 20.

6. Svahn TN, Chakraborty DP, Ikeda D, Zackrisson S, Do Y, Mattsson S, Andersson I. Breast tomosynthesis and digital mammography: a comparison of diagnostic accuracy. Br J Radiol. 2012;85(1019):e1074–82. doi:10.1259/bjr/53282892. Epub 2012 Jun 6.

7. Dang PA, Freer PE, Humphrey KL, Halpern EF, Rafferty EA. Addition of tomosynthesis to conventional digital mammography: effect on image interpretation time of screening examinations. Radiology. 2014;270(1):49–56. doi:10.1148/radiol.13130765.

8. Technical evaluation of Hologic Selenia Dimensions digital breast tomosynthesis system. NHSBSP equipment report 1307. http://www.cancerscreening.nhs.uk/breast-screen/publications/nhsbsp-equipment-report-1307.pdf.

9. Technical evaluation of Siemens Mammomat

Inspiration digital breast tomosynthesis system. NHSBSP equipment report 1306. http://www.cancer-screening.nhs.uk/breastscreen/publications/nhsbsp-equipment-report-1306.pdf.

10. Skaane P, Bandos AI, Eben EB, Jebsen IN, Krager M, Haakenaasen U, Ekseth U, Izadi M, Hofvind S, Gullien R. Two-view digital breast tomosynthesis screening with synthetically reconstructed projection images: comparison with digital breast tomosynthesis with full-field digital mammographic images. Radiology. 2014;271(3):655–63.

11. Gennaro G, Hendrick RE, Toledano A, Paquelet JR, Bezzon E, Chersevani R, di Maggio C, La Grassa M, Pescarini L, Polico I, Proietti A, Baldan E, Pomerri F, Muzzio PC. Combination of one-view digital breast tomosynthesis with one-view digital mammography versus standard two-view digital mammography: per lesion analysis. Eur Radiol. 2013;23(8):2087–94. doi:10.1007/s00330-013-2831-0. Epub 2013 Apr 26.

12. Waldherr C, Cerny P, Altermatt HJ, Berclaz G, Ciriolo M, Buser K, Sonnenschein MJ. Value of one-view breast tomosynthesis versus two-view mammography in diagnostic workup of women with clinical signs and symptoms and in women recalled from screening. AJR Am J Roentgenol. 2013;200(1):226–31. doi:10.2214/AJR.11.8202.

13. Current position on use of tomosynthesis (DBT) in the NHS Breast Screening Programme. http://www.cancerscreening.nhs.uk/breastscreen/publications/current-position-tomosynthesis.pdf.

14. Michell M, Iqbal A, Wasan RK, Evans DR, Peacock C, Lawinski CP, Douiri A, Wilson R, Whelehan P. A comparison of the accuracy of film-screen mammography, full-field digital mammography, and digital breast tomosynthesis. Clin Radiol. 2012;67(10):976–81. doi:10.1016/j.crad.2012.03.009. Epub 2012 May 23.

15. Tagliafico A, Astengo D, Cavagnetto F, Rosasco R, Rescinito G, Monetti F, Calabrese M. One-to-one comparison between digital spot compression view and digital breast tomosynthesis. Eur Radiol. 2012;22(3):539–44. doi:10.1007/s00330-011-2305-1. Epub 2011 Oct 11.

16. Brandt KR, Craig DA, Hoskins TL, Henrichsen TL, Bendel EC, Brandt SR, Mandrekar J. Can digital breast tomosynthesis replace conventional diagnostic mammography views for screening recalls without calcifications? A comparison study in a simulated clinical setting. AJR Am J Roentgenol. 2013; 200(2):291–8. doi:10.2214/AJR.12.8881.

17. Zuley ML, Bandos AI, Ganott MA, Sumkin JH, Kelly AE, Catullo VJ, Rathfon GY, Lu AH, Gur D. Digital breast tomosynthesis versus supplemental diagnostic mammographic views for evaluation of noncalcified breast lesions. Radiology. 2013;266(1):89–95. doi:10.1148/radiol.12120552. Epub 2012 Nov 9.

18. Fornvik D, Zackrisson S, Ljungberg O, Svahn T, Timberg P, Tingberg A, Andersson I. Breast tomosynthesis: accuracy of tumor measurement compared with digital mammography and ultra-sonography. Acta Radiol. 2010;51(3):240–7. doi:10.3109/02841850903524447.

19. Mun HS, Kim HH, Shin HJ, Cha JH, Ruppel PL, Oh MY, Chae EY. Assessment of extent of breast cancer: comparison between digital breast tomosynthesis and full-filed digital mammography. Clin Radiol. 2013;68(12):1254–9. doi:10.1016/j.crad.2013.07.006. Epub 2013 Aug 19.

20. Boyd NF, Guo H, Martin LJ, Sun L, Stone J, Fishell E, Jong RA, Hislop G, Chiarelli A, Minkin S, Yaffe MJ. Mammographic density and the risk and detection of breast cancer. N Engl J Med. 2007;356(3): 227–36.

21. Wolfe JN, Saftlas AF, Salane M. Mammographic parenchymal patterns and quantitative evaluation of mammographic densities: a case-control study. AJR Am J Roentgenol. 1987;148(6):1087–92.

22. Harvey JA, Bovbjerg VE. Quantitative assessment of mammographic breast density: relationship with breast cancer risk. Radiology. 2004;230(1):29–41. Epub 2003 Nov 14.

23. Whitehead J, Carlile T, Kpoecky KJ, Thompson DJ, Gilbert Jr F, Present AJ, Threatt BA, Krook P, Hadaway E. Wolfe mammographic parenchymal patterns. A study of the masking hypothesis of Egan and Mosteller. Cancer. 1985;56(6):1280–6.

24. Seo N, Kim HH, Shin HJ, Cha JH, Kim H, Moon JH, Gong G, Ahn SH, Son BH. Digital breast tomosynthesis versus full-field digital mammography: comparison of the accuracy of lesion measurement and characterization using specimens. Acta Radiol. 2014; 55(6):661–7.

25. Rafferty E, Niklason L. FFDM vs FFDM with Tomosynthesis for Women with Radiographically Dense Breasts: An Enriched Retrospective Reader Study. Radiological Society of North America 2011 Scientific Assembly and Annual Meeting, November 26 – December 2, 2011, Chicago IL. http://archive.rsna.org/2011/11016626.html. Accessed November 19, 2014.

第 31 章

Oslo 融合体层摄影普查试验的反思

Robin Lee Hammond, Randi Gullien, Per Skaane

引言

数字乳腺融合体层摄影(DBT)是一个以全视野数字化乳腺 X 线摄影(FFDM)为基础的乳腺成像领域颇有前途的新技术。在本章,我们分享了其在乳腺普查试验中使用的经验。本章开始给出了研究背景,使大家了解试验发生的背景。接着以放射技师的角度回顾了此次试验。最后以放射学家的角度回顾了这次试验。关于 DBT 更多的内容可以阅读第 30 章和第 16 章。

背景

2012 年 12 月,Oslo 大学医院完成了 Oslo 融合体层摄影普查试验(OTST),这是一个预期 2 年的大规模研究,在高容量普查背景下评估 DBT。该研究在挪威乳腺癌普查项目(NBCSP)中进行。这个试验主要聚焦在癌症的检测,比较 DBT 结合 FFDM 与传统的 FFDM[1]。在 Oslo 所有进入普查中心的女性都要做 DBT(与 FFDM 一起)。参与者都是自愿的。

NBCSP 是挪威癌症登记处组织的大规模乳腺癌普查项目,确保所有年龄在 50~69 岁的女性每 2 年收到邀请参与当地普查。每个普查中心都要遵守国家质量保证手册(QAM);这份文件包含针对不同职业的指南,包括放射技师和普查项目的其他工作者。

乳腺 X 线摄影普查在 Oslo 是一项连续的工作流程,由每个普查研究室 3 名放射技师组成的小组执行。中心的每个研究室都设计有 1 个相邻的交流房间和 2 个更衣室。1 名放射技师与女性交流,第 2 名技师给女性定位成像,第 3 名技师曝光并评定图像质量。图像在检查者离开普查中心前在 300 万像素的显示器上立即评估。所有图像在检查者离开前发送到图像存档与通讯系统(PACS)。这种质量处理减少了之后由 2 名放射学家分别读片时才发现由于照片质量差或技术原因造成女性需要再次返回追加拍摄的次数。对于 FFDM,每次乳腺 X 线摄影检查大约 5min,每小时最多检查 12 名女性;对于 DBT 结合 FFDM,每小时检查 10 名女性。

放射技师对 Oslo 融合体层摄影普查试验的反思

在试验刚开始时安排患者较少,这是因为将 DBT 合并到工作流程中时间可能是个问题。这种工作量的减少是必需的,可以给技师更多的时间去适应新的设备,聆听女性关心的问题,同时知道该如何应对女性的问题。经常被女性问到的关于 DBT 的问题有:

- 时间会更长吗?
- 会更疼或挤压更多吗?
- 它与 MRI 或者 CT 类似吗?

● 与标准的乳腺 X 线摄影相比，有多少放射曝光？

大多数女性不问 FFDM 与 DBT 的技术差别。女性在做完 DBT 后最常问的是："已经结束了吗？"作为试验的一部分，我们也获得伦理方面的同意去调查女性关于 DBT 的态度和看法。我们发现大部分女性对不利的放射线对健康的影响所具有的焦虑都较轻微，她们相信她们接受的是一个更好的检查。她们没有觉得 DBT 比 FFDM 更痛或时间更长。

我们最常被其他普查中心的放射技师问到的问题是关于 DBT 的压迫力的使用。在我们 DBT 的试验中，我们使用了与 FFDM 相同的压迫力。这样做是因为 OTST 研究协议——这次试验是被设计用来比较 FFDM 与 DBT 的图像[2]。为了实现这个目的，必须控制混杂变量。因此在试验前，我们在 FFDM 和 DBT 中对乳腺施加了相同的压迫力，与 QAM 中要求的一样。我们的试验不试图优化 DBT 的压迫力；我们预期这一领域的工作可在未来完成。

我们发现我们的 DBT 设备对使用者来说是友好且快速的。这一特征使得每次采集数据后立即回顾体层重建是有帮助的。我们最初的担心之一就是在体层步进期间围绕 C 形臂的运动，但是显然其步进离女性还很远，不存在任何危险。

为了获得高质量的乳腺 X 线图像，放射技师需要良好的技巧去给女性定位，同时还要有知识去批判性评价图像来决定图像的质量是否满足诊断目的。因此，在试验中我们通过周期性的评价来评估患者的定位与图片质量；图片质量用 PGMI 分类系统(完美，好，适当，好，不足)评估。我们使用同样的 PGMI 分类标准来评定 DBT，正如在 QAM 中对 FFDM 图像要求的一样。然而，关于 PGMI 标准是否应该加入到对 DBT 图像的评价中仍有待讨论。鉴于此，我们推荐读者阅读第 36 章《乳腺 X 线摄影中观察者研究》，关于图像质量、可视化分级及 PGMI 的有关评论会有更详细的信息。

大多数定位错误是由于在侧位片上未包括全部的乳腺组织所致。我们发现 DBT 需要更大一些的空间以备广角体层步进产生图像的需要。图像的评定使我们的定位技术有所改进，这其中包括在乳腺的两侧都留一些空间，比我们之前所使用的稍大一些的照射野，以此保证没有乳腺组织被排除在图像外。选择合适尺寸的压迫板对避免这个问题也很重要。

与患者有关的伪影往往来自患者的运动或视野中出现了患者的肩膀。患者的固定非常重要，并且在图像采集过程中，务必劝止她们说话。不过，成像时，我们从未要求患者屏住呼吸。

值得一提的是，挪威辐射防护局制订了用于 DBT 质量控制的试验协议。使用该协议显然说明日常质量控制测试对明确问题十分有价值[3]。

融合体层摄影的实施

从一开始利用尽可能多的机会去学习和实践是重要的。我们开始实施时从制造商的应用专家那里得到帮助。快速熟悉设备，考虑质量检测，使用计算机软件以及在实践中使用该技术。

训练过程相对直接，因其允许放射技师在他们已经具备的技能和知识的基础上进行训练。对于放射技师来说，学习 DBT 临床技能开始在体模上实践，这样能使放射技师理解它是如何进行的。所有放射技师都获得技术信息，还有定位技术的演示和练习。通过体验式学习和阅读用户手册熟悉软件和硬件；尤其注意纠错信息。通过考虑患者提出的新问题和怎样解决这些问题来进一步增强人际交往能力。

鼓励放射技师分享他们的经验和意见，这也是一个很好的学习机会。总的来说，这是一个艰难的学习过程，但不是一个不可逾越的鸿沟。一旦放射技师建立了足够的信心，单纯融合体层摄影检查不会比常规 FFDM 花费更多的时间，这是显而易见的。在考虑实施 DBT 服务时这点也许很重要。

放射学家对 Oslo 融合体层摄影普查试验的反思

DBT 在克服传统乳腺 X 线摄影的一些主要局限上具有潜力，包括具有致密乳腺实质的女性进行乳腺 X 线摄影时，对假阳性的判断和较低的敏感性。DBT 的显著优势是可以消除重叠组织并因此提高对病变的发现和判断能力，否则病变会隐藏在重叠致密的乳腺实质中。我们的经验和文献一致；在增加癌症检出率和减少召回率方面具有潜能。相比于 FFDM 2D 摄影图像，在 1mm 的 DBT 薄层图像上，结构紊乱和较小的毛刺状肿块更容易被发现[4]。

DBT 对于提高乳腺癌普查的敏感性和特异性的潜力是令人感兴趣的。融合体层摄影是否应该使用 1 个或 2 个(CC 和 MLO)标准体位，已成为一个公开的问题。迄今为止的经验表明，在 2 个体位上 2D 摄影结合融合体层摄影可以实质性地提高诊断性能。然而，2 个体位的 FFDM 加 2 个体位的融合体层摄影将会使辐射剂量加倍，在大多数普查项目上，这是不能接受的。这个问题的解决方法是从 DBT 的 3D 数据集中重建并合成 2D 图像。图像的合成是由重建 DBT 层面相加并过滤后来实现的。因此产生一个相当于最大密度投影(MIP)的图像。在乳腺癌普查中，用合成 2D 图像代替传统 2D 图像，可以实现用相近于传统 FFDM 成像的辐射剂量，来进行 2D 加 3D(DBT)成像。

关于 DBT 进行乳腺癌普查颇有前途，其显示明显更低的召回率和更高的癌症检出率[1]。不同的研究设计可解释迄今为止报道的显著变化。但当考虑实施 DBT 作为乳腺癌普查的手段时，必须权衡长时间的判读和明显提高诊断性能这两方面。

（李新宇　王骏　周桔　刘小艳　崔文静　吴虹桥
李开信　高之振　陈峰　胡斌　译）

参考文献

1. Skaane P, Bandos AI, Gullien R, Eben EB, Ekseth U, Haakenaasen U, et al. Comparison of digital mammography alone and digital mammography plus tomosynthesis in a population-based screening program. Radiology. 2013;267(1):47–56.
2. Houssami N, Skaane P. Overview of the evidence on digital breast tomosynthesis in breast cancer detection. Breast. 2013;22(2):101–8.
3. Pedersen K, Hammond R, Østerås B. Application of a protocol for constancy control of digital breast tomosynthesis systems: results and experiences. In: Maidment AA, Bakic P, Gavenonis S, editors. Breast imaging. Berlin/Heidelberg: Springer; 2012. p. 635–41.
4. Skaane P, Bandos AI, Gullien R, Eben EB, Ekseth U, Haakenaasen U, et al. Prospective trial comparing full-field digital mammography (FFDM) versus combined FFDM and tomosynthesis in a population-based screening programme using independent double reading with arbitration. Eur Radiol. 2013;23(8):2061–71.

第 **32** 章

介入操作的目的

Susan E. Garnett

介入操作是一种增加乳腺诊断单元工作量的方法。它们包括数字化立体定向装置和对于样本病变或是整个切除病变复杂的活检系统。在某些情况下,介入这项技术否定了开放手术及其并发症。介入操作包含的方法列于表32.1。

活检诊断

一个立体定向乳腺 X 线摄影活检系统是一种用来获取组织样本不可触及的非超声检查病变的定位方法。它是一种精确定位和证实活检部位的手段。在整个过程中需要患者配合保持静止不动,由那些熟练的、具有同情心的工作人员组成的团队辅助,包括患者在内。

立体定向原理

立体定向基于视差原理;即相对于 1 个固定点的病灶移位的距离。需要计算离这个固定点的深度和距离。使用计算机在同一角度(15°)每一边的垂直平面获取的 2D 图像计算这个深度。

图解

钙化是需用这种操作的主要病变类型,因为这些病变不易被超声诊断。然而随着超声技

表 32.1 介入操作的目录

介入操作

超声

各种引导活检类型,金属夹和导丝定位

垂直的立体定向活检

14G 或 10G 真空辅助系统

金属夹定位

导丝标记定位

小病灶切除

侧臂附件

平面倾斜的立体定向活检

14G 或者真空辅助系统

金属夹定位

小病灶切除

切除或带孔的衬垫

标记导丝定位的十字线系统

磁共振成像引导操作

14G 或真空辅助系统

金属夹定位

导丝标记定位

小病灶切除

融合体层摄影引导操作

14G 或真空辅助系统

金属夹定位

导丝标记定位

小病灶切除

术的进步,越来越多的钙元素被高频探头识别。透声金属夹通常部署在立体定向操作的最后,为进一步活检或者术前细化定位通过超声辅

助显示。如果病变的显示或者活检后钙化全部清除存在怀疑则使用金属夹。这个部位在术前定位即可清晰地确认。

3D 感觉

医师需要有效、精确地进行立体定向操作。被活检的部位需要精确定位以确保最少的辐射剂量。了解通过 2 个正交投影计算其形态的肿块和钙化簇的 3D 形状显示，将有助于病灶有效定位和靶向性。

含有 x, y, z 的坐标系用来描述病变的位置。虽然电脑系统可以计算出视野范围内的病变范围，但是乳腺 X 线摄影技师必须了解设备如何获取图像并做出调整使其精确定位。

乳腺 X 线摄影技师会遇到所有乳腺类型、大小、形状和乳腺密度，这挑战了他们的定位技能，同时要保持患者接受和舒适。乳腺组织深度有限的小乳腺定位，远离器件以保护受体表面，并为患者提供舒适。丰满的乳腺需要精确定位，并在图像接收器上准确定位病变满足活检。

定位操作

术前定位操作以实现不可触及的肿块完整切除。如果活检中用金属夹可视或预标记，那么超声是选择方案。

目前在英国最常用的是两种 X 线定位方法。

- 切除衬垫和十字导丝格栅；
- 立体定向。

训练有素的技师承担选择性操作时 2 个都是有效的。越来越多的标记金属夹被部署在活检部位，在超声和立体定向中，作为病变的标志，并使超声作为预定位的方法使患者更加舒适。

随着普查项目的展开更多无法触及的病变需要活检，然后术前定位操作。基于体层倾斜移位原理发明设备。这些是独立的装置（面向台面）或附加在乳腺 X 线摄影装置（垂直装置）。由于先进的融合体层摄影，立体定向 X 线摄影对细微病变有较好的成像，并去除背景信息以聚焦病变特性。现在进行的体层 X 线摄影活检能使精确的靶向更小、病变更细微，这减少了更多参与和更少耐受性磁共振成像活检的数量。

立体定向的标志

- 不确定的钙化在超声上未显示；
- 仅在 1 个乳腺 X 线摄影体位证实病变；
- 超声显示乳腺后部或乳腺深部病变。

禁忌证

- 超声已经确诊的病变；
- 幽闭恐惧症的患者；
- 患者无法固定或保持静止。

关键点

- 立体定向用于超声上不可见的病灶，如细小钙化；
- 立体定向使用 2 个 30° 角的 2D 图像来计算病变位移的位置；
- 乳腺 X 线摄影技师需要在立体定向中了解病变的 3D 形态；
- 立体定向用于活检和定位操作；
- 定位操作可以使用立体定向，也可以使用十字导丝技术；
- 立体定向既可以专用于倾斜台面，也可垂直辅助装置；
- 侧臂装置对于乳腺不能触及的深部病变，或者乳腺太小以致于很难进行活检是有用的。

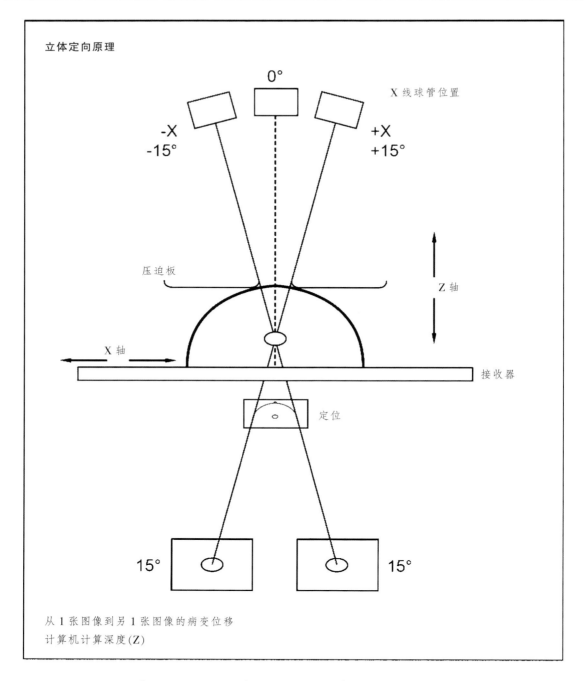

立体定向原理

0°

X 线球管位置

-X
-15°

+X
+15°

压迫板

Z 轴

X 轴

接收器

定位

15°

15°

从 1 张图像到另 1 张图像的病变位移
计算机计算深度(Z)

（曹丽　王骏　周桔　崔文静　吴虹桥　李开信　高之振　陈峰　胡斌　刘小艳　译）

推荐阅读

1. Andolina VF, Lillé SL. Mammographic imaging: a practical guide. 3rd ed. Baltimore: Wolters Kluwer Health/ Lippincott Williams & Wilkins Baltimore; 2011.

2. Smetherman DH. Screening, imaging and image-guided biopsy techniques for breast cancer. Surg Clin North Am. 2013;93(2):309–27.

第 33 章

立体定向图像引导介入技术

Rita M. Borgen

引言

立体定向图像引导介入技术是公认的诊断和治疗乳腺疾病的一部分。这些技术及时地提供了高水平的诊断精确性，在大多数情况下，可以提供一个明确的诊断。

立体定向的主要用途是不可触及病变的定位以辅助介入。钙化大小、病变深度以及乳腺 X 线摄影显示异常而超声不可见的病灶，应用立体定向乳腺 X 线摄影引导是理想的[1]。立体定向设备的设计采用对应成角的图像，在 1 个 3D 平面内三角测定病变的位置。这个三角精确定位异常的坐标，计算水平和垂直平面内以及乳腺病变的真实深度。所有的坐标是基于操作员所设置的参考点的测量所确定[2]。以下将概述在当前的临床实践中使用的现有技术，提供立体定向图像引导介入。这些技术包括：

- 立体定向核芯活检(SCB)；
- 真空辅助活检(VAB)；
- 细针定位(NL)。

立体定向核芯活检

影像引导乳腺 SCB 从 20 世纪 90 年代初被用于临床实践[3,4]，也成为用于乳腺 X 线摄影无法触及的乳腺病变和微小钙化的主要方法。

SCB 被描述为相对无创和精确性[3]，但最近SCB 一直被强调为是技术挑战[5,6]。SCB 纠正钙的失败率据报道高达 7.5%[6]。然而，大量的研究证实，侵袭性成分的存在可能低估细针核芯活检，利用真空辅助活检可能减少纯 DCIS 15%~20%病例的诊断[7]。

SCB 最终的成功是在计划操作前及其过程中给定多因素权重。预行 SCB 的所有患者应进行全面的评估，应包括临床检查和额外的成像[8]。额外的成像技术包括锥形/点压迫位、放大技术和超声评估，将有助于技师在核芯活检之前对整个病变评估。

大多数 SCB 操作采用传统直立数字立体定向附加设备进行。图 33.1 演示了 1 个例子。

直立式立体定向系统的另一种选择是俯卧活检系统。这包括了所有的直立组件与辅助支撑床，患者俯卧并将乳腺置于圆孔内。乳腺通过孔和台面下评估定位。在已发表的文献中[2]，俯卧活检的方法已被精确描述。

操作说明

在 SCB 开始之前，需要向患者充分解释操作中可能出现的风险；这些风险包括出血、血肿以及疼痛。所有参与人员应向患者做自我介绍，获得患者同意后再进行操作。任何操作都需要知情同意，但在英国对于图像引导核芯活检的书面同意没有必要。关于获得乳腺介入操

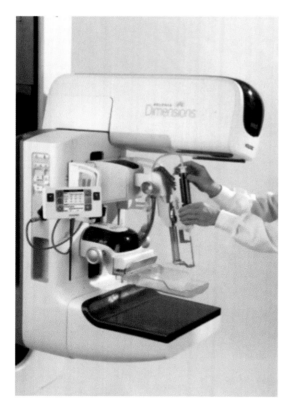

图 33.1 Hologic 提供的影像设备图像。(见彩图)

作的书面同意的政策已根据医院政策制订[9]。在执行操作前获取病史及其他禁忌证,例如抗凝,是必要的[10]。

患者和乳腺定位

SCB 开始前技师之间应就患者定位进行充分讨论,有助于选取最有效的方法。该方法应使技师容易给患者定位,便于在立体定向设备参数内精确病灶靶点。正确定位应保证活检针离病灶的距离最短。通常大多数立体定向装置在病变部位下方需要一个最小量的组织,以适应活检装置的发射机制,并防止损坏图像接收器。如果发现乳腺太薄 SCB 不足以承受,可以谨慎实施一些增加乳腺厚度的方法。这通常由一个附加的间隔条,或位于乳腺和支撑板之间的平台来人为地增加乳腺厚度。或者,该操作可以通过水平的方法操作[11],采用立体单元附加侧臂来实现。

活检前适当的患者定位由乳腺内病变的位置确定。在垂直的立体装置中,对于病变在乳腺上半部分的患者应在头尾位定位。病变在较低内象限应定位内外侧位。若病变在较低外象限识别,应采用外内侧位。见图33.2。

技术

根据患者的定位即可获得 1 幅定位图像。这将有助于病变在数字窗内的定位,并且可以为整个操作过程提供可视化参考;然后获得立体像对。根据病变不同的位置,X 线球管在水平面垂直轴的两侧进行移动,产生 2 幅图像组成像对。大多数情况下固定角度是 ±15°[2],由制造商决定。球管角度以及乳腺内部病变的位置共同影响在立体像对中显示的移动度。所以,技师熟知这些概念是重要的,因此建议通过专用活检体模实践学习病变移位的相关特性。

一旦获得了合适的立体定向图像,设置活检靶点。较小病变、紊乱和钙化簇的区域的

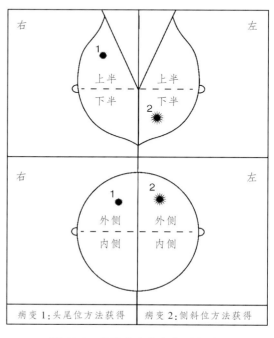

图 33.2 乳腺内病变定位示意图。

定位原理也许在不同单位之间有所差异,但常根据本地协议制订。定位后备皮以及局部注射麻醉。麻醉方法多样,但许多单位使用局部麻醉结合肾上腺素。添加的肾上腺素起着局部血管收缩素的作用,用来减少出血和全身吸收。麻醉的持续作用随着肾上腺素的添加而延长。

插入活检针之前,皮肤上开一小切口作为活检针进入通道,并能尽量减少皮肤撕裂的可能性。

目前市场上有弹簧式自动核芯活检器件可供购买。活检装置由整个或部分的一次性元件构成,长 10~16cm,型号 14~18G,14G 最常用于立体定向活检。

对于大多数的病变,选择 10cm 活检针足够(图 33.3)。但是当压迫厚度较大,以及病变位于乳腺深部时,建议使用 13cm 的针抵达病变[12]。

通常抽吸 5~10 个核芯样本。样本吸取的准确数量将受局部采样方式、被采样病变的类型,以及在某些情况下患者医从性的制约。

为达到可靠的组织学诊断,需要样本的

最佳数量不等,肿块病变比微小钙化区需要更少的样本[9]。对于合适的微小钙化的样本必须抽吸 3 个或更多含钙核芯,或总共 5 个或更多的钙斑[13]。因此,核芯样本成像是必需的,以证实代表性的钙化样本被抽吸[13]。在乳腺样本成像期间乳腺应当保持压迫状态,因为如果需要更多的样本,可以立即重新开始。

一旦获取所需样本,需立即将凝胶标记置于活检部位。研究显示,SCB 之后凝胶标记的放置可方便术后的超声定位[14];对于有争议的病例还有助于多学科团队讨论。在许多单位,活检后凝胶标记的放置可能是常规的做法,但部署标记的决定因单位而异,且由"标记位置协议"指导,该协议给医师列出了标记的位置。

接下来,建议持续按压伤口部位约 5min。这将实现止血,减少血肿形成的风险。当出血停止,应放置一个简单的压力敷料覆盖伤口。应向患者提供适当的护理指导,包括后续的预约,以获得活检结果。

真空辅助活检

在 20 世纪 90 年代后期发展起来的真空辅助活检(VAB)为术前精确诊断提供了一个有益的补充。VAB 迅速克服了 SCB 的局限,尤其是小病变以及微小钙化部位的诊断,这些部位抽样过少有时会低估疾病[15]。

当前,英国国家健康与临床卓越研究所(NICE)和英国 NHSBSP 已经验证 VAB 在诊断和治疗中的作用。VAB 适应证包括:

- 常规核芯活检失败;
- 核芯活检不能确诊的病理诊断;
- 传统的 14G SBC 抽样困难的微小钙化簇;
- 成像与相关病理不一致;
- 乳腺区域内难以获得的小病变或者钙化簇;
- 良性乳腺病变全切术。

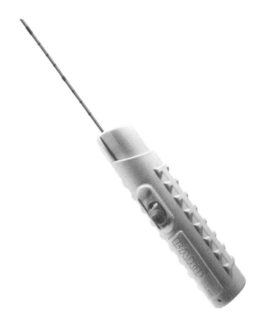

图 33.3 C. R. Bard Inc 提供图像。(见彩图)

文献中有很多例子描述了 VAB 的益处，突出显示其可增加钙的抽吸率以及降低原位癌诊断不足的概率和侵袭性疾病[8]。

当前有 4 个 VAB 系统面世。其中 3 个为单机架运行系统，而第 4 个[Vacora®（BARD®）]采用多个机架。单机架系统的 2 个例子[如 ATEC®（HOLOGIC®）和 EnCore Enspire®（BARD®）]如图 33.4 和图 33.5 所示，第三种为乳腺微创旋切系统（Mammotome®，Ethicon Endo Surgery®）。所有 4 个 VAB 系统综合比较概述由 Wilson 等开展（2009）并推荐给技师阅读[16]。

VAB 可以结合直立和俯卧初始成像的立体定向系统，患者定位类似于 SCB 之前的定位。它需要 1 个单一切口的插入活检探头和此后利用真空辅助获取的连续组织样本。VAB 使用探头的范围为 7~12G，更大的探头主要用于治疗手术。抽吸病变取样至针管内。旋切刀整体推进，分离乳腺组织。然后将所得

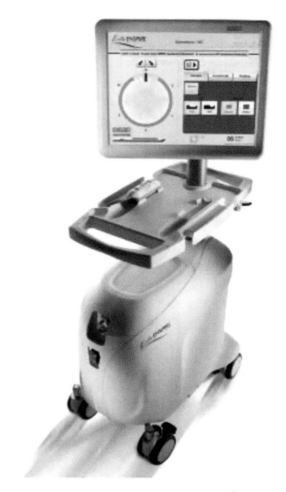

图 33.5　C.R. Bard Inc 提供的 EnCoreEnspire®（BARD®）图像。（见彩图）

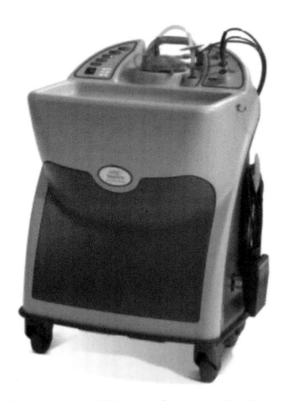

图 33.4　Hologic 提供的 ATEC®（HOLOGIC®）图像。（见彩图）

样品运送至标本采集区。VAB 也有用复合盐水冲洗活检部位的装置，此目的是减少和消除形成的血肿。

一些 VAB 系统上的侧臂（图 33.6）允许对患者胸壁先前难以获取的小病灶和乳腺组织有限的病灶于直立位取样。

通常，探针旋转 360°，最少采集 12 个样本[14]；样本大小的例子如图 33.7 所示。但对于优化评价病变所需样本数争议较大，可能部分归因于许多可变参数，包括乳腺 X 线摄影的形状和操作嗜好[17]。

由于 VCB 所吸取的组织量比传统 SCB 所

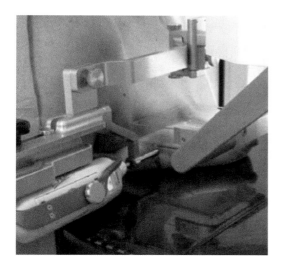

图 33.6　VAB：结合使用"侧臂"直立立体定向系统。(Image provided courtesy of C.R. Bard Inc)（见彩图）

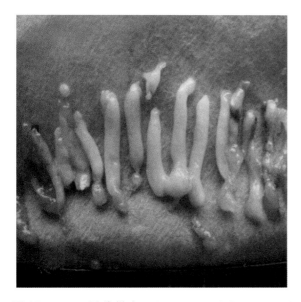

图 33.7　VAB 活检样本。(Image provided courtesy of C.R. Bard Inc)（见彩图）

取样本大得多，所以需要在活检部位注射大量的局麻药。关于充分麻醉所需局麻药的量，文献中进行了广泛的讨论[18]。然而，英国的常规做法是：如果有必要，在操作过程中追加注射 10~12mL 麻醉剂。所使用的麻醉强度可能会有所

不同，通常是根据当地规范确定。

一旦吸取所需的组织量，活检标记金属夹被部署到活检部位。VAB 可以去除绝大多数病变，在某些情况下为整个病变。如果需要进一步手术，标记放置利于活检部位的正确定位，并手术切除标记金属夹[19,20]。然而，在病例报告[21]和其他的研究中[22]已证实标记金属夹的移位。建议金属夹置入后患者仍需压迫成像。

整体 VAB 患者耐受性良好，应用广泛。它可作为手术切除的替代方法，因为是在局部麻醉下进行。术后并发症较低，与 SCB 相比没有显著差异[15]。VAB 的使用已被英国许多乳腺单位采纳，并作为对以前需要手术切除活检的患者管理途径的一部分，Rajan 等很好地描述了这种途径的例子[23]。

VAB 也可以结合超声和磁共振成像方式。

术前穿刺定位

立体定向术前穿刺定位主要用于局部难以触及的病变、术前结构紊乱和微小钙化簇的定位。操作的目的是在首次手术操作中易于去除病灶[12]。它需要放入导丝，但距离病变小于 10mm[24]。导丝置于引导针内，利用立体定向或超声引导，直达病灶。市场上可以买到带有各种不同形状的固定钩的定位导丝，最常见的形状是弧形、单个或多钩。

在很多情况下钩子的形状影响导丝的稳定性。在英国，所述的双钩定位导丝最常使用，同时保持乳腺的稳定性[25]。弧形钩不是很稳定，但如果需要，在导丝置放前便于重新定位[12]。

患者在定位之前所做的准备，与做 SCB 之前所做的准备没有什么不同。必须评估先前的图像以决定患者的最佳定位，这点非常重要，因为定位导线以及乳腺 X 线图像共同引导精确切除对于外科医师是唯一指导机制[26]。

一旦患者被定位，最佳定位图像产生，立体像对图像也可获得。一般认为，最短途径加之病变部分可视化决定了最精确地到达病变

的方法。

定位后进行备皮和局麻注射。定位针放入乳腺,并将中心导丝放置靶点。一旦针被抽回,那么剩余的导丝将突出皮肤。因此导丝的盘绕是必需的,捆绑后上面覆盖着敷料系于乳腺,乳腺内的导丝将不会移动,因为被固定在定位钩上。

最后现场检查图像,以帮助手术团队。如果导丝横穿病变,位于 10mm 之内,那么就完成了最佳定位。这个位置将有利于最佳手术切除(图 33.8)。

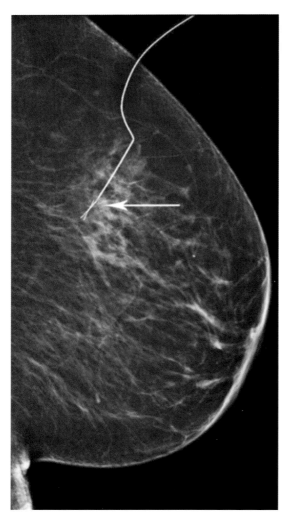

图 33.8 定位导丝精确定位。

如果较大的微小钙化区需要定位时,可以考虑插入包绕导丝。此法由 Silverstein 等于 1987 年首次提出[27]。当对大面积微小钙化定位时,包绕导丝的插入减少了再次切除的需要[28]。

放射性同位素引导隐匿性病灶定位(ROLL)

在 1996 年引入的 ROLL 定位技术成为传统导丝引导立体定向和(或)超声定位的替代方法。这项技术采用影像引导直接注射 ^{99m}Te 标记的胶体人血白蛋白到病变内。

在依据 γ 探头引导实施外科手术前 5h 进行本操作,有利于皮肤切口接近最大放射活度区域,以确保手术切除病变,达到最佳美容效果。一旦病变被切除,可检查切除部位是否残留肿瘤[12]。

前哨淋巴结活检(SNB)对于腋窝淋巴结正常的患者来说是选择性手术,ROLL 可与 SNB 一起进行。首先 ROLL 将同位素注射到病变,第二,在乳晕周围注射可被淋巴链吸收并直接到前哨淋巴结。

ROLL 的引入显示其是更快、更精准的技术,可提供更好的美容效果,以及肿瘤边缘无更高的发病率,确保完全切除[29,30]。

(曹丽 王骏 周桔 吴虹桥 李开信 高之振
陈峰 胡斌 刘小艳 崔文静 译)

参考文献

1. Peart O. Mammography and breast imaging: just the facts. New York: McGraw-Hill Companies; 2005.
2. Willison KM. Fundamentals of stereotactic breast biopsy. In: Fajardo LL, Willison KM, Pizzutiello RJ, editors. Comprehensive approach to stereotactic breast biopsy. Boston: Wiley-Blackwell; 1996.
3. Parker SH, Lovin JD, Jobe WE, et al. Non palpable breast lesions: stereotactic automated large core biopsies. Radiology. 1991;180:403–7.

4. Parker SH, Jobe WE, Dennis MA, et al. Non palpable breast lesions: ultrasound guided automated large core biopsies. Radiology. 1993;187:506–11.

5. Brenner RJ, Bassett LW, Fajardo LL, et al. Stereotactic core needle breast biopsy; a multi institutional prospective trial. Radiology. 2001;218:866–72.

6. Rakha EA, Ellis IO. An overview of assessment of prognostic and predictive factors in breast cancer needle core biopsy specimens. J Clin Pathol. 2007;60(12):1300–6.

7. Kwok KMK, Lui CY, Fung PYE, Chan LK, Lam HS. Incidence, causes and implications of unsuccessful calcification retrieval at stereotactic breast biopsy – 5 years' experience. J Hong Kong Coll Radiol. 2009;11:154–60.

8. Wallis M, Tarvidon A, Helbich T, Schreer I. Guidelines from the European Society of Breast Imaging for diagnostic interventional breast procedures. Eur Radiol. 2007;17:581–8.

9. O'Flynn EAM, Wilson ARM, Michell MJ. Image guided breast biopsy: state of the art. Clin Radiol. 2010;65(4):259–70.

10. British Society of Breast Radiology. Protocol for breast biopsy in patients taking anticoagulants and antiplatelet therapy. 2012.

11. Chan T, Wong KW, Tsui KW, Lau HY, Au Yeung MC. Breast thickness and lesion depth measurement using conventional stereotactic biopsy systems. J Hong Kong Coll Radiol. 2003;6:28–9.

12. Evans A, Pinder S, Wilson R, Eliis I. Breast calcification, a diagnostic manual. London: Greenwich Medical Media; 2002.

13. Bagnall MJC, Evans AJ, Wilson ARM, et al. When have mammographic calcifications been adequately sampled at needle core biopsy? Clin Radiol. 2000;55:548–53.

14. McMahon MA, James JJ, Cornforth EJ, et al. Does the insertion of a gel-based marker at stereotactic breast biopsy allow subsequent wire localisation to be carried out under ultrasound guidance? Clin Radiol. 2011;66:840–4.

15. Ramachandran N. Breast intervention: current and future roles. Imaging. 2008;20:176–84.

16. Wilson R, Kavia S. Comparison of large-core vacuum assisted breast biopsy and excision systems. In: Brun del Re R, editor. Minimally invasive breast biopsies, Recent results in breast cancer research, vol. 173. Berlin/Heidelberg: Springer; 2009.

17. Lomoschitz FM, Helbich TH, Rudas M, et al. Stereotactic 11 –gauge vacuum-assisted breast biopsy: influence of number of specimens on diagnostic accuracy. Radiology. 2004;232:897–903.

18. Brem RF, Schoonjans JM. Local anaesthesia in stereotactic vacuum assisted breast biopsy. Breast. 2001;7:72–3.

19. Rosen EL, Vo TT. Metallic clip deployment during stereotactic breast biopsy; retrospective analysis. Radiology. 2001;218:510–6.

20. Burbank F, Forcier N. Tissue marking clip for stereotactic breast biopsy; initial placement accuracy, long term stability, and usefulness as a guide for wire localisation. Radiology. 1997;205:407–15.

21. Burnside ES, Sohlich RE, Sickles EA. Movement of a biopsy –site marker clip after completion of stereotactic directional vacuum –assisted breast biopsy: case report 1. Radiology. 2001;221:504–7.

22. Parikh JR. Clip migration within 15 days of 11 gauge vacuum assisted stereotactic breast biopsy. Am J Roentgenol. 2005;184 Suppl 3:S43–6.

23. Rajan S, Shaaban AM, Dall BJG, Sharma N. New patient pathway using vacuum assisted biopsy reduces diagnostic surgery for B3 lesions. Clin Radiol. 2012;67:244–9.

24. ABS at BASO. The association of breast surgeons at the British Association of Surgical Oncology. Guidelines for the management of symptomatic breast disease. Eur J Surg Oncol. 2005;31:S1–21.

25. Chaudary MA, Reidy JF, Chaudhuri R, Mills RR, Hayward JL, et al. Localisation of impalpable breast lesions; a new device. Br J Surg. 1990;77:1191–2.

26. Saarela AO, Rissanem TJ, Lähteenmäki KM, Soini K, et al. Wire –guided excision of non palpable breast cancer; determinants and correlation between radiologic and histologic margins and residual disease in re-excision. Breast. 2001;18:28–34.

27. Silverstein MJ, Gamagami P, Rosser RJ, et al. Hooked-wire directed breast biopsy and over penetrated mammography. Cancer. 1987;59:715–22.

28. Cordiner CM, Litherland JC, Young IE. Does the insertion of more than one wire allow successful excision of large clusters of malignant calcification. Clin Radiol. 2006;61:686–90.

29. Ramesh HSJ, Anguille S, Chagla LS, Harris O, et al. Recurrence after ROLL lumpectomy for invasive breast cancer. Breast. 2008;17:637–9.

30. Van der Ploeg IM, Hobbelink M, Van den Bosch M, Mali WP, et al. Radio guided occult lesion localisation (ROLL) for non palpable breast lesions; a review of the relevant literature. Eur J Surg Oncol. 2008;34:1–5.

第 34 章

乳腺对比增强研究

Eva M. Fallenberg

引言

乳腺 X 线摄影的敏感性有限,特别是对于致密的乳腺组织[1]。已研发其他一些成像模式来补偿常规乳腺 X 线摄影技术上的局限,如缺乏对比和组织重叠。

最初在 20 世纪 80 年代使用 CT 扫描评价乳腺摄取的对比剂。虽然这一技术在检测乳腺癌方面具有价值,但乳腺、甲状腺和胸壁的辐射剂量非常高[2]。目前,使用含钆对比剂的高空间分辨率的乳腺磁共振成像被认为是最敏感的成像方法,但仍有一些问题,特别是读片者缺乏经验以及缺乏广泛使用的活检设备,并且成本较高。2000 年前后数字乳腺 X 线摄影的引入使得技术得到进一步发展,如对比增强数字乳腺 X 线摄影(CEDM)和融合体层摄影[3-5]。

CEDM 证实乳腺癌组织摄取对比剂。当恶性肿瘤仍然很小时,其通过扩散获得营养和氧,但随着肿瘤生长,扩散过程不能满足其需求。如果肿瘤生长超过 2mm,将会缺乏氧和营养。通过释放血管内皮生长因子,肿瘤诱导周围血管朝向肿瘤生长。这被称为新生血管形成。

新生肿瘤供血血管功能差,血管壁渗漏,导致肿瘤间隙对比剂沉积。这个过程使肿瘤的对比增强。

在过去的几年中,已发表了具有不同检查协议的 CEDM 检查的临床结果令人鼓舞,他们采用市场上可获得的全视野数字硅平板系统原型机[6-15]。初步研究证实,由于病变摄取对比剂,该技术是可行的。由此产生的动态曲线可以与磁共振成像相比[6,7]。在最近的研究中证实[7-15],采用 CEDM,乳腺病变检出率提高 17.5%。

本章阐述:不同的 CEDM 检查协议;该技术的临床适应证;关于对比剂注射、禁忌证和不良反应的重要问题。

对比乳腺 X 线摄影技术的基本原理

已证实 CEDM 中乳腺各种组织 X 线衰减特性不同,尤其是腺体组织、脂肪和碘对比剂。然而,传统乳腺 X 线摄影所采用的曝光参数对对比摄取较低的部位显示欠佳。因此,不得不调整该技术,以确保显示。

为显示乳腺中碘摄取,需在 X 线频谱范围,即所谓的碘 K 边缘上下,33.2kVp 时成像。如果对比剂注射后,kVp 低于此值进行乳腺成像(相当于常规数字化乳腺摄影正常频谱 26~32kVp),乳腺中的碘不能使 X 线吸收明显增加。当查找可能的乳腺癌,如肿块、密度、结构紊乱和微小钙化时,将此最终图像与正常乳腺 X 线图像相比来显示常见的特性。

如果 kVp 提高到碘的 K 边缘 33.2kVp 以上更高的能量输出水平时,它可以显示碘浓度较低的区域而没有显著增加患者剂量。这样做，能量水平需要提高到 45~47kVp，另外需要铜滤线栅滤过 X 线频谱以获得 X 线频谱关于 K 边缘的峰值。如果组织中含量丰富，这将被碘吸收。线束被滤过以减少频谱的较低能量部分，从而避免这些光子引起的图像噪声。由此产生的图像被称为高能量图像[13,14]。

这些低能和高能图像相互结合以产生一幅仅显示碘摄取的图像，背景组织去除。

具有所有结构信息的低能量图像和显示碘浓度增高的重建图像相结合以获取诊断信息。解剖结构以及乳腺 X 线图像显示的异常，例如肿块、结构紊乱、微小钙化以及密度可被显示。额外的对比剂摄取通常提示恶变。

时间减影技术

由于乳腺 MRI 对比增强经验和技术限制，时间减影技术最初用于 CEDM。在此操作中，患者坐于乳腺 X 线摄影系统之前进行定位，乳腺以 CC、MLO 或 ML 位压迫。首先获得一幅标准的高能量图像。乳腺保持压迫，静脉注射对比剂。注射对比剂后，重复曝光同一乳腺，每次 2~10min。产生同一乳腺在同一个体位对比前后的一系列高能图像，含有动态信息。大多数研究中都采用 CC 位，因为相比其他的体位患者更能承受。该方法的优势是与乳腺 MRI 相比，可获得动态信息。该方法的缺点是：没有包含解剖信息的图像；对运动伪影很敏感；由于长时间的乳腺压缩，患者可能不舒服（10min 以上，取决于重复选样的次数）。运动可能导致伪影和图像定位问题，乳腺位置略有差异。这可能会降低图像质量及诊断的准确性。同时也只能获取 1 侧乳腺的 1 个体位，没有对侧乳腺的信息。

剂量水平取决于乳腺组成和厚度以及一系列图像数量。一幅高能量图像大约需要正常乳腺 X 线摄影图像 20% 的剂量。

双侧双能技术

目前最为广泛接受的方法是双侧 2 个体位对比增强能谱乳腺 X 线摄影（CESM）。对比剂通过静脉注射，通常是肘前静脉。注射后取下注射器。注射后 2min，同常用的 2 个体位乳腺 X 线摄影一样定位患者。系统程序进行 2 次曝光，每次摄影都有一幅高管电压图像和一幅低管电压图像。系统自动从低能量转变到高能量模式。依据曝光时间，从低能量切换到高能量模式需要额外延迟 1~2s。在大约 5min 内，与传统乳腺 X 线摄影一样的方法完成 CC 位和 MLO 位双侧图像。根据这种方法，1 次注射对比剂可能采集更多的双侧图像。采用 2 种体位使病灶的定位与病变程度的评估更加精确。

CESM 的剂量也取决于乳腺的厚度以及组成，约为传统数字乳腺 X 线摄影剂量的 1.2 倍。尽管如此，最终的 CESM 剂量低于 EUREF 乳腺 X 摄影普查指南所推荐的剂量水平（http://www.euref.org/europeanguidelines/5th-edition）。

许多研究证实，CESM 相对于乳腺 X 线摄影能提高敏感性，而特异性没有减少[8,9]。比较 MRI 和双侧 CESM 的初步经验显示几乎相同的结果[10,11]。

图 34.1 和图 34.2 清晰显示结合 CESM 图像中 6cm 黏蛋白癌的存在。

对比剂注射

对比增强乳腺 X 线摄影常使用 X 线碘对比剂。常用浓度为 300mg/mLI，常用剂量为 1.5mL/kg 体重（最小剂量 50mL，最大剂量 120mL）。

必须根据本地的协议征得患者同意再注射，该协议包括告知患者有可能产生的不良反应、询问患者病史以确认可能的禁忌证。如果没有禁忌证，就可以进行静脉推注，常选肘静脉。推荐在此静脉人工注射约 10mL NaCl 进行测试，以确认正确的位置与流速。如果此静脉通畅，插管将连接到自动注射器上。

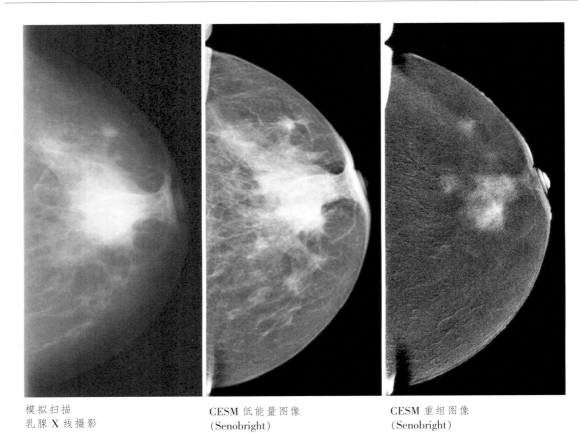

模拟扫描 乳腺 X 线摄影 　　　CESM 低能量图像（Senobright）　　　CESM 重组图像（Senobright）

图 34.1　患者，女，75 岁，左侧乳腺可触及肿块，模拟乳腺 X 摄影、低能量结合 CESM 图像（CC 位）显示 6cm 黏蛋白癌。CESM 图像采用以非晶硅为基础全视野数字乳腺 X 摄影的原型机（GE Senographe DS, Chalfont St. Giles, UK）。现在，FDA 批准生产 MX 和 US 的附属产品（Senobright）。

对比剂注射流速约 3mL/s。对比剂注射前评估血管，如果可见注射的血管很细或困难时，需调整对比剂注射流速。对比剂注射后，可以考虑注射 20~30mL 生理盐水，但这不是强制的。

碘对比剂常用于临床实践并通常认为是安全的。尽管如此，仍有一些禁忌证和不良反应需要告知患者，他们在检查前不得不排除。低渗和等渗非离子型对比剂很好，它们往往有较少的不良反应。

有多种不同碘浓度的对比剂可以在市场买到。如图 34.1 所示。

对比剂不良反应

对比剂肾毒性

肾功能不全的患者注射对比剂可导致肾衰竭。应询问患者任何已知的肾脏疾病，并在进行检查前进行血液检测肾功能，特别是如果患者是老年人或有肾脏疾病或有与糖尿病肾病有关的血清肌酐水平升高。脱水、年龄超过 70 岁，充血性心力衰竭和注射肾毒性药物，如非甾体类抗炎药合用也可增加风险[16]。

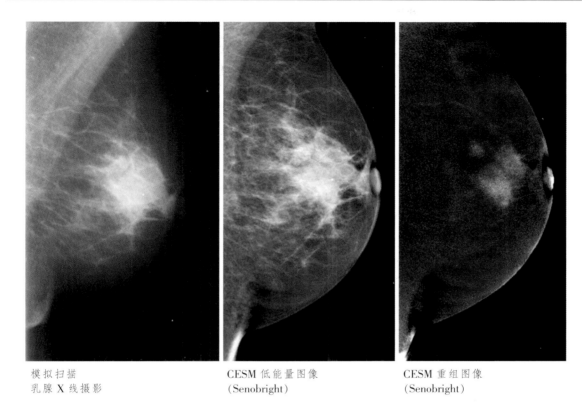

模拟扫描
乳腺 X 线摄影

CESM 低能量图像
(Senobright)

CESM 重组图像
(Senobright)

图 34.2　图 34.1 中患者 MLO 位图像。

表 34.1　常用的碘对比剂

复合物	名字	种类	碘浓度	血浆渗透压	
离子	泛影葡胺(康瑞)Mallinckrodt	单体	325mg/mL	1843	高
离子	碘克酸(Hexabrix) Guerbet	二聚体	320mgI/mL	580	低
非离子	碘异酞醇(Isovue 300) Bracco	单体	300mgI/mL	616	低
非离子	碘苯六醇(欧乃派克 350) GE	单体	350mgI/mL	884	低
非离子	碘佛醇(Optiray) Guerbet	单体	300	651	低
非离子	碘昔兰(Oxilan 300) Guerbet	单体	300mgI/mL	610	低
非离子	碘必乐(优维显 300~370)拜耳	单体	300~370mgI/mL	610~774	低
非离子	碘克沙醇(Visipaque 320) GE	二聚体	320mgI/mL	290	低
非离子	碘比醇(Xenetix 300) Guerbet	单体	300mgI/mL	695	低

如果肌酐水平可以接受,但患者有危险因素,患者应充分水化。肾毒性药物应停止 24h,并考虑其他成像方式。

如果肾小球滤过率小于 $45mL/(min \cdot 1.73m^2)$,那么对比剂肾毒性的危险性将增大,必须避免注射对比剂。

甲状腺反应

具有超甲状腺炎或甲状腺结节的患者,碘注射也能导致严重的超甲状腺炎以及严重的甲状腺毒症。应用对比剂后,甲状腺结节的任何放射性碘治疗不可能为 6 个月,所以依据患者既往史和甲状腺功能血液检测进行检查[17]。

过敏反应

与所有的对比剂和药品一样,会发生急性轻度、中度或严重的突发过敏性反应,表现为瘙痒、皮疹、荨麻疹、恶心、呕吐,呼吸困难或休克,包括呼吸、心搏骤停。

先前对碘对比剂有过敏反应病史、有哮喘或对一些药物过敏的患者,这些反应的风险增大。

为减少任何过敏反应的风险,非离子型对比剂较好,患者必须在科室观察 30min。

必须准备用于复苏的药物和设备。

在已知对对比剂有过敏反应或风险升高的患者中,应考虑另一种试验。如果不可以,可改用适合的对比剂,必须考虑术前用药法[18]。

对比剂外渗

如果静脉通路位置不正确或不在最佳注射侧,如下肢或小静脉远端,对比剂可能发生外渗。确保良好的静脉通路是重要的。这可以通过人工注射氯化钠进行测试,以观察正确的位置。如没有外渗,注射困难或血管细小时,则应调整流率。

常见不良反应

全身发热、需要排尿和口中金属味是正常的感觉,但需引起警惕,因此检查前患者应了解这些可能性。因为对比剂通常比人体的体温稍低,她们可感觉到对比剂流入静脉。

关于这些对比剂的详细信息,可以登录欧洲泌尿学会网站查看:http://www.esur.org/guidelines/。

临床应用

由于 CEDM 是侵入性的,需要静脉注射对比剂,它是非普查性检查的主要工具。因此,CESM 适应证用于常规乳腺 X 线摄影中不确定结果的评价,用于致密乳腺病变和刚诊断乳腺癌患者的分期。在一些有症状的病例中,它可以作为首要评价工具。由于 CESM 的适应证类似于 MRI,它可以作为有 MRI 检查禁忌证女性的一种替代检查方法,如金属植入物、耳蜗植入物或幽闭恐惧症。更多适应证包括当地不能做磁共振成像或没有经济实力和需要术前评估疾病程度。随访排除复发的病例,以及乳腺 X 线摄影检测怀疑隐匿癌症的腋窝转移的女性,也可能受益于 CESM。

小结

对比增强乳腺 X 线摄影是一种很有前途并且广泛应用的技术,提高了乳腺 X 线摄影的诊断性能,也是相对简单的一种手段。

(曹丽 王骏 周桔 李开信 高之振 陈峰
胡斌 刘小艳 崔文静 吴虹桥 译)

参考文献

1. Pisano ED, Gatsonis C, Hendrick E, et al. Diagnostic performance of digital versus film mammography for breast-cancer screening. N Engl J Med. 2005;353:1773–83.
2. Chang CH, Nesbit DE, Fisher DR, et al. Computed tomographic mammography using a conventional body scanner. AJR Am J Roentgenol. 1982;138:553–8.
3. Diekmann F, Diekmann S, Taupitz M, et al. Use of iodine-based contrast media in digital full-field mammography–initial experience. Rofo. 2003;175:342–5.
4. Smith AP, Hall PA, Marcello DM. Emerging technologies in breast cancer detection. Radiol Manage. 2004;26:16–24; quiz 25–27.
5. Lewin JM, Niklason L. Advanced applications of digital mammography: tomosynthesis and contrast-enhanced digital mammography. Semin Roentgenol. 2007;42:243–52.
6. Diekmann F, Diekmann S, Jeunehomme F, Muller S, Hamm B, Bick U. Digital mammography using iodine-based contrast media: initial clinical experience with dynamic contrast medium enhancement. Invest Radiol. 2005;40:397–404.
7. Dromain C, Balleyguier C, Muller S, et al. Evaluation of tumor angiogenesis of breast carcinoma using

contrast-enhanced digital mammography. AJR Am J Roentgenol. 2006;187:W528–37.

8. Dromain C, Thibault F, Muller S, et al. Dual-energy contrast-enhanced digital mammography: initial clinical results. Eur Radiol. 2011;21:565–74.

9. Dromain C, Thibault F, Diekmann F, et al. Dual-energy contrast-enhanced digital mammography: initial clinical results of a multireader, multicase study. Breast Cancer Res. 2012;14:R94.

10. Fallenberg EM, Dromain C, Diekmann F, et al. Contrast-enhanced spectral mammography versus MRI: initial results in the detection of breast cancer and assessment of tumour size. Eur Radiol. 2014;24:256–64.

11. Jochelson MS, Dershaw DD, Sung JS, et al. Bilateral contrast-enhanced dual-energy digital mammography: feasibility and comparison with conventional digital mammography and MR imaging in women with known breast carcinoma. Radiology. 2013;266:743–51.

12. Lobbes MB, Lalji U, Houwers J, et al. Contrast-enhanced spectral mammography in patients referred from the breast cancer screening programme. Eur

Radiol. 2014. doi:10.1007/s00330-014-3154-5.

13. Lewin JM, Isaacs PK, Vance V, Larke FJ. Dual-energy contrast-enhanced digital subtraction mammography: feasibility. Radiology. 2003;229:261–8.

14. Puong S, Bouchevreau X, Patoureaux F, Iordache R, Muller S. Dual-energy contrast enhanced digital mammography using a new approach for breast tissue cancelling. Proc SPIE Med Imaging. 2007;6510:65102H.

15. Diekmann F, Freyer M, Diekmann S, et al. Evaluation of contrast-enhanced digital mammography. Eur J Radiol. 2011;78:112–21.

16. Stacul F, van der Molen AJ, Reimer P, et al. Contrast induced nephropathy: updated ESUR Contrast Media Safety Committee guidelines. Eur Radiol. 2011;21:2527–41.

17. van der Molen AJ, Thomsen HS, Morcos SK, Contrast Media Safety Committee ESoUR. Effect of iodinated contrast media on thyroid function in adults. Eur Radiol. 2004;14:902–7.

18. Bellin MF, Stacul F, Webb JA, et al. Late adverse reactions to intravascular iodine based contrast media: an update. Eur Radiol. 2011;21:2305–10.

第 **5** 部分
服务质量保证

第 **35** 章

放射服务质量

Caroline J. Dobson, Clare S. Alison

引言

乳腺癌的正确诊断需要持续的高质量乳腺 X 线摄影,以最佳显示乳腺组织。国际上公认,普查项目和对症服务时所需标准必须定期监测和审核。技师个人也需要进行定期监测和审核他们的工作,以保证高品质图像的产生并改进成像服务性能[1]。

本章是图像质量评估及乳腺 X 线摄影评价标准的实用指南。包括:乳腺 X 线摄影质量保证指南、NHSBSP 发布的第 63 号文件[2]、澳大利亚乳腺普查,以及 2001 年国家认证标准定义的一些指南[3]。

为什么技师需要服务质量标准?

需用标准保证高质量的服务,不允许个人降低对标准的理解。标准能确保受检者的最大利益和最小伤害,同时最大限度地提高癌症检测。需要观察受检者的生理和心理需求(见第 9~14 章),以将不适降到最低,同时仍满足高标准的要求。

技师如何确保他们的工作达到所要求的标准?

技师必须采用分级系统对工作进行定期

检测和评价,如优秀、良好、中等、不足(PGMI)。已经使用的其他系统包括良好、能诊断、不能诊断(GDU),以及优秀、适当、重复(EAR)。过去分级系统的价值受到质疑,然而,在找到合适的替代方法之前,PGMI 将在许多乳腺 X 线摄影部门继续使用[4]。第 36 章详细描述了这些分级和观察者研究。

PGMI 系统于 1993 年被引入英国 NHSBSP,很快澳大利亚、新西兰以及挪威乳腺普查项目也采用了该系统[4]。现已国际公认该系统用于严格评价乳腺 X 线摄影。技师和诊断医师需要使用该系统作为图像评定标准及指南。

同行评审和正式的评价是确保标准持续应用的有用方式,应定期进行。这些内容将在本章后面进行详细讨论。

在 NHSBSP 第 63 号乳腺 X 线摄影的质量保证指南中[2],对乳腺 X 线摄影细节有严格的评价标准。关于乳腺 X 线摄影图像质量评价更多的信息请参考第 36 章。

技术重复(TP)和技术召回(TC)

一位合格的技师能够从技术和诊断方面严格地评价他们所拍摄的乳腺 X 线摄影图像的质量,并证明适当的重复检查是正当的。随着数字化 X 线系统的引进,技师不得不利用他们的专业知识即时做出决定。数字成像的优势是在曝光后立即产生 1 幅图像,如果图像欠佳,可快速反馈给技师[5]。当受检者在场时,即可判断是否需要重复检查,因此避免了因 TC 导致的进一步成像召回和受检者不必要的焦虑。

TP 指当技师意识到错误后决定重复相同的摄影[2]。助理技师(AP)应同意他们的监管技师(合格的放射线技师)关于 TP 是否正当的决定[6]。

在获取图像时,技师不可能总是正确判断出图像技术方面的可接受度。例如,所用的采集工作站与报告显示器就不是相同的高性能。通常图像模糊是无法检测到的,只有在报告工作站上读取图像时才能发现,从而可能使客户技术召回(TC)。

图像重复的原因

许多乳腺部门已成功实施当地协议,使技师有理由重复摄影。必须由正当合格的技师做出重复摄影的专业决定。

当地协议的一个例子是,任何有缺陷的图像分类,如图 35.1 所述必须重复拍摄。但该协议是主观的,有不同的解释。

对部门来说,审核和评价 TP 和 TC 率以及操作的理由是很好的做法,因为它们能提供设备和技师表现的依据。这可以确保很好地管理两者欠佳的地方。

```
(同时适用于 CC 位和 MLO 位图像)
● 乳腺的重要组成部分没有成像
● 显示不完整或不正确
● 曝光错误
● 压迫不当阻碍诊断
● 图像模糊
● 皮肤皱褶重叠模糊图像
● 重叠的伪影模糊图像
```

图 35.1　图像重复拍摄的原因。

同行评审

PGMI 的可靠性可通过同行评审得到进一步提高。技师应该意识到自己的能力,并且清楚了解如何与同行比较。实施带有结构性反馈和记录的有组织的同行评审制度,是为了保持高标准,并在部门内推行这种良好的做法[7]。如果鉴定为表现欠佳,则应确定改进计划,这可能包含额外的培训及实践工作回顾,以确保技师具备达标所必需的专业知识,从而提供给大众可接受的服务。

QA 的作用与访问

在英国检查服务 QA 访问期间,同行评审也可见于区域 QA 放射技师进行正式访问的单位。在这次访问期间,乳腺 X 线摄影的标准将使用乳腺 X 线图像评估表进行评估(表 35.2)。QA 访问的目的是为了确保该单位 X 线图像质量达到预期标准,并找出表现欠佳的地方。对需要改进的地方提出建议。

临床审查实践

作为个人定期绩效监测和持续专业发展(CPD)的一部分,每位技师都应该回顾和反思自己的临床实践。专业绩效的定期复查是必要的,每位技师应该得到他们的绩效反馈。乳腺普查方案负责记录、收集和监测重复检查的数据。所有技师都有责任定期审查他们与当地协议和国家标准相悖的重复检查的数量。

第 2 版 4 号出版物的 NHSBSP 指南[8]在收集、监测和报告重复检查方面,给出了非常明确的数据采集指导。当对乳腺 X 线摄影团队和设备的绩效进行监测时,应使用本指南。

采用从 PGMI 和 TP、TC 上所记录的信息,绩效监控能确定培训的需求。如果鉴定为表现欠佳,则应确定改进计划。这可能包含额外的

乳腺 X 线摄影图像评估表

评估数据															静态/移动			
评估人员							临床编码				采集时间			乳腺 X 线摄影师				
案例号	体位	正确的患者身份/标识	适当曝光	适当的压迫使乳腺固定	图像锐利	无伪影模糊图像	无遮挡的皮肤褶皱	乳头呈侧位	MLO 从胸肌到乳头	适当角度的胸肌	清晰显示 IMF	CC 包括内乳缘	乳腺后清晰显示(中央/侧面)	腺尾的显示	对称图像	全乳腺成像	评价
		R／L	R／L	R／L	R／L	R／L	R／L	R／L	R／L	R／L	R／L	R／L	R／L	R／L			
1	MLO／CC								⊠	⊠	⊠	⊠	⊠	⊠			
2	MLO／CC								⊠	⊠	⊠	⊠	⊠	⊠			
3	MLO／CC								⊠	⊠	⊠	⊠	⊠	⊠			
4	MLO／CC								⊠	⊠	⊠	⊠	⊠	⊠			
5	MLO／CC								⊠	⊠	⊠	⊠	⊠	⊠			
6	MLO／CC								⊠	⊠	⊠	⊠	⊠	⊠			
7	MLO／CC								⊠	⊠	⊠	⊠	⊠	⊠			
8	MLO／CC								⊠	⊠	⊠	⊠	⊠	⊠			
9	MLO／CC								⊠	⊠	⊠	⊠	⊠	⊠			
10	MLO／CC								⊠	⊠	⊠	⊠	⊠	⊠			
11	MLO／CC								⊠	⊠	⊠	⊠	⊠	⊠			
12	MLO／CC								⊠	⊠	⊠	⊠	⊠	⊠			
13	MLO／CC								⊠	⊠	⊠	⊠	⊠	⊠			
14	MLO／CC								⊠	⊠	⊠	⊠	⊠	⊠			
15	MLO／CC								⊠	⊠	⊠	⊠	⊠	⊠			
16	MLO／CC								⊠	⊠	⊠	⊠	⊠	⊠			
17	MLO／CC								⊠	⊠	⊠	⊠	⊠	⊠			
18	MLO／CC								⊠	⊠	⊠	⊠	⊠	⊠			
19	MLO／CC								⊠	⊠	⊠	⊠	⊠	⊠			
20	MLO／CC								⊠	⊠	⊠	⊠	⊠	⊠			

注意事项:审查不少于 20 次,如果问题/趋势严重应更多。应该使用无患者识别码。不符合标准时,在相应表格内画×就能很容易地查看趋势

图 35.2　乳腺 X 线摄影图像评估表。

培训及实践工作的回顾,以确保技师具备达标所必需的专业知识,从而提供给大众可接受的服务。

为了支持技师审查他们自己的临床工作能力,放射科管理者应定期收集所有重复检查的数据(TR = TP + TC)。需收集的信息有:

- 科室内各位技师 TR、TP 和 TC 的数量和比例;
- 用理由编码的 TR、TP 和 TC 数量和比例;
- 技师和用理由编码的 TR、TP 和 TC 数量和比例。

这个数据应该在当地监测,审查的结果应尽可能地反馈给技师。

如果明确了问题行改进计划,应在时间上同步进行等级判定。

可持续专业发展(CPD)

作为专业人员,所有工作人员都有责任不断发展和完善自己。CPD 包括工作方面的学习、专业活动和方法及教育学习。CPD 应当促进和满足技师的学习要求,并专注于高质量乳腺 X 线摄影服务。

图 35.3 至图 35.16 分别是完美、良好、中等和不恰当的图像,有或没有伪影。

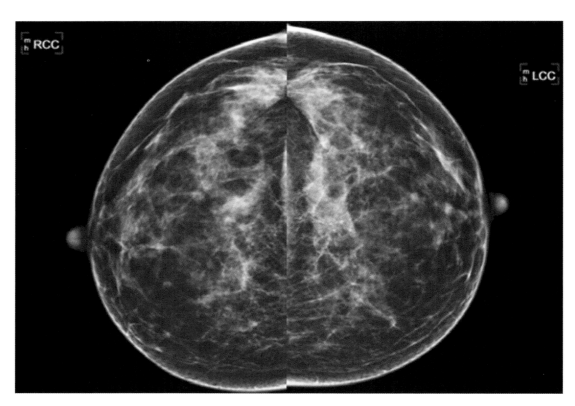

图 35.3　符合所有条件的完美的 CC 图像。

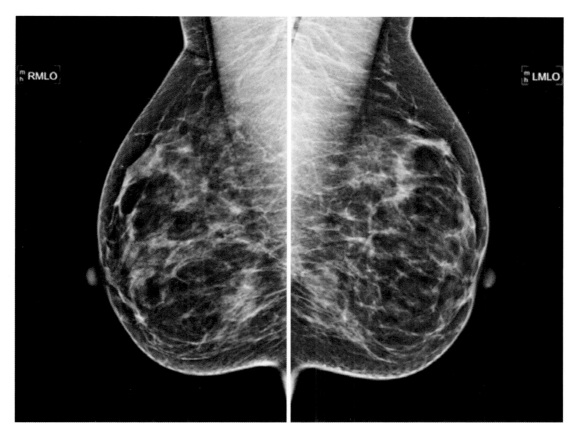

图 35.4　符合所有条件的完美的 MLO 位图像。

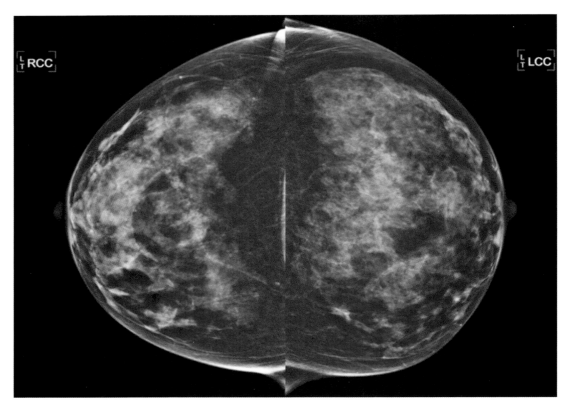

图 35.5　良好的 CC 图像。在右侧 CC 位图像的后外侧边缘有一个轻微的折痕。它没有混淆任何乳腺组织,因此,这个图像不需要重复。**学习要点**:如果有必要,成像前检查压迫板下乳腺外侧以及与探测器接触下的皮肤皱褶,使皮肤光滑。

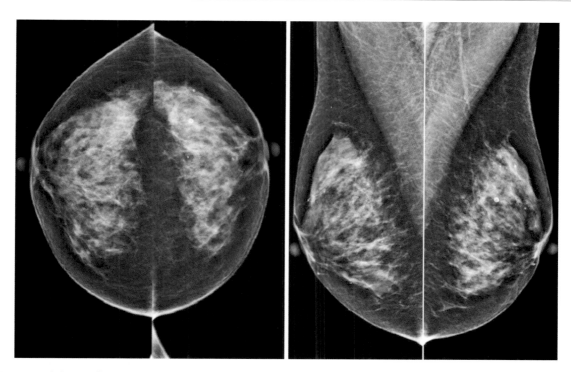

图 35.6　良好的图像。左侧 CC 位图像上乳头稍侧转,乳腺后一小块组织未显示。但是,乳腺组织在左侧 MLO 位图像上在 1cm 范围内,因此,该图像不需要重复。**学习要点**:确保乳头与胸壁成 90°,在成像前将最佳数量乳腺提拉至探测器上。

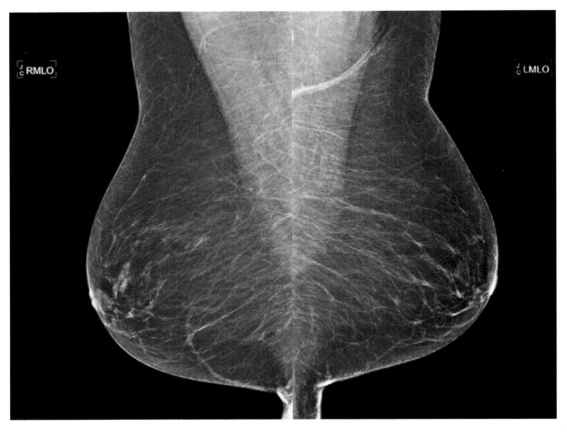

图 35.7 良好的 MLO 位图像。左侧腋下有一个轻微的皱褶。但这并未模糊任何乳腺组织,因此图像无需重复。**学习要点**:在应用压迫前提肩使腋下平整。

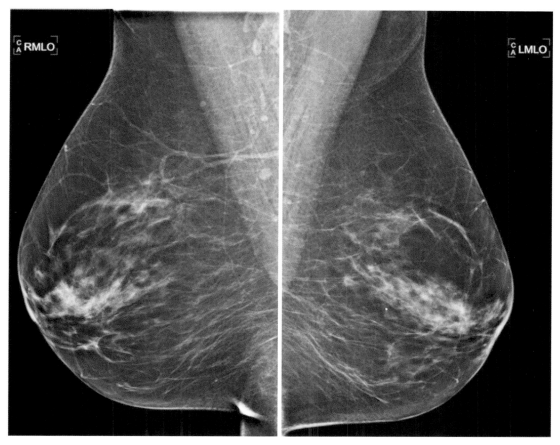

图 35.8 良好的 MLO 图像。右侧乳腺下皱褶(IMF)处有一个轻微的折痕。但这并未模糊任何乳腺组织,因此无需重复图像。**学习要点**:在应用压迫前将 IMF 向下平展。

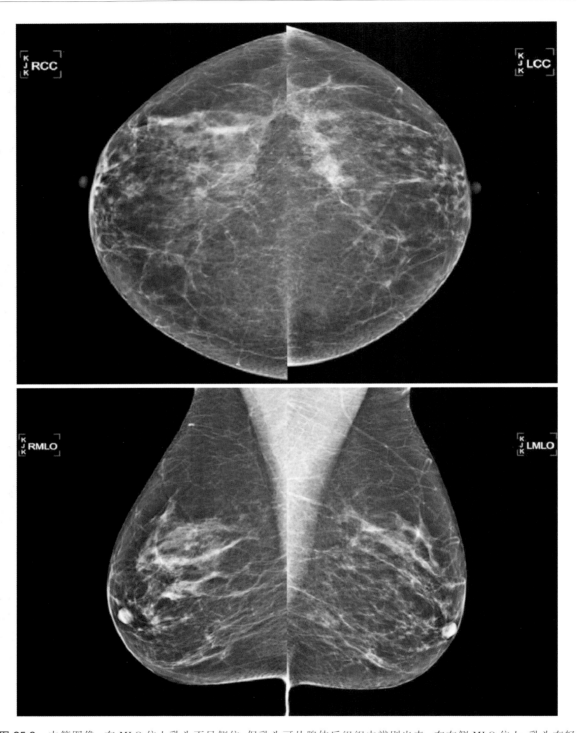

图 35.9   中等图像。在 MLO 位上乳头不呈侧位，但乳头可从腺体后组织中辨别出来。在右侧 MLO 位上，乳头有轻微不对称，胸肌的角度也不正确，乳头水平向下。大部分乳腺组织已成像，乳腺下皱襞清晰显示。由于在 CC 位上乳头呈侧位，这些图像不需要重复。**学习要点**：如果不重新定位使探测器感应到更多的乳腺组织，则在压迫前根据乳头旋转呈侧位或中立体位，检查乳头呈侧位。这样可以确保胸肌下降到乳头水平。探测器板上角必须放在腋尾后方，以确保胸肌在正常角度成像。

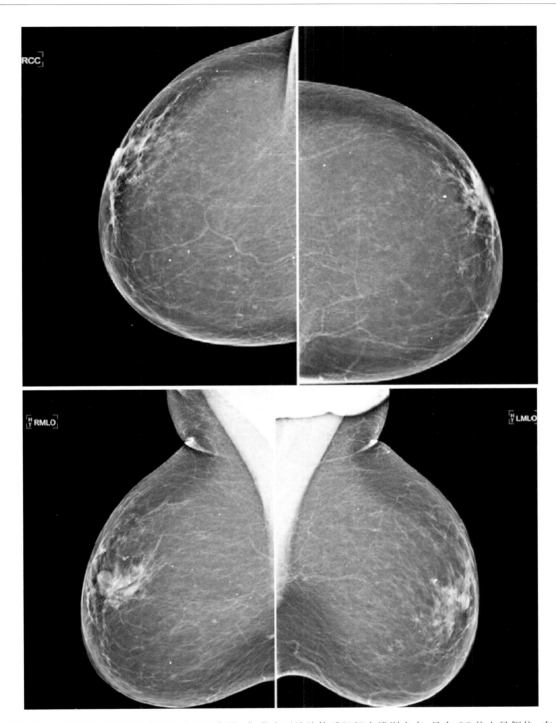

图 35.10 中等图像。在 MLO 位上乳头不呈侧位,但乳头可从腺体后组织中辨别出来,且在 CC 位上呈侧位。在 CC 位上乳头没有与胸壁成 90°,且图像不对称。在右 CC 位侧面的折痕模糊少量乳腺组织,同时左侧 MLO 位伪影贯穿上部。这两个腋窝的折痕都很轻微。右侧乳腺下皱褶显示不清。大部分乳腺组织被成像,因此这些图像不需要重复。
学习要点:确保乳腺在 CC 位上居图像的中央位置以避免不对称。使上图 35.5 和图 35.7 所述的折痕平滑。如果乳头不呈侧位,乳腺下皱褶处显示不清,患者也许得离探测器板太近。稍微远离探测器板,会使 MLO 的定位更容易。确保患者的下颌在视野之外。

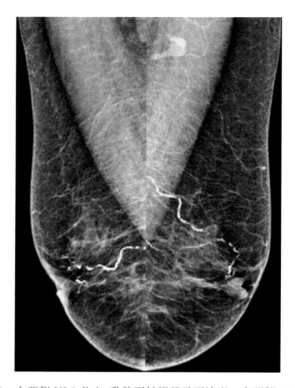

图 35.11　适当的 MLO 图像。在两侧 MLO 位上,乳腺下皱褶显示不清晰。在两侧 MLO 位中,左侧乳头不呈侧位,胸肌未下降至乳头,但在顶部有很多胸肌成像。大多数乳腺组织已成像,所以这些图像不需要重复。**学习要点**:探测板过高使患者紧张且站得太靠近探测器板,造成乳腺下皱褶的成像损失。患者的足位对 MLO 定位至关重要。离开探测板一小步或者降低探测器将确保良好的定位。在这种情况下,CC 位上乳头一定呈侧位。

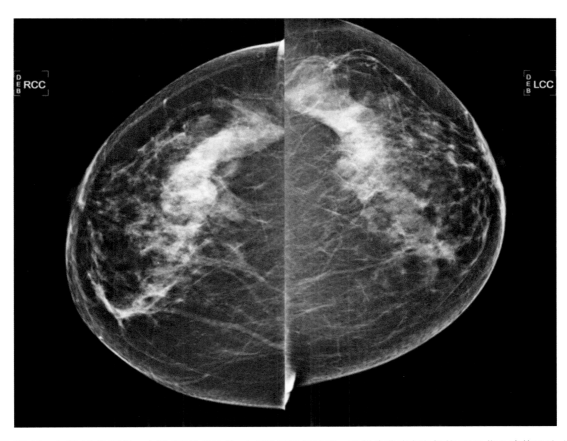

图 35.12　中等 CC 位图像。左侧 CC 位的边缘,少量乳腺组织缺失。这部分乳腺在良好的 MLO 位上清楚显示,因此不需要重复。**学习要点**:在照射野中央定位乳腺。

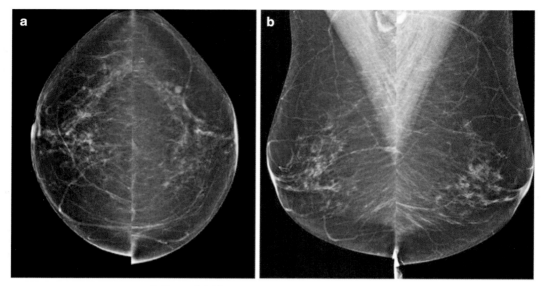

重复 CC 位图像

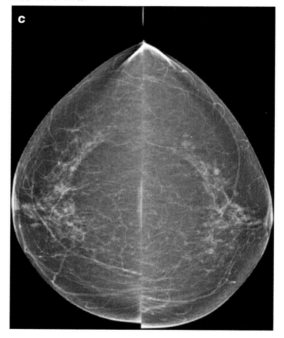

图 35.13 不当的图像。双侧 CC 位图像乳腺组织的后部缺失。右侧 MLO 图像模糊。有些病变仅能在 1 个体位显示,使小的异常,例如微小钙化变得模糊。因此,这些图像是不当的,需要重复拍摄。上图重复的 CC 位图像显示了从最初的图像中丢失的大量的乳腺组织。

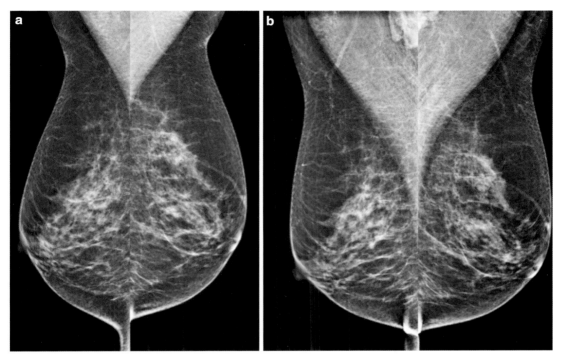

图 35.14　不当的 MLO 位图像。胸肌没有下降至乳头水平,因此在双侧图像中乳腺组织后部缺失,重复图像(b)显示从最初的图像中缺失的许多乳腺组织。**学习要点**:确保肩充分举起,探测器板最上角定位于腋窝的后部。

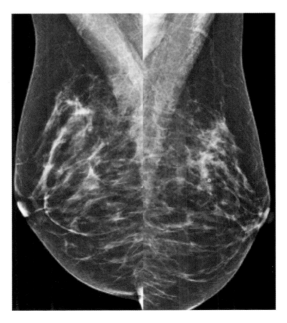

图 35.15　不当的 MLO 位图像。图像不对称,左侧 MLO 位图像的基底部乳腺组织缺失,因此不能显示左侧的 IMF。图像需要重复。**学习要点**:对于 2 个体位确保双足在正确的位置,探测器位于正确的高度。使用定位线检查乳腺的基底部包含在照射野内。在 X 线机房内可以采用较弱的灯光。

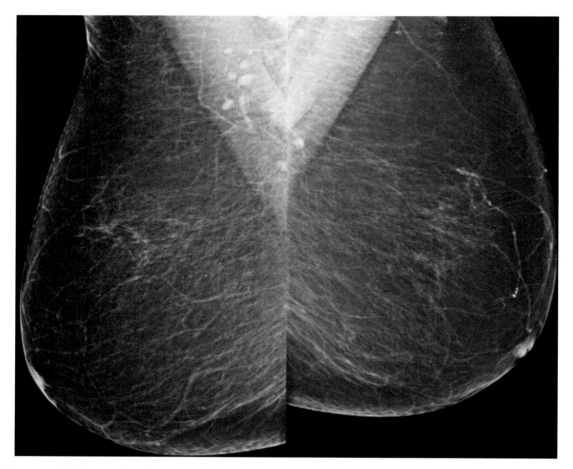

图 35.16　不当的 MLO 位图像。双侧 MLO 位图像顶部乳腺组织缺失,尤其是左侧。IMF 未显示,并且胸肌未降至乳头水平。有大量的乳腺组织从这些图像中缺失,因此这些需要重复拍摄。**学习要点**:确保探测器位于正确高度,这种情况因探测器较高所致,患者需要侧身离探测器一步的距离。将更多的乳腺提高放在探测器上,使 IMF 进入照射野内。

(许棚棚　欧长笛　王骏　周桔　张愉　陈井亚　高之振　陈峰　胡斌　刘小艳　译)

参考文献

1. Moreira C, Svoboda K, Poulos A, Taylor R, Page A, Rickard M. Comparison of the validity and reliability of two image classification systems for the assessment of mammogram quality. J Med Screen. 2005;12:38–42.

2. The National Health Service Breast Screening Programme. Quality assurance guidelines for mammography, vol. 63. Sheffield: NHSBSP Publication; 2006.

3. The National Quality Management Committee of Breast Screen Australia. National Accreditation Standards: Breast Screen Australia Quality Improvement Programme, Canberra, 2001.

4. Lee L, Stickland V, Wilson R, Evans A. Fundamentals of mammography. London: Churchill Livingston; 2003. p. 108–9.

5. Hashimoto BE. Practical digital mammography. New York: Thieme; 2008. p. 9.

6. The Society of Radiographers. The scope of practice for assistant practitioners in clinical imaging. London: The Society of Radiographers; 2012.

7. Starr L, Mercer C. Peer review – an essential part of learning and development. Symposium Mammographicum, Bournemouth 2014. The Nightingale Centre, University Hospital of South Manchester, 2013.

8. The National Health Service Breast Screening Programme. Collecting, monitoring and reporting repeat examinations, vol. 4. Sheffield: NHSBSP Publication No. 4, version 2; 2006. p. 10.

第 36 章

乳腺 X 线摄影中观察者研究

Peter Hogg, Sara Millington, David Manning, Hussien Mraity

引言

乳腺 X 线摄影是一项特殊的成像技术，在许多方面与其他技术不同：有时因为组织的类型需要一定的技术性，还有些方面是因为受检者的独特性。但有一重要方面，乳腺 X 线摄影与其他医学成像一样：需要决策的过程。所有有意义的决定都在信息不完整或者不确定的条件下做出的，乳腺 X 线摄影也不例外。

造成这种不确定的因素可分为以下两类：一类是与图像有关的因素，涉及病变清晰度，能够反映病变的特征。第二类是与图像无关的因素，涉及观察者阅片能力。质量控制测试提供一系列物理过程来衡量图像特征。一些测试是以体模为基础，旨在测量参数来评估设备工作所需的规格。然而，观察者从放射学角度解读患者的图像时，有时观察者之间（观察者之间差异）及自己（观察者内部差异）对图像特征的理解也不同。所以乳腺 X 线图像的临床质量的完整评价应包括这个过程中读片者的诊断决定。

对这些人为因素更清晰的认识已经演变为通过医学成像观察研究的发展。这些都是评估技术、成像方法和判读者表现的一个重要部分。本章描述人工观察者方法的可靠的质量保证测试的特点。

使用什么类型的观察者研究？

在观察者研究开始前，首先需要考虑你希望你的研究达到什么目标。这是从利益方面考虑，因为一些方法更复杂且耗时，并且取决于提出什么问题。我们可以举一些实际的例子来说明相关类型的研究：

1. 如果你想知道一个新的未经验证的成像方法是否有前途。

在这种情况下，使用测试图案或者体模的简单研究就可以很容易地产生大量图像。3 名或 4 名非专业的观察者关于这些图像的一些方面可以给出一些主观的意见，比如你定义的分辨度和对比度等。这个可以和那些用已经确立的技术产生的图像相比较，看看是否相同或有差异。这个测试可以显示它的效果和大小。

2. 你想要知道几种图像处理的方法哪个更好。

这里，需要临床图像和专门的观察员阅片。很可能，也许需要许多图像，因为这种方法是主观评价，那就需要至少 1 名以上的观察员。需要多少是一个实践性的统计问题，因为在这个情况下熟练的判断和图像知识是必需的。可接受 3~5 名观察者，每个人在每种处理条件下观察约 10 幅图像。快速阅读无标记、随机的图像，并且让试验对象简单地陈述他们喜欢的一幅图像或者对所有图像进行排序。通过使用解剖学特征的视觉等级分析(VGA)评分系统可以进一步定量分析。

从临床上评价图像质量

现在我们考虑在临床上如何从视觉上评价图像,这个需要考虑解剖特性和使用视觉等级分析工具。在此基础上,我们批评当前的做法,介绍验证了的标准和 VGA 工具的概念。

高质量的图像对乳腺癌的早期诊断是关键。图像质量测量的主观性使下定义有一定的困难,除非测试的诊断目的特别清楚。然而,评价图像质量可能通过定位、适当压力的应用、曝光、对比度、锐利度和噪声等来实现[1-3]。良好的 X 线摄影技术是必需的,以确保尽可能多的乳腺组织包含在图像中。为了展开腺体组织,应当施加足够的压力。最佳的曝光条件对获得足够的图像对比度是重要的,从而产生一幅合适的、噪声有限的图像。锐利度与许多因素有关,包括定位、适当压力应用下的曝光和没有患者/设备的移动。

图像质量标准

英国 NHSBSP 建议评价 MLO 位图像时,采用以下的图像质量标准[4]:

- 必须成像整个乳腺组织;
- 乳头呈侧位;
- 正确的注释;
- 适当的曝光;
- 适当的压力;
- 无移动;
- 无皮肤皱褶;
- 无伪影;
- 图像对称(右侧 MLO 位和左侧 MLO 位)。

使用以上标准,图 36.1 示右侧 MLO 位和左侧 MLO 位乳腺 X 线摄影图像诊断质量。

同样,对于 CC 位图像,NHSBSP 推荐以下

图像质量标准:

- 解剖边缘必须成像;
- 一部分腋窝必须在图像内;
- 显示胸肌影;
- 乳头呈侧位;
- 正确的注释;
- 适当的曝光;
- 适当的压力;
- 无移动;
- 无皮肤皱褶;
- 无伪影;
- 图像对称(右侧 CC 位和左侧 CC 位)。

使用以上标准,图 36.2 展示 RCC 位和 LCC 位乳腺 X 线摄影图像的诊断性图像质量。

定位

对于系列研究(如普查),如能使用这些图像质量标准,患者成像前有利于回顾先前的图像。这个做法可以认识到先前摄影的不足(例如胸肌显示少或者缺乏乳腺内下角);而且,比较现在和先前的乳腺 X 线图像可确保观察者检查整个乳腺是否全部被包括。关于患者定位的详细信息可参阅第 21~23 章。

压力

足够的压力可以使重叠的乳腺结构分开,产生 1 个均匀的、厚度减少的乳腺组织,使乳腺固定,而尽可能减少潜在的移动所造成的图像不锐利[5,6]。减少组织厚度尽可能减少几何不锐利和散射,这两者都可以增加图像质量。关于压力应用的进一步讨论可参见第 22 章。

曝光条件

曝光条件通常取决于成像设备。这些优化可以确保致密腺体和不致密的脂肪组织细节得以显示,乳腺组织在 MLO 位图像中透过胸肌可见,且显示皮肤边缘。

曝光条件的进一步信息可见第 16 章。

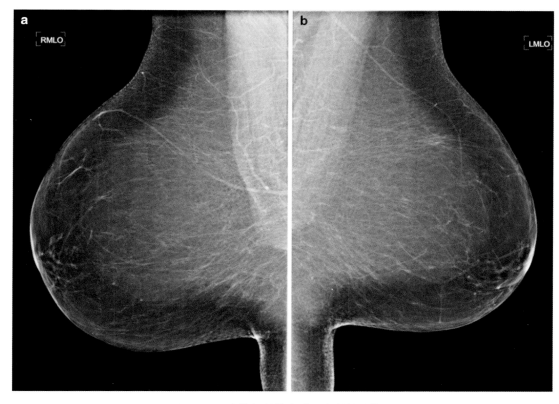

图 36.1　内外侧斜位高质量诊断性图像。

对比

进展期癌症,可以与乳腺腺体组织有相似的密度,高对比度很必要,有助于区分正常与可疑特性。有许多变量影响病变与周围组织之间的对比,这包括最佳的曝光条件、使用的压力以及乳腺的定位。因此,充分显示病灶需要良好的技术。

锐利度

在临床上,锐利度与显示不同的解剖特点的清晰边缘有关。缺少锐利度增加了低密度病灶丢失和一些不正确特性的风险。图像锐利度与以下所有因素有关[7,8]:

- 受检者的移动;
- 对比度;
- 影像探测器的物理特性。

噪声

噪声造成图像颗粒状、斑点状并能模糊小病变,甚至像一些小病变。如果噪声存在,那么了解微小钙化可能是个挑战。关于噪声的进一步信息可见第 16 章。

乳腺 X 线摄影中的视觉等级分析工具

PGMI

最著名的视觉等级分析工具可能是 PGMI[9] (完美、良好、适中、不当)。这个工具包括一套标准(如下);每个标准被分成完美、良好、适中、不当。如前所示,该标准考虑到更广泛的领域,已超越了图像本身(如检查日期)。一些临床部门已经采用了这种工具,以数字视觉质量

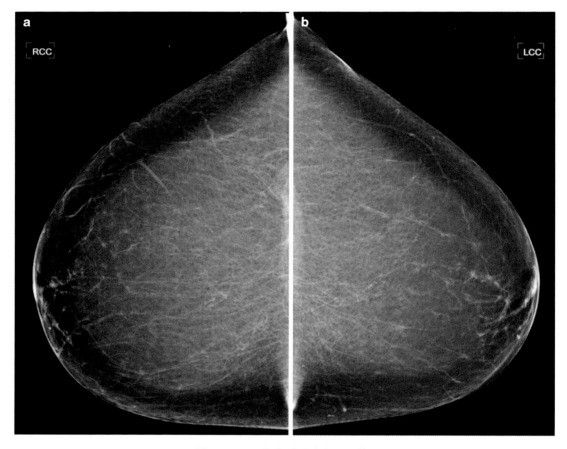

图 36.2 CC 位高质量诊断性图像。

代替乳腺 X 线摄影图像,完美、良好、适中、不当以数字表示(如 4 代表完美,1 代表不当)。许多期刊论文已经使用这个等级来视觉判断图像质量。

1. 所有乳腺组织成像(脂肪组织显示在腺体组织后面)。

2. 清晰显示正确的图像信息:

- 检查日期;
- 受检者的信息——姓名、检查号和(或)出生日期;
- 边缘标记;
- 位置标记;
- 放射技师信息。

3. 根据工作要求正确选择曝光条件。

4. 适当的压力。

5. 无移动。

6. 无伪影。

7. 无皮肤皱褶。

8. 图像对称。

对 CC 位和 MLO 位关于第一点的进一步说明如下:在 CC 位中,后乳头线(PNL)必须在后乳头线 1cm 内;在 MLO 位中,乳腺内侧边缘必须显示,乳头呈侧位,并位于乳腺的中线上。对于 MLO 位,胸肌必须有足够的宽度且达到乳头水平,乳腺下皱褶应该很好地显示,乳头呈侧位;在 CC 位中,PNL 必须在后乳头线 1cm 内。

- 对于 1 幅定级为"完美"的图像应该满足 1~8 条;
- 良好的图像应该满足 1~5 条,6~8 条可有轻微变化；

　　● 中等图像具有大部分乳腺组织成像，乳头可能不呈侧面，而对于 CC 位图像，乳头不在中线上。在 MLO 位图像上，胸肌可能未降至乳头水平，但乳腺后部组织必须显示，IMF 可能未清晰显示。必须满足标准 2~5，不模糊乳腺组织的伪影、皮肤皱褶和图像不对称都属于中等图像分类；

　　● 不当的图像可能有明显的乳腺组织不在图像内；不正确的识别、不正确的曝光、不当的压力、模糊：伪影、皮肤皱褶模糊乳腺组织。

EAR

　　EAR（优秀、可接受、重复）是另一个 VGA 工具。这个标准与 PGMI 十分相似，增加了"获得图像的正确数量"。

　　所有技师应当独自以及与同事一起定期回顾他们所拍摄的图像，作为图像质量保证的一部分。个人评价工具有利于确保图像回顾处于标准过程。

　　许多出版物对于 EAR 和 PGMI 的客观性进行了讨论[10,11]，它们的实用性遭到质疑。尽管许多国家如挪威和澳大利亚使用 PGMI[12]，但英国的许多乳腺成像中心已经不再使用，除了 NHSBSP 训练中心用来评估培训技师的标准。图像的自我评估和同事回顾对于合格的技师来讲是更常用的。当前在英国没有全国通用的 VGA 工具，然而国家乳腺普查质量保证中心正在研发一个可用于数字图像的新的自我评估工具。

观察条件

　　图像显示器件在第 16 章涉及，但是因为涉及观察条件，在此提到显示器是重要的。图像质量必须在符合该目的的显示器上评估。NHSBSP 推荐，当报告数字乳腺 X 线摄影图像时[13]，必须使用至少 5MP（兆像素）分辨能力的图像显示器。一个值得考虑的地方是在临床成像室，因为这些采集显示器常用于受检者离开检查室前检查图像质量。它们有较低的像素值，且不是设计用来出报告的。重要的是，不论使用什么质量的显示器，它们能达到显示效果才是关键。室内光线灰暗以保证观察图像具有 1 个恒定的值。

图像质量标准的重要反思和乳腺 X 线摄影中运用的视觉等级分析工具

　　放射学上检测病理学特征的能力假设其与图像质量有关——如果图像质量增加，病变检出的能力通常也会增加。依据视觉的方法评估图像质量具有临床现实意义，如果做得充分，则对成像服务具有潜在价值。然而，如果评估是为了给出精确的、可重复的结果，或者要预计诊断性能，利用视觉的方法评价图像质量很难实现。

　　放射学和放射学文献中很多设计较差且实施较差的视觉评估图像质量的方法，简直是个灾难。对于许多成像操作，欧洲质量标准中明确强调了特定的解剖结构，且常用于研究和临床目的。对于数字成像试图更新并翻译成适合的视觉等级标准。不幸的是，最初欧洲的质量标准仅对一般的临床图像给出评价，但它们可能不足以预测特定病变的诊断性能。乳腺 X 线摄影与其他放射学检查没有什么不同，因为具备更多任务特性且经过更严格验证的图像质量标准不存在。

　　正如我们已经看到的，在乳腺 X 线摄影中，各种重要的临床解剖结构已被确认载有涉及病理学信息；显示这些结构的能力作为视觉图像质量评价的基础。这个重要的假想是病理学的发现与正常解剖可见度有很好的关联。

　　基于标准，已经产生 VGA 工具（如 PGMI 和 EAA），且它们仍然被广泛地应用。应用这样的工具,希望能使主观性降到最低,可潜在地提供视觉图像质量的数值,这与癌症的发现有关。然而,与标准相似,在乳腺 X 线摄影中所使用的 VGA 工具未经过验证。对临床和研究目的需要创造并验证出完善的视觉等级量表。下面介绍可能实现的一种方法。

Bandura 理论[14]为视觉等级量表的发展和验证提供了合适的理论基础[15,16]。因为视觉图像质量评价需要人的想法和图像本身的物理属性之间的相互作用。心理测验学——心理学的一个分支,处理不能直接测量的人类属性。在这种情况下,视觉等级量表包含了一系列的声明(项目),用有效一致的方式试图测量视觉图像质量的感知。使用 Bandura 理论发展和验证视觉等级量表包含几个步骤。

第一,用常规[17]和乳腺 X 线摄影特定文献拟订一套质量声明的草案,包括必要的可视化解剖特性,能反映乳腺 X 线摄影的图像质量;第二,一组临床乳腺 X 线摄影专家回顾草案,如果有需要,进行修改。项目正面和负面语言表达各占一半,以减少肯定性的偏差。然后用 Likert 量表评分。Likert 评分 1~5 分是合适的,其中 1 代表坚决不同意,5 代表完全同意。第三,大约需要 7 张质量从差到好的乳腺 X 线摄影图像,且由专家组一致同意。可以采用物理测量,如信噪比以帮助选择过程。第四;草案被一部分临床乳腺 X 线摄影专家在试点测试,以发现和修正任何与草案内容有关的歧义;第五,通过适当的临床乳腺 X 相关摄影专业的培训,这个量表被用来评估这 7 张乳腺 X 线图像的质量。为了减少错误,需要至少 150 名专业人员进行评价,那么就会有 7×150 个完整的视觉等级量表;第六,统计分析数据,以验证视觉等级量表[18,19]。这个分析可能导致许多等级产生,例如可能包括:①所有用以评价左侧或右侧 CC/MLO 位图像等级;②全部仅用于 CC 位或 MLO 位图像等级;③对于"1"和"2"短量表。

假定有效性和可靠性都能接受,那么量表应该与其有效数据一起发表。目前,视觉等级量表准备应用于临床和科研。心理测验学中已是常规作法,关于量表需进一步研究。在乳腺 X 线摄影的病例中,包括对大量且更多不同的图像评估的有效性和可靠性。量表也可以被更多不同组的观察者操作(例如不同层次的技师)。值得注意的是,量表评估有助于放射学家和技师的培训,包括合格的专业人员,在考试和临床工作中有足够的能力去区分图像质量。

VGA 数据可以用图描绘,2 个(或更多的)方法测量图像质量的差异可以参考曲线下面积。然后,用类似于受试者工作特征曲线(ROC)的方法分析[20]两个方法的数据。ROC 将在下一节提到。

读片者表现

目前为止,我们已经考虑了两个潜在的问题(即你想知道哪个新的未被验证的成像方法有前途;你想知道许多图像处理方法哪个更好)。现在我们进入第 3 个也是本章最后的问题。

3. 你想知道如果改变乳腺 X 线摄影操作的某一方面,是否会影响诊断性能。

这是 1 个更高级的问题,且可应用于图像采集方法的变化,例如,改变压迫力,或者质疑改变读片者的影响。判定读片者表现也可以应用监测个人的诊断率。这个已经被英国 NHSBSP 在整个 PERFORMS 的质量保证系统内应用[21]。这样的观察者研究需要清楚它需要对比什么,需要确保此研究尽可能的客观。这意味着这个研究的设计和方法比之前的例子更复杂且耗时。需要真实的图像,且必须严格选择测试条件,包括样本代表随机病例,实践中所见的正常和异常病例。另外,为模拟普查人口条件,设置正常与异常的比例是不明智的。对于研究测试敏感性或真阳性诊断率时,几乎没有阳性病例(低优势),统计学方面缺乏说服力。观察者必须是读片者,通过适当的训练具有完成临床乳腺X线摄影报告的能力,在测试中,他们被要求去判断在每幅图像中是否存在病理改变。

观察者研究:基本曲线

通过以下几步实现观察者测试工作:

(1)将已知结果的图像给观察者阅读;

(2)记录他们的诊断结果是否正确;

(3)计算选择的品质因数(FOM),评价观察者决定的可信度与差值;

(4)有更好的FOM条件是最佳的。但是有一些重要的图像特性和观察者选择必须理解。

观察者

如果研究的目的是决定个人诊断性能,那么只需要一名观察者。但是如果要评价协议改变对诊断效果的影响,那么需要足够的统计数据,使偏差越小越好。此时大约5名观察者被认为是足够的,但是这个值取决于需要阅片的数量。已发表的数据显示图像样本大小对应观察者数量为4~10,并给出了相应的统计能力和精确性[22]。

图像

测试设置必须包括图像样本,充分代表在实际应用中所出现的正常或异常表现。理想的是,每种状况都应该有大致相同的图像数量,并且在设置中同时含有细微的病理,还有更多明显的病灶是重要的。必须确认某种诊断状态,以便可以依据事实或金标准测试所有观察者的决定。这经常是一个具有挑战性的任务。而且在研究问题中,事先精确地定义什么是"正常"或"病理"有帮助。这种方法是一种完全的交叉设计。这意味着必须使用同样的病例采用不同的方法,形式A相对于形式B,以便判读同样的病例。同样的判读者必须采用同样的方法,那么该方法变成多观察者多病例(MRMC)的示例;这可能也是最强劲的。

特定观察者的测试步骤

ROC方法

ROC方法是运用信号检测理论(SDT)的一种技术手段,并于1970年开始应用于医学成像。其工作原理为:当一名观察者对于一幅图像是否含有病灶或是否正常做出诊断时,存在4种可能的结果:

真阳性-TP(实际有病并且被检测出有病);

真阴性-TN(实际没病并且被检测出也没有病);

假阳性-FP(实际没病但是被检测出有病);

假阴性-FN(实际有病但是被检测出没病)。

观察者做出的每一个诊断,都要求在评定量表(该决定的确定程度)中标示出来。该等级可能是连续变化的但经常要在离散尺度表上表示。这可以被分为1(不存在病变)~5(存在病变)五个级别。评分表上从1~5的间隔表明观察者在图像中判断病变存在或不存在信心的程度。实际使用的间隔数值事关选择,但是小于5的等级对于曲线拟合不够精确,最好是10。

例如:一个样例说明了如何将观察者的决定转化为曲线上的数据点。我们将采用5分制使它变得简单明了。假设设置1个测试,一名观察者对200张随机排序图像进行阅片,其中100张包含病变(阳性),另外100张没有病变(阴性),要求观察者根据等级量表给每张图像评分。如果100%确定病变存在,在方框5打勾;如果确定没有病变,就在方框1打勾。选择方框2~4为不同程度的确诊性。完成所有200个诊断后,实验者采用测试库里关于基础事实的先前的基础知识,画出得分图。

	1	2	3	4	5	合计
	病变不存在	可能不存在	不确定	可能存在	病变存在	
	(正常)	(正常)		(阳性)	(阳性)	
此类别中病变的图像数	5	10	10	25	50	100
此类别中没有病变的图像数	20	40	20	15	5	100

这些分数从右到左分类求和,作为阳性或阴性图像的总的百分比显示:

(1+2+3+4+5)	(2+3+4+5)	(3+4+5)	(4+5)	(5)
100%	95%	85%	75%	50%
100%	80%	40%	20%	5%

然后把百分值换成可能性等级(0~1)转换成百分值,绘在如图 36.3 所示的图表上,产生 ROC 曲线。

(1+2+3+4+5)	(2+3+4+5)	(3+4+5)	(4+5)	(5)
1	0.95	0.85	0.75	0.5
1	0.8	0.4	0.2	0.5

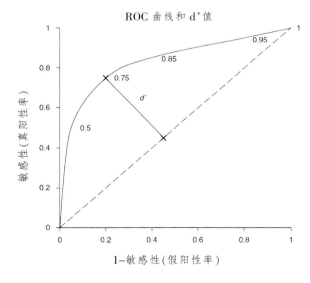

图 36.3 真阳性率被称为测试的敏感性,绘制在假阳性率上方。此值对于"病变的存在"确定显示在曲线上。d′值可以用作品质因数以比较 2 种不同的 ROC 曲线。更常见的是计算曲线下的总面积进行这种比较。

ROC 曲线测试诊断性能,其性能展示了观察者判断图像特征(如正常或异常的确定阈值),形成真、假阳性率的范围。从中通常提取出 2 种简单的度量:在曲线下的总面积(AUC 或 Az),或者如图 36.3 所示 d′。不论哪种情况,曲线延伸至图形空间左上角越远,性能值越大;通过产生不同条件的 ROC 曲线,依据固定控制下的不同变量,可以比较个人、团体、设备或者技术诊断的有效性。

双间隔强迫选择法(2AFC)

这种方法与 ROC 非常相近,要求观察者比较 2 种不同的图像,并对这 2 种图像是否一样做出决定。不同的性质必须提前做出详细的说明。该项技术起源于心理测验学,试图确定感觉阈值或"视觉差异"(JND),对于视觉任务,用视觉信号强度测量最小变化。它可用于不同变量的医学成像达到良好效果。图 36.4 说明了 2AFC 的任务,不考虑诊断重复性问题,该任务显示观察者要精确地了解信号将出现的位置。这样做,可以专门测试观察者在噪声背景下检测已知强度信号的能力[23]。

如果观察者得到一幅标准的基线图像,要求他或她比较连续的类似图像,以决定每一幅图像是否相同或不同, 说明他或她在乳腺 X 线摄影中采用了 2AFC 原理。该任务通常有搜索组件, 因为没有公开信号或目标变化的位置。这种基本模型可能做得更复杂,要求观察者在预定刻度上给差异评分。这种尺度可能有阳性或阴性的范围, 以适应条件, 如 "好"与"坏"或病变"存在"与"不存在"。如果这是重复多次的分数,可以求和以衡量不同成像条件或

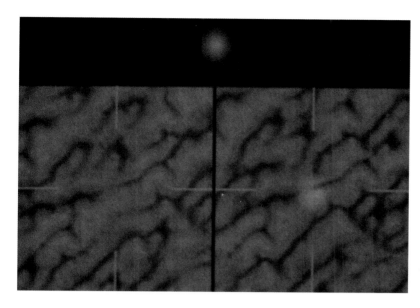

图 36.4　一个 2AFC 研究的典型案例。在这种情况下，实验设计"信号确切知道"，观察者通过十字线导向信号的位置。对于纯信号检测分割不用搜索的任务。该信号（上、中央）存在于该例患者的右手图像，而左手图像没有（Brettle 等[23]）。（见彩图）

已知事实的性能。

　　显而易见，当最新的图像与上次图像相比较时，乳腺 X 线摄影普查利用这一原理。在乳腺 X 线摄影患者病例的管理中，一个刚好能够显示出的差异是重要的阈值，同时隐藏在 ROC 和 2AFC 观察者研究中。

小结

　　观察者研究在医学成像中已很好地建起来了，作为衡量诊断性能和图像质量的一种手段。考虑到观察者是图像诊断链不可缺少的一部分，它为评价成像方法的性能提供了一个真正的世界通用的方法。某些情况下，依据获取过程存在的图像信息，它允许分析过程的决定组成成分。观察者研究的选择是一个重要因素，必须考虑研究目的的匹配。毫无疑问，最严格的观察者方法采用 ROC 技术或其变量。

（欧长笛　王骏　周桔　高之振　陈峰　胡斌
刘小艳　崔文静　吴虹桥　李开信　译）

参考文献

1. Pushpa T, Vijayalakshmi K, Sulaiman T, Kanaga K. Comparison of image quality criteria between digital storage phosphor plate in mammography and full-field digital mammography in the detection of breast cancer. Malays J Med Sci. 2012;19(1):52–9.

2. Zanca F, Ongeval C, Claus F, Jacobs J, Oyen R, Bosmans H. Comparison of visual grading and free-response ROC analyses for assessment of image-processing algorithms in digital mammography. Br J Radiol. 2012;85(1020):e1233–41.

3. Taplin S, Ichikawa T, Kerlikowske K, Ernster V, Rosenberg R, Yankaskas B, Carney P, Geller G, Urban N, Dignan M, Barlow W, Ballard-Barbash R, Sickles E. Concordance of breast imaging reporting and data system assessments and management recommendations in screening mammography. Radiology. 2002;222:2.

4. Quality assurance guidelines for mammography including radiographic quality control, National Quality Assurance Coordinating Group for Radiography, published by: NHS Cancer Screening Programmes Sheffield. NHS Cancer Screening Programmes. Report 63. 2006. ISBN 1 84463 028 5.

5. Miller J, Diffey J. Audit of Radiography Services Breast Screen South Australia (BSSA), BSSA Review Steering Committee, published by: Department of Health Australia. Digital Mammography System Wide Review. Final Report. 2013.

6. Taplin S, Rutter C, Finder C, Mandelson M, Houn F, White E. Screening mammography: clinical image quality and the risk of interval breast cancer. AJR Am

J Roentgenol. 2002;178:797–803.

7. Smith AP. Fundamentals of digital mammography: technology and practical considerations. Hologic, Inc. Bedford U.S.A. 2005. https://www.mmhospital.org/upload/docs/pdf/Fundamentals%20of%20DM.pdf. Accessed 4 June 2014.

8. Samei E. Performance of digital radiographic detectors: quantification and assessment methods. Advances in digital radiography: RSNA categorical course in diagnostic radiology physics. Radiographics. p. 37–47. 25 Feb 2005. http://dx.doi.org/10.1148/rg.252045185. Accessed 5 Jun 2014.

9. Pacifici S. PGMI evaluation system. http://radiopaedia.org/articles/pgmi-evaluation-system. Accessed 3 May 2014.

10. O'Leary D, Teape A, Hammond J, Rainford L. Objective critical appraisal of mammography images in clinical audit: can we achieve this? Breast Cancer Res. 2011;13 Suppl 1:P3.

11. Boyce M, Gullen R, Parashar D, Taylor K. Comparing the use of PGMI scoring systems used in the UK and Norway to assess the technical quality of screening mammograms: a pilot study. Breast Cancer Res. 2012;14(Supplement 1):P41.

12. Moreira C, Svoboda K, Poulos A, Taylor R, Page A, Rickard M. Comparison of the validity and reliability of two image classification systems for the assessment of mammogram quality. J Med Screen. 2005;12:38–42.

13. Commissioning and Routine Testing of Full Field Digital Mammography Systems. NHS Cancer Screening Programmes. Sheffield, NHSBSP Equipment Report 0604. 2009. http://www.screening.org.uk/breastscreen/publications/nhsbsp-equipment-report-0604.html. Accessed 3 May 2014.

14. Bandura A. Social foundations of thought and action: a social cognitive theory. Englewood Cliffs: Prentice Hall; 1986. ISBN 13: 978-0138156145.

15. Mriaty H, England A, Hogg P. Developing and validating a psychometric scale for image quality assessment. Radiography. 2014. doi:10.1016/j.radi.2014.04.002.

16. Mraity H, England A, Akhtar I, Aslam A, De Lange, R, Momoniat H, Nicoulaz S, Ribeiro A, Mazhir S, Hogg P. Development and validation of a psychometric scale for assessing PA chest image quality: a pilot study. Radiography. 2014. http://dx.doi.org/10.1016/j.radi.2014.03.007.

17. RSNA. RadLex: a lexicon for uniform indexing and retrieval of radiology information resources. 2010 [cited 2013 Jan 10]. Available from: http://www.rsna.org/radlex/.

18. Spector P. Summated rating scale construction – an introduction. Newbury Park: Sage Publications; 1992. ISBN 13: 978-0803943414.

19. Abell N, Springer DW, Kamata A. In: Tripodi T, Dattalo P, Thyer BA, Danto EA, Harrington A, Webster JM, et al., editors. Developing and validating rapid assessment instruments. Oxford: Oxford university press; 2009.

20. Bath M, Månsson LG. Visual grading characteristics (VGC) analysis: a non-parametric rank-invariant statistical method for image quality evaluation, 2006. Br J Radiol. 2007;80:169–76.

21. Gale AG. "Maintaining quality in the UK breast screening program", In Manning DJ & Abbey C (Eds.) Proc. SPIE Medical Imaging 2010: Image Perception, Observer Performance, and Technology Assessment. 2010, 7627, 1–11. Pub. SPIE Bellingham Wa. USA.

22. Obuchowski N. Sample size table for receiver operating characteristic studies. AJR Am J Roentgenol. 2000;175:603–8.

23. Brettle DS, Berry E, Smith MA. The effect of experience on detectability in local area anatomical noise. Br J Radiol. 2007;80:186–93.

参考书目和推荐阅读

Berlin L. Errors of omission. AJR Am J Roentgenol. 2005;185:1416–21.

Berlin L. Accuracy of diagnostic procedures: has it improved over the last five decades? AJR Am J Roentgenol. 2007;188:1173–8.

Eddy D. Probabilistic reasoning in clinical medicine. In: Kahnman D, Slovic P, Tversky A, editors. Judgement under uncertainty. Cambridge: Cambridge University Press; 1993.

Gale AG, Scott H. Measuring radiology performance in breast screening. In: Michell M, editor. Contemporary issues in cancer imaging – breast cancer. Cambridge: Cambridge UP; 2010.

Hanley JA, Mcneil BJ. The meaning and use of the area under a receiver operating characteristic(ROC) curve. Radiology. 1982;143:29–36.

Hendee WR, Wells PNT. The perception of visual information. New York: Springer; 1993.

Metz CE. Basic principles of ROC analysis. Semin Nucl Med. 1978;8:283–98.

PERFORMS: personal performance in mammographic screening. Performs AVRC Loughborough University UK. https://performs.lboro.ac.uk/.

Samei E, Krupinski EA. The handbook of medical image perception and techniques. Cambridge: Cambridge University Press; 2010.

索 引

A

癌基因　45

B

比释动能　129

C

侧斜位　171

产褥期乳腺炎　29

超甲状腺炎　225

重复性劳损　164

充血性心力衰竭　13

穿支动脉　5

雌激素　13

错构瘤　18,26

D

导管钙化　35

导管扩张症　30

导管性增生　18

导管原位癌　18

典型性小叶增生　18

碘对比剂　224

淀粉样瘤　29

凋亡　15,45

对比剂肾毒性　224

对比增强能谱乳腺X线摄影　223

多发性硬化　199

F

放射状瘢痕　18,30

非产褥期乳腺炎　29

非典型性导管增生　18

非硬化性腺病　18

复合硬化损伤　30

G

钙化环　30

睾酮　202

过敏反应　226

H

核心活检样本成像　184

J

积乳囊肿　27

激素替代疗法　13

技术召回　231

技术重复　231

甲羟孕酮　17

甲状腺结节　225

假血管瘤样间质增生　26

肩峰动脉　5

局部浸润　46

K

空气比释动能　129

口头评分法　97

L

肋间动脉　5

M

脉管钙化　35

N

男性乳房发育症　3,25

男性乳腺癌　202

囊肿　13,23

内乳动脉　5

内乳静脉　5

P

皮肤钙化　35

皮肤撕裂伤　101

皮疹　226

平均腺体剂量　130

Q

前哨淋巴结活检　220

R

人工乳腺　188

人工乳腺成像　188

乳房下皱襞　4

乳头凹陷　30

乳头乳晕复合体　35

乳头溢液　30

乳头状瘤　28

乳腺癌　12,23,42,47,231

乳腺淋巴瘤　29

乳腺密度　137

乳腺肉瘤　30

乳腺疼痛　30

乳腺转移　29

乳晕　4

S

瘙痒　226

神经鞘瘤　25

肾功能不全　224

肾衰竭　224

肾小球滤过率　225

T

时间减影技术　223

视觉模拟评分法　97

输乳管　4

数字化医疗　91

数字评分法　97

数字乳腺融合体层摄影　204

双侧双能技术　223

双间隔强迫选择法　254

T

他莫昔酚　13

糖尿病肾病　224

体重指数　13

头尾位　171

W

微小钙化　177

X

荨麻疹　226

吸收剂量　129

细胞黏附　45

细胞死亡　45

细胞特化　45

细胞通讯　45

细胞增殖　45

纤维神经瘤　18

纤维腺瘤　23

腺体吸收剂量　160

小叶原位癌　18

信号传递函数　123

胸部静脉　5

胸外动脉　5

血管瘤　25

血肿　27

Y

压疮　101

腋静脉　5

影像接收器　195

硬化性腺病　18

原癌基因　45

Z

真空辅助活检　217

脂肪坏死　18,32

脂肪瘤　18

直接数字探测器　112

质量控制　121

致癌基因　15

终生风险　15

转移　47

自动曝光控制　123

其他

ATM　17

BI-RADS　17

BRCA　17

BRCA1　17

BRCA2　17

BRIP1　17

CHEK2　17

Cooper 韧带　4

Cowden 综合征　26

DCIS　38

Eklund 位　190

Graves 病　19

Klinefelter 综合征　202

Li-Fraumeni 综合征　17

Pagets 病　39

PALB2　17

Sappey 淋巴丛　7

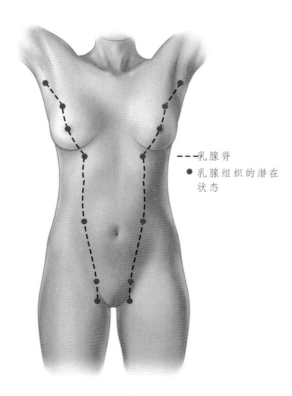

乳腺脊
乳腺组织的潜在
状态

图 1.1

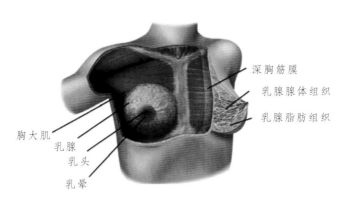

深胸筋膜
乳腺腺体组织
乳腺脂肪组织

胸大肌
乳腺
乳头
乳晕

图 1.2

I

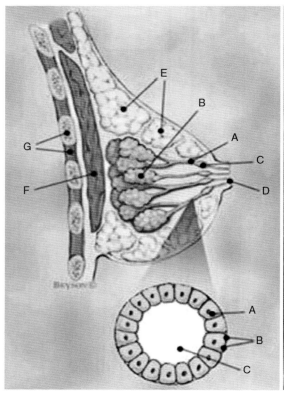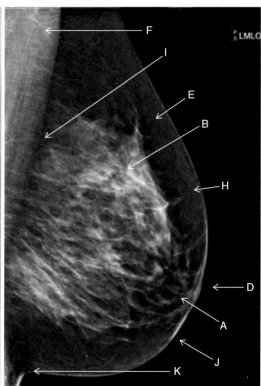

A. 输乳管   B. 小叶

C. 输乳管横断面   D. 乳头

E. 脂肪组织   F. 胸大肌

G. 胸壁/肋骨   H. Cooper 韧带

I. 乳房后间隙   J. 皮肤

K. 乳房下皱襞

图 1.3

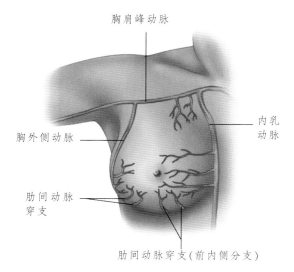

图 1.5

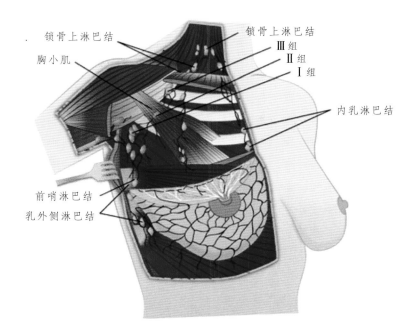

锁骨上淋巴结
胸小肌
锁骨上淋巴结
Ⅲ组
Ⅱ组
Ⅰ组
内乳淋巴结
前哨淋巴结
乳外侧淋巴结

图 1.6

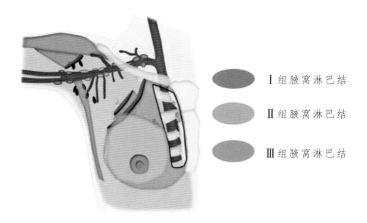

Ⅰ组腋窝淋巴结

Ⅱ组腋窝淋巴结

Ⅲ组腋窝淋巴结

图 1.7

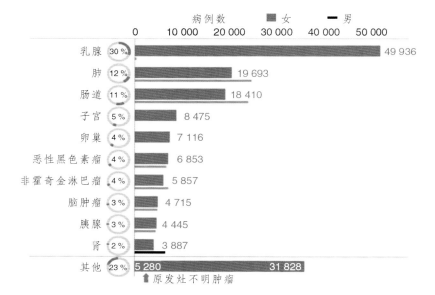

图 3.1

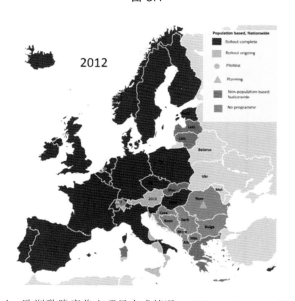

图 8.1 欧洲乳腺癌普查项目完成情况。(Adapted for year 2012[6])

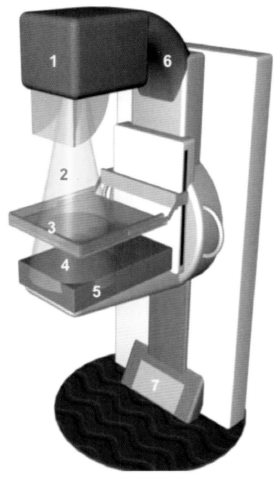

图 16.1

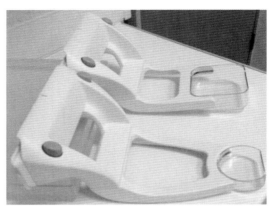

图 16.5

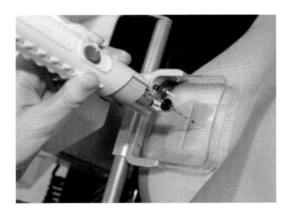

图 16.6

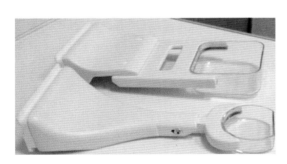

图 16.4

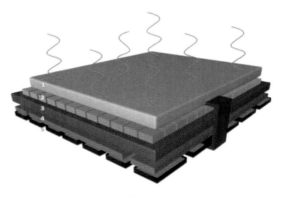

图 16.8

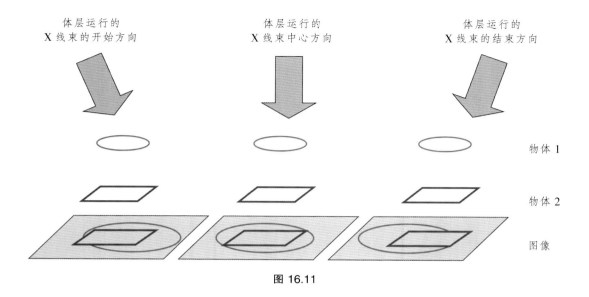

体层运行的
X 线束的开始方向

体层运行的
X 线束中心方向

体层运行的
X 线束的结束方向

物体 1

物体 2

图像

图 16.11

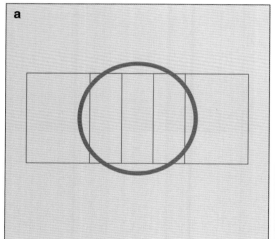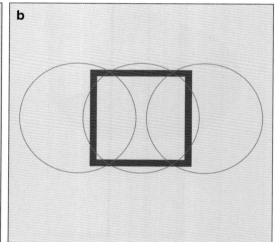

图 16.12

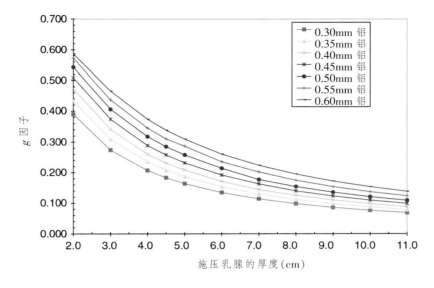

图 18.1

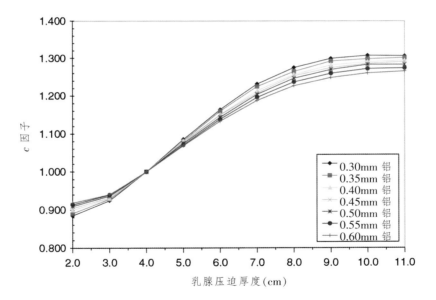

图 18.2

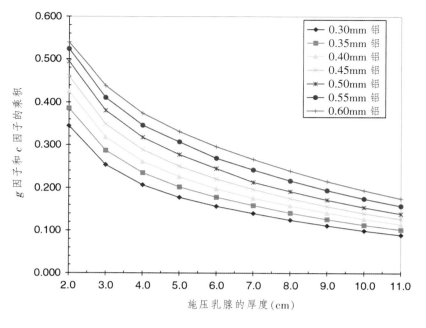

图 18.3

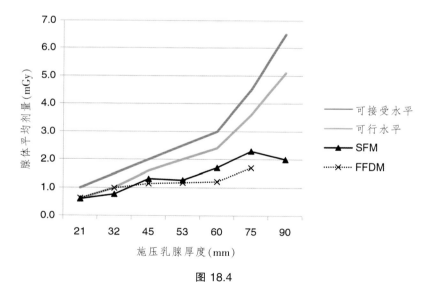

图 18.4

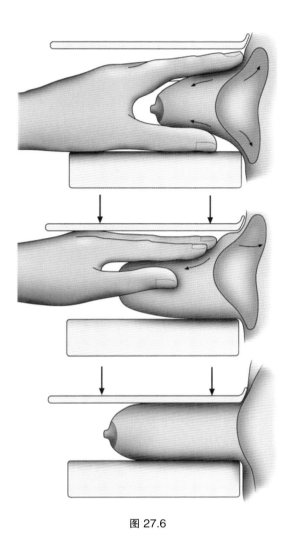

图 27.6

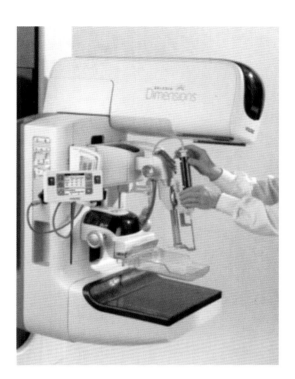

图 33.1

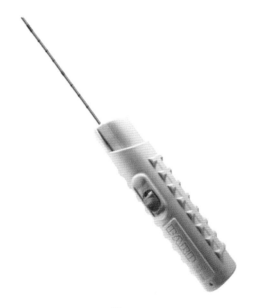

图 33.3

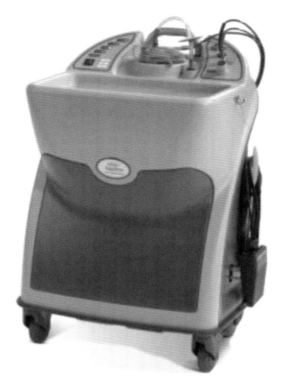

图 33.4

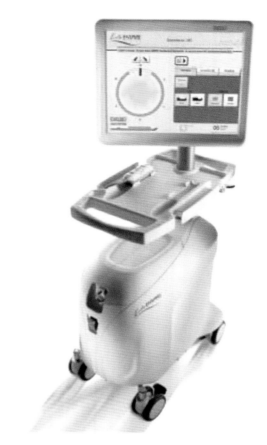

图 33.5

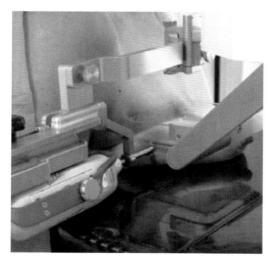

图 33.6

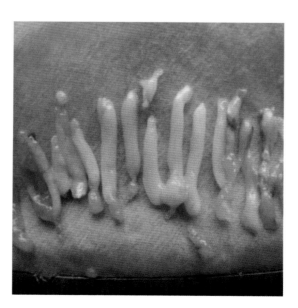

图 33.7

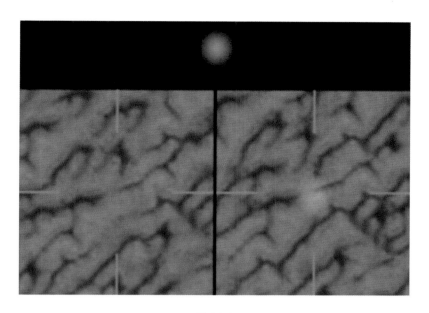

图 36.4